U0305538

临床内科疾病诊疗与药物应用

刘江波　徐　琦　王秀英　主编

汕頭大學出版社

图书在版编目（CIP）数据

临床内科疾病诊疗与药物应用 / 刘江波，徐琦，王
秀英主编. -- 汕头 ：汕头大学出版社，2021.9
　　ISBN 978-7-5658-4484-3

　　Ⅰ．①临…　Ⅱ．①刘…　②徐…　③王…　Ⅲ．①内科－
疾病－诊疗②内科－疾病－药物疗法　Ⅳ．①R5

中国版本图书馆CIP数据核字(2021)第186513号

临床内科疾病诊疗与药物应用
LINCHUANG NEIKE JIBING ZHENLIAO YU YAOWU YINGYONG

主　　编：刘江波　徐　琦　王秀英
责任编辑：李金龙
责任技编：黄东生
封面设计：徐逍道
出版发行：汕头大学出版社
　　　　　广东省汕头市大学路243号汕头大学校园内　邮政编码：515063
电　　话：0754-82904613
印　　刷：三河市嵩川印刷有限公司
开　　本：710mm×1000 mm　1/16
印　　张：21
字　　数：355 千字
版　　次：2021 年 9 月第 1 版
印　　次：2022 年 1 月第 1 次印刷
定　　价：168.00 元
ISBN 978-7-5658-4484-3

前　言

　　近年来随着基础医学理论与技术的蓬勃发展，临床医学内容的不断更新与深入，国人生活的环境条件不断变化，临床上常见病的疾病谱也在逐渐改变，疾病的诊断、治疗手段也在不断进步。为适应医学科学和临床研究迅速发展的形势，内科学这个大的学科也相应进入一个飞速发展的阶段。内科学与许多基础学科和其他临床学科有密切关系，所阐述的内容在整个临床医学的理论和实践中具有普遍意义，是学习和掌握其他临床学科的重要基础。药物是防治疾病的有力武器，在现代医疗中占有非常重要的地位。随着国内外医药行业的发展，越来越多的药物与剂型进入临床使用。药物与人体之间可互相影响。因此，对症用药是每位临床医师随时需要面临的考验，同时也是临床医师需要不断进行研究的课题。为适应这一需要，不断总结和丰富临床诊治经验，提高内科医师解决常见和疑难问题的能力，特编写本书。

　　本书分为九章，分别为：冠状动脉粥样硬化性心脏病、急性ST段抬高型心肌梗死、心律失常、心力衰竭、心肌病、心内科重症、治疗药物监测与个体化给药、药物配伍与用药指导、口服制剂的合理应用。本书思路清晰，内容丰富，具有较强的实用性和可操作性，相信本书会对内科同道们有所帮助，对医学专业学生等也有参考价值。

　　本书在编写过程中，由于编者水平所限和时间仓促，书中可能存在缺点和疏漏，敬请专家和广大读者批评指正。

目 录

第一章 冠状动脉粥样硬化性心脏病

第一节 概　述

冠状动脉粥样硬化性心脏病指冠状动脉粥样硬化使血管腔狭窄或阻塞，和（或）因冠状动脉功能性改变（痉挛）引起心肌缺血缺氧或坏死而导致的心脏病，简称冠心病，也称缺血性心脏病。包括慢性心肌缺血综合征和急性冠状动脉综合征。

一、流行病学

目前，我国心血管病占城乡居民总死亡原因的首位，农村为45.01%，城市为42.61%。据《中国心血管病报告2017》数据显示，冠心病发病率在心血管病中位居第三，推算约1100万例，仅次于高血压和脑卒中。根据《中国卫生和计划生育统计年鉴（2019）》显示，2018年中国城市和农村居民冠心病死亡率继续2015年以来的上升趋势，农村地区冠心病死亡率明显上升，到2018年略高于城市水平。45岁以下人群发病率呈逐年上升趋势，而45岁以上人群发病率呈逐年下降趋势。

二、病因和发病机制

本病是冠状动脉粥样硬化所致，其病因尚不完全清楚。大量研究表明，动脉粥样硬化的形成是动脉壁细胞、细胞外基质、血液成分（特别是单核细胞、血小板及低密度脂蛋白）、局部血流动力学、环境及遗传学等多因素参与的结果。本病发病机制目前较支持"内皮损伤反应学说"，认为本病各种主要危险因素最终损伤动脉内膜，致使冠状动脉内膜发生了炎症-纤维增生性反应。流行病学研究发现，导致冠状动脉粥样硬化的高危因素主要包括高血压、糖尿病、吸烟、肥胖、血脂蛋白异常、血同型半胱氨酸增高、体力活动少、高龄和男性等。

三、临床分型

按照世界卫生组织（WHO）1979年的分型标准，将冠心病分为以下5型。

（一）隐匿型或无症状性冠心病

隐匿型或无症状性冠心病患者无症状，心肌组织亦无明显改变形成，但有心肌缺血的心电图或放射性核素心肌显像等客观证据。

（二）心绞痛

心绞痛是指因暂时性心肌缺血引发的以发作性胸骨后疼痛为主要特征的临床综合征，心肌组织多无形态改变。

（三）心肌梗死

胸痛症状严重，由冠状动脉闭塞导致心肌急性缺血、缺氧、坏死。

（四）缺血性心肌病

缺血性心肌病是长期心肌缺血或坏死导致心肌纤维化而引发。表现为心脏增大、心力衰竭和（或）心律失常，与扩张型心肌病类似。

（五）猝死

多为缺血心肌发生电生理紊乱，引起严重的室性心律失常所致。

近年来，从提高诊治效果和降低死亡率出发，临床上提出了慢性心肌缺血综合征和急性冠状动脉综合征的分类方法。慢性心肌缺血综合征包括隐匿型或无症状性冠心病、稳定型心绞痛和缺血性心肌病。急性冠状动脉综合征包括非ST段抬高型急性冠状动脉综合征和ST段抬高型急性冠状动脉综合征两大类，前者包括不稳定型心绞痛、非ST段抬高型心肌梗死，后者主要是ST段抬高型心肌梗死。

第二节　稳定型心绞痛

一、概述

慢性心肌缺血综合征最具代表性的病种是稳定型心绞痛。心绞痛是冠状动脉供血不足，心肌急剧的缺血、缺氧所引起的临床综合征。其疼痛主要特点是位于胸骨后阵发性压榨性疼痛或闷压不适，可放射至心前区和左上肢尺侧、右臂和两臂的外侧面或颈与下颌。常发生于劳力或情绪激动时，持续数分钟，休息或使用硝酸酯制剂后缓解。值得注意的是，有些病例表现为腹痛、牙痛甚至头痛等不典型症状。

二、心绞痛的分型

目前常采用的心绞痛分型包括世界卫生组织（WHO）分型和Braunwald分型。

WHO分型：按照心绞痛的发作性质进行分型，分为劳力性心绞痛、自发性心绞痛和混合性心绞痛3型。

（一）劳力性心绞痛

劳力性心绞痛是由运动或其他心肌需氧量增加等因素诱发的心绞痛。

（二）自发性心绞痛

自发性心绞痛是由于心肌的供氧量减少所诱发的心绞痛。与劳力性心绞痛相比，自发性心绞痛疼痛持续时间一般较长，程度较重，且不易为硝酸甘油所缓解。

（三）混合性心绞痛

混合性心绞痛系劳力性心绞痛和自发性心绞痛同时并存。

Braunwald分型：按照心绞痛发作状况进行分型，分为稳定型心绞痛、不稳定型心绞痛和变异型心绞痛3型。

三、临床表现

（一）症状

心绞痛主要临床表现即发作性胸痛，其疼痛特点如下。

1.部位　典型的稳定型心绞痛主要位于胸骨体上段或中段之后，亦可波及大部分心前区，可放射至左肩、左臂内侧直至无名指和小指。不典型者，疼痛可位于胸骨下段、左心前区或上腹部，放射至颈部、下颌、咽部、左肩胛部及右胸前等处。

2.性质　典型表现为压榨性、闷胀性或窒息性，偶伴濒死感。发作时，患者往往不自觉地停止活动，直至缓解。不典型者疼痛较轻，或仅有左前胸不适或发闷感。

3.持续时间　疼痛出现后常逐步加重，历时1~5分钟，很少超过15分钟，可数天或数周发作一次或多次，严重者可1天发作数次。

4.诱因　常由体力活动或应激（发怒、焦急、过度兴奋）诱发，吸烟、休克、心动过速、严重贫血、饱餐、寒冷、低血糖等亦可是其诱因。

5.缓解方式　一般于休息或舌下含服硝酸甘油片1~2分钟（很少超过5分钟）后缓解。

（二）体征

不发作时一般无体征。心绞痛发作时，患者表情焦虑、皮肤苍白、发冷或出汗。心率可正常、增快或减慢，以增快居多，可有房性或室性奔马律，可有一过性心尖区收缩期杂音（乳头肌供血不足引起功能失调致二尖瓣关闭不全而产生），第二心音可有逆分裂；血压可略高或降低；还可有交替脉或心前区抬举性搏动。

四、辅助检查

（一）实验室检查

1.心脏标志物　血清心肌酶（CK、CK-MB等）和肌红蛋白及肌钙蛋白T（TnT）、肌钙蛋白I（TnI）的测定，有助于鉴别心肌梗死和"微小心肌损伤"，TnT、TnI还有助于不稳定型心绞痛的危险分层。

2.C反应蛋白和白介素-6　大多数不稳定型心绞痛患者血清C-反应蛋白（CRP）和白介素-6增高，而稳定型心绞痛则正常。

（二）其他辅助检查

1.心电图检查　心电图（ECG）是发现心肌缺血、诊断心绞痛的有效而无创伤性的方法。

（1）静息时ECG：约50%或以上的患者无异常表现，可考虑进行动态心电图记录和（或）心脏负荷试验；也可能有陈旧性心肌梗死的改变或非特异性ST段和T波异常，有时出现房室或束支传导阻滞或室性、房性期前收缩等心律失常。

（2）心绞痛发作时ECG：可见以R波为主的导联中，ST段压低0.1mV以上，T波平坦或倒置，发作过后数分钟内逐渐恢复。

（3）ECG运动试验：常用活动平板运动、踏车运动等，是评价心肌缺血最常用的无创检查方法，其敏感性达70%，特异性达70%～90%。典型心绞痛并且负荷ECG阳性者，诊断冠心病的准确率达95%，阳性标准为运动中或运动后ST段水平型或下斜型压低0.1mV（J点后60～80ms），持续超过2分钟。ECG运动试验的适应证包括：①临床上可疑冠心病患者；②冠心病高危患者的筛查；③冠状动脉旁路移植术及心脏介入治疗前后的评价；④对陈旧性心肌梗死患者非梗死部位心肌缺血的监测。禁忌证包括：①急性心肌梗死（2天内）；②高度危险的不稳定型心绞痛；③引起症状或影响血流动力学的未控制的心律失常；④活动性心内膜炎；⑤有症状的主动脉瓣狭窄；⑥失代偿性心力衰竭；⑦急性肺血栓形成或肺梗死；⑧急性非心脏性功能失调影响运动试验或被运动试验加剧；⑨急性心肌炎或心包炎；⑩躯体障碍影响安全性或运动量。

（4）动态ECG：连续24小时或24小时以上的ECG记录，可发现ST-T改变和各种心律失常出现的时间与患者活动和症状的关联。ECG上显示缺血性ST-T改变而当时无心绞痛发生时，称为无痛性心肌缺血。

2.放射性核素心脏检查　放射性核素心脏检查包括心肌灌注显像、心室腔显像、心肌代谢显像等，有助于判断心肌缺血或坏死。

（1）静息和负荷心肌灌注显像可使静息时心肌无明显缺血的患者显形。

（2）放射性核素心腔造影有助于了解室壁运动和测定左心室射血分数（LVEF）。

3.超声心动图检查　稳定型心绞痛患者静息超声心动图大部分无异常，负荷（主要为运动和药物负荷试验）超声心动图可帮助识别心肌缺血的范围和程度。

4.磁共振检查　磁共振检查可同时获得心脏解剖、心肌灌注与代谢、心室功能及冠状动脉成像信息。

5.CT检查　CT检查已被广泛用于无创性诊断冠状动脉病变，可检测冠状动脉的钙化、预测冠状动脉狭窄的存在、显示管壁上的斑块等。

6.选择性冠状动脉造影检查　选择性冠状动脉造影检查是显示冠状动脉粥样硬化性病变最有价值的有创性检测手段。可分别显影出左、右冠状动脉直径100μm的分支。

7.X线检查　X线检查无异常发现，或见主动脉增宽、心影增大、肺充血等。

五、诊断

（一）冠心病心绞痛诊断流程

（1）仅靠病史诊断，辅以体格检查和静息心电图适用于症状轻典型并对药物治疗效果好的老年患者和不适合冠状动脉介入治疗的患者。

（2）心电图运动负荷超声、心肌核素成像及运动核素血管成像等对存在严重功能障碍的患者进一步做冠状动脉造影（CAG），以确定冠状动脉介入治疗的适应证及选择何种介入治疗。

（3）冠状动脉造影适合不典型和症状较严重的患者，包括不稳定型心绞痛、早期梗死后心绞痛和冠状动脉介入治疗后早期症状复发者。

（二）危险度分层

1.临床危险评估　包括临床症状、体征、既往病史、危险因素和实验室检查等。

2.心脏收缩功能评估　左心室射血分数是慢性稳定性冠心病患者长期存活的强预测因素，LVEF＜35％，年病死率＞3％。

3.运动负荷心电图　评分高者年死亡率高。

4.冠状动脉病变程度评估　通过狭窄部位、范围和严重程度进行评估，正常者12年存活率为91％，而3支病变患者12年存活率仅为50％。

（三）典型胸痛符合以下 3 个标准

1.具备典型性质和持续时间的胸部不适。

2.体力和情绪负荷诱发。

3.休息和（或）应用硝酸酯类药物可缓解。

不典型胸痛符合上述两项指标，而非心源性疼痛符合一项或不符合上述标准。

根据典型的发作特点和体征，含用硝酸甘油后缓解，结合年龄和存在冠心病高危因素加上ECG改变，除外其他原因所致的心绞痛，一般即可建立诊断。发作时ECG无改变的患者可考虑做心电图负荷试验或做24小时动态心电图连续监测，仍不能确诊者可考虑行冠状动脉CT和冠状动脉造影。

根据加拿大心血管病学会的分类标准，心绞痛严重度分为以下4级。Ⅰ级：一般体力活动（如步行和登楼）不受限，仅在强、快或长时间劳力时发生心绞痛。Ⅱ级：一般体力活动轻度受限，快步、饭后、寒冷或刮风中、精神应激或醒后数小时内发作，步行2个街区以上、登楼1层以上和爬山均引起心绞痛。Ⅲ级：一般体力活动明显受限，步行1~2个街区，登楼1层引起心绞痛。Ⅳ级：一切体力活动都可引起不适，静息时也发生心绞痛。

六、鉴别诊断

主要与引起胸痛的疾病鉴别。

（一）急性冠状动脉综合征

急性冠状动脉综合征包括急性心肌梗死和不稳定型心绞痛。不稳定型心绞痛包括初发型心绞痛、恶化型心绞痛及静息型心绞痛，仔细询问病史有助于鉴别。急性心肌梗死疼痛部位与心绞痛相似，但性质更剧烈，持续时间多超过30分钟，常伴有休克、心律失常及心力衰竭，含服硝酸甘油多不能缓解，ECG和心肌酶谱有动态改变等可资鉴别。

（二）心脏神经症

心脏神经症其特点如下。

1.胸痛可表现为长为数小时或短为数秒钟的刺痛或隐痛，患者深吸气或叹息样呼吸症状可缓解。

2.胸痛部位经常变动，或在左乳房下心尖部附近。

3.症状多在疲劳之后出现，而不疲劳时做轻度体力活动反觉舒适，有时可耐受较重的体力活动而不发生胸痛或胸闷。

4.含服硝酸甘油无效或在10分钟后才"见效"，常伴有心悸、疲乏和其他神经衰弱症状。

5.心电图及其他检查无阳性发现。

（三）其他疾病引起的心绞痛

其他疾病引起的心绞痛如严重主动脉瓣狭窄或关闭不全、风湿性冠状动脉炎、梅毒性主动脉炎引起冠状动脉口狭窄或闭塞、肥厚型心肌病、X综合征等病均可引起心绞痛，要根据其他临床表现来进行鉴别。

（四）肋间神经痛

肋间神经痛常为肋软骨炎、胸膜炎、胸肌劳损引起，疼痛累及1~2个肋间，但并不一定局限在胸前，多为持续性刺痛或灼痛，咳嗽、用力呼吸和身体转动可使疼痛加剧，沿神经行径有压痛。

（五）其他

疼痛不典型者还需与食管病变、膈疝、自发性气胸、急性胸膜炎、肺栓塞、心包炎、肠道疾病、急性胰腺炎、颈椎病等引起的疼痛相鉴别。食管、膈疝、纵隔肿瘤等疼痛主要位于胸骨后；食管裂孔疝于立位时缓解；食管疾病常于吞咽时发作或加重。自发性气胸、急性胸膜炎、肺栓塞为患侧的剧烈疼痛。自发性气胸、胸膜炎、心包炎胸痛常因呼吸而加重。

七、治疗和药物的二级预防

稳定型心绞痛治疗和药物的二级预防目的在于，一是改善冠状动脉血供缓解症状，提高生活质量；二是改善预后，减少心力衰竭、心肌梗死、猝死等不良心血管事件发生，降低致死率和致残率，改善生存质量和延长患者生命。

（一）一般治疗

发作时立刻休息，一般患者在停止活动后症状即可消除。平时注意合理膳食，减盐减油、减糖，适量运动，维持健康体重，戒烟限酒，保持心理平衡及良好睡眠。

（二）药物治疗及二级预防

1.硝酸酯类　主要通过扩张冠状动脉，增加冠状动脉循环血量，还可通过舒张静脉，增加静脉容量，减少静脉回流，降低心脏容积、室壁张力和前负荷，降低心肌耗氧量并舒张动脉，降低后负荷而减轻心脏射血阻力，与舒张静脉降低前负荷协同作用，降低心肌耗氧量。不良反应常见颜面潮红、反射性心率加快及舒张脑血管引起的搏动性头痛。用药过量或敏感者可发生直立性低血压，甚至晕厥。常用药物包括硝酸甘油、硝酸异山梨醇（消心痛）和单硝酸异山梨醇。

2.β受体阻滞药　《中国心血管病预防指南（2017）：冠心病的二级预防》（以下简称《预防指南》）明确指出，β受体阻滞药同时兼有抗缺血及改善预后的双重作用。β受体阻滞药有降低心肌耗氧量，改善缺血区血液供应，改善心肌代谢，增加组织供氧的作用。若无禁忌证，应尽早、长期应用于心绞痛的治疗和二级预防。

β受体阻滞药如普萘洛尔、吲哚洛尔、噻吗洛尔及选择性β₁受体阻滞药如阿替洛尔、美托洛尔、醋丁洛尔等，均可用于治疗心绞痛，能减少心绞痛发作次数、减轻心绞痛发作程度，增加运动耐量，改善心肌缺血，减少硝酸甘油用量。

需要注意的是，若用药后患者出现有症状的严重心动过缓（每分钟<50次），应减量或暂停用药，而非停药，否则易致心率反跳性增加，有引起心肌缺血或疼痛症状频发的风险。

3.钙通道阻滞药　目前用于临床的钙通道阻滞药包括维拉帕米、硝苯地平、地尔硫䓬、氨氯地平、普尼拉明和哌克昔林等，可单独应用，也可以与硝酸酯类或β受体阻滞药合用。

钙离子拮抗药有降低心肌耗氧量，增加心肌供氧量，保护缺血心肌细胞的作用。

4.血管紧张素转化酶抑制药（ACEI）和血管紧张素Ⅱ受体拮抗药（ARB）　《预防指南》明确指出，绝大多数慢性冠心病患者都能够得益于ACEI的长期治疗，若无禁忌证，冠心病患者均应长期服用ACEI作为二级预防。具有适应证但不能耐受ACEI治疗的患者，可服用ARB类药物。ACEI和ARB的主要作用是抗心肌缺血与心肌梗死。

5.抗血小板和抗血栓形成药　降低血液黏度和防止血液凝固是防治心肌缺血的重要措施，因此，抗血小板和抗血栓形成药广泛应用于防治心肌缺血。

抗血小板药包括阿司匹林、二磷酸腺苷（ADP）受体阻滞药和血小板糖蛋白Ⅱb/Ⅲa（GPⅡb/Ⅲa）受体抑制药（GP）。阿司匹林具有抑制血小板聚集，防止血栓形成的作用。ADP受体阻滞药包括噻氯匹定和氯吡格雷，是强效血小板抑制药。《预防指南》认为，若无禁忌证，冠心病患者均应长期服用阿司匹林（75~150mg/d）治疗；因存在禁忌证或不能耐受而不能服用阿司匹林者，可用氯吡格雷（75mg/d）替代。GPⅢb/Ⅲa受体阻滞药是新的一类抗血小板药物，目前临床应用的主要为静脉制剂，包括阿昔单抗、埃替非巴肽、替罗非班和拉米非班。其作用机制是抑制血小板聚集的"最后共同通路"纤维蛋白原与GPⅢb/Ⅲa受体结合，从而抑制血小板聚集。

6.他汀类药物　具有改善内皮功能失调，抑制白细胞-内皮细胞反应，抗氧化、稳定斑块、抗血栓形成，抑制血管平滑肌细胞的增殖，调节血脂，预防心脑血管急性事件发生的作用。《预防指南》认为，若无禁忌证，长期使用他汀类药物，使低密度脂蛋白胆固醇（LDL-C）降至1.8mmol/L（70mg/d）以下是合理的。

（三）血供重建治疗

稳定型心绞痛血供重建主要包括经皮冠状动脉介入治疗（PCI）和冠状动脉旁路移植术（CABG）。

1.PCI　是指经心导管技术疏通狭窄甚至闭塞的冠状动脉管腔，从而改善心肌的血流灌注的治疗方法。包括经皮冠状动脉球囊血管成形术、冠状动脉支架置入术、冠状动脉旋磨术、切割球囊成形术等。以下为PCI适应证。

（1）药物难以控制的心绞痛。

（2）无创检查提示较大面积心肌缺血（缺血面积大于左心室面积的10%）。

（3）冠状动脉病变适合PCI者：①冠状动脉左主干狭窄≥50%；②前降支近端狭窄≥70%；③伴左心室功能降低的2支或3支病变。

2.CABG　主要原理是使用自身血管在主动脉和病变的冠状动脉间建立旁路（称为"桥"），使主动脉内的血液跨过血管狭窄的部位直接灌注到狭窄远端，从而恢复心肌血供。适应证如下。

（1）冠状动脉多支血管病变，尤其是合并糖尿病的患者。

（2）冠状动脉左主干病变。

（3）不适合行PCI的患者。

（4）心肌梗死后合并室壁瘤，需要同时进行室壁瘤切除的患者。

（5）狭窄段的远端管腔通畅，血管供应区有存活心肌。因而，慢性稳定型心绞痛介入治疗临床路径（2009年版）明确指出，糖尿病伴多支血管复杂病变、严重左心功能不全和无保护左主干病变者，CABG疗效优于PCI。

八、健康教育

根据稳定型冠心病临床路径（2016年版）、稳定型冠心病的规范化诊断与治疗和（或）慢性稳定型心绞痛介入治疗临床路径（2019年版），患者具体存在或需要注意的健康问题围绕合理膳食、适量运动、戒烟、限酒、心理平衡、良好睡眠的健康标准，与患者共同制订健康教育计划，通过延伸护理或电话随访等，动态了解患者出院后健康教育计划实施情况，给予及时指导。

第三节　急性冠状动脉综合征

急性冠状动脉综合征包括非ST段抬高型急性冠状动脉综合征和ST段抬高型急性冠状动脉综合征两大类，前者包括不稳定型心绞痛、非ST段抬高型心肌梗死，后者主要是ST段抬高型心肌梗死。不稳定型心绞痛（unstable angina，UA）是介于稳定型心绞痛和急性心肌梗塞之间的临床状态，包括除稳定型劳力性心绞痛以外的初发型、恶化型劳力性心绞痛和各型自发性心绞痛。它是急性冠状动脉综合征（ACS）中的常见类型，若UA伴有血清心肌标志物明显升高，即可确立非ST段抬高心肌梗死（NSTEM）的诊断。

一、发病机制和病理生理

ACS有着共同的病理生理学基础，即在冠状动脉粥样硬化的基础上，纤维帽较薄，脂质核较大，富含巨噬细胞和T淋巴细胞。血管平滑肌细胞含量较少的不稳定性斑块可发生松动、裂纹、破裂或糜烂，致使胶原纤维暴露，促进血栓形成，导致病变血管完全性或非完全性闭塞。非完全性闭塞导致冠脉狭窄性心肌血液灌注减少是UA/NSTEMI心肌供氧和需氧之间平衡失调的最常见病因。导致UA/NSTEMI的其他原因包括动力性阻塞（冠状动脉收缩）、进行性机械性阻塞、炎症和（或）感染、继发性UA（即心肌氧耗增加或氧输送障碍），如贫血、感染、甲状腺功能亢进、心律失常、血液高黏状态或低血压等。

冠状动脉处于慢性进展的病变或粥样硬化形成的斑块，即使导致冠状动脉严重狭窄甚至完全闭塞，由于侧支循环逐渐形成，通常也不一定引发心肌梗死（MI）。若冠状动脉未完全闭塞，保持一定血供，临床上表现出的即为UA或NSTEMI。若冠脉闭塞时间短，累计心肌缺血时间不足20分钟，组织学上无心肌坏死，心肌酶或其他标志物检测正常，心电图呈一过性心肌缺血改变，临床上表现出的即为UA；若UA伴有血清心肌标志物明显升高，累计心肌缺血时间超过20分钟，心电图显示持续性心肌缺血改变而无ST段抬高和病理性Q波，临床上即诊断为NSTEMI。

冠状动脉病变的严重程度与斑块的大小无直接关系，而主要取决于斑块的稳定性。

二、临床表现

（一）胸痛特征

UA/NSTEMI胸部不适的部位、性质与稳定型心绞痛相似，但程度更重、持续时间更长。采用原来缓解心绞痛的措施效果不佳，甚至无效。UA的临床表现一般至少具有以下3个特征之一。

1.静息时或夜间发生心绞痛，常持续20分钟以上。

2.新近（2个月内）发生过心绞痛，且程度严重。

3.近期心绞痛逐渐加重，包括发作频率、持续时间、疼痛程度和放射到新的部位。UA患者中约有20%发生NSTEMI，需要通过血肌钙蛋白和心肌酶检测来判断。UA和NSTEMI患者中很少有严重的左心室功能不全所致的低血压（心源性休克）。

（二）症状

发作时可伴有出汗、皮肤苍白湿冷、恶心、呕吐、心动过速、呼吸困难，听诊可闻及一过性第三心音或第四心音及二尖瓣反流引起的一过性杂音。

（三）分级

1.Braunwald分级　根据UA发生的严重程度分为Ⅰ、Ⅱ、Ⅲ级。

（1）Ⅰ级：严重的初发心绞痛或恶化型心绞痛。在就诊前2个月内，出现静息时疼痛，初发的、严重或加剧性心绞痛，每日发作3次及以上，或稳定型心绞痛患者出现了更频繁或更严重的发作，持续时间更长，或诱发体力活动阈值降低的心绞痛。

（2）Ⅱ级：静息型亚急性心绞痛。在就诊前1个月内发生过1次及以上的静息型心绞痛，但近48小时内无发作。

（3）Ⅲ级：静息型急性心绞痛。在48小时内有1次及以上的静息型心绞痛发作。

2.临床分级　根据病变基础，将UA分为A、B、C 3级。

（1）A级：继发性UA。在冠状动脉狭窄的基础上，同时伴有导致UA/NSTEMI的其他病因，如贫血、感染、发热、低血压、快速性心律失常、甲状腺功能亢进症、继发于呼吸衰竭的低氧血症等，引起心肌氧供和氧需之间失衡。

（2）B级：原发性UA，是UA的常见类型。指患者2周内未发生过MI，亦无引发或加重心绞痛发作的心脏外因素存在。

（3）C级：心肌梗死后UA。在确诊MI后2周内发生的UA，约占MI患者的20%。

三、辅助检查

（一）心电图检查

心电图（ECG）检查应在症状出现10分钟内进行。UA患者发作时ST段压低，随症状缓解而完全或部分消失，如ECG变化持续12小时以上不消失，则提示发生NSTEMI。NSTEMI时不出现病理性Q波，但可有持续性ST段压低≥0.1mV（aVR导联，有时V_1导联S段抬高）或伴对称性T波倒置，相应导联的R波电压进行性降低。

（二）心肌标志物检查

心肌标志物检查是鉴别UA和NSTEMI的主要标准。cTnT和cTnI敏感而可靠，UA时心肌标志物无异常升高，一旦cTnT和cTn升高即表明心肌损害，cTnT和cTnI峰值超过正常99百分位时可确诊为NSTEMI。NSTEMI时，血CK-MB也有明显升高。心肌标志物是否升高，也是非ST段抬高型急性冠状动脉综合征危险性分层的重要参考，cTnT或cTnI升高，提示预后较差，CRP升高也是预后差的指标。

（三）冠状动脉造影和其他入侵性检查

考虑血供重建手术的患者，尤其是经药物治疗症状控制不佳或高危患者，应尽早行冠状动脉造影明确病变情况，以助预后评价和治疗指导。

（四）其他检查

无创性ECG负荷试验、超声心动图、放射性核素显像、CT造影等检查，在早期药物治疗控制症状后，可根据病情需要选择进行，为下一步诊治提供参考。

四、诊断

对于年龄＞30岁的男性和＞40岁的女性（有糖尿病病史者年龄提前），主诉符合上述临床表现的心绞痛应考虑ACS。但注意进行相关检查以资鉴别。

五、鉴别诊断

（一）急性肺动脉栓塞

急性肺动脉栓塞临床表现为呼吸困难、剧烈胸痛、咯血、休克，以及右心负荷急剧增加的发绀、肺动脉瓣区第二心音亢进、三尖瓣区出现收缩期杂音、颈静脉充盈、肝大、下肢水肿等。心电图显示电轴右偏，Ⅰ导联出现S波或原有的S波加深，Ⅲ导联出现Q波和T波倒置，aVR导联出现高R波，胸导联过渡区向左移，右胸导联T波倒置等。血乳酸脱氢酶总值升高，但其同工酶Ⅰ和肌酸磷酸激酶不升高。

（二）主动脉夹层分离

虽然胸痛颇似急性冠状动脉综合征，但起病即达疼痛高峰，疼痛常放射到背、肋腹、腰和下肢。两上肢血压和脉搏可有明显差异。胸部X线片提示主动脉增宽，CT或MRI主动脉断层显像及超声心动图探测到主动脉壁夹层内有液体，可以确诊。

（三）急性心包炎

急性心包炎特别是急性非特异性心包炎，可有较剧烈而持久的心前区疼痛，但常于深呼吸和咳嗽时加重，坐位前倾时减轻。心电图有ST段和T波变化，除aVR外，各导联均有ST段弓背向下的抬高，无异常Q波出现。

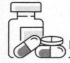

（四）急腹症

急性胰腺炎、消化性溃疡穿孔、急性胆囊炎、胆石症等引发的上腹部疼痛及休克，可能与ACS疼痛放射至上腹部者混淆，但病史、体格检查、辅助检查均有助于明确诊断。

（五）其他疾病

如自发性气胸、急性胸膜炎、带状疱疹等心脏以外疾病引起的胸痛，依据特异性体征、胸部X线片和心电图特征不难鉴别。

六、治疗和药物的二级预防

ACS属于急症，疾病转归与早发现、早诊断、早治疗密切相关。UA或NSTEMI的治疗目标是稳定斑块、治疗残余心肌缺血、进行长期的二级预防。

（一）一般性治疗

辅助氧疗、吗啡止痛；但不予非甾体类抗炎药物（阿司匹林除外）以防主要心血管事件的发生风险增高。

1.心电监测　有条件的患者入住冠心病监护病房（CCU），给予持续的心电监护，连续监测ECG，多次测定心肌标记物，绝对卧床休息至少12小时，应用小剂量镇静药和抗焦虑药，有明确低氧血症或左侧心力衰竭时给予吸氧。防治便秘，避免大便时用力。

2.镇痛　如硝酸甘油类药物不能使疼痛迅速缓解者，应立即根据病情选择应用吗啡、哌替啶、纳洛酮、罂粟碱等镇痛药。给予吗啡后如出现低血压，可仰卧或静脉滴注生理盐水来维持血压，很少需要用升压药；如出现呼吸抑制，应给予纳洛酮0.4～0.8mg。吗啡禁忌证（低血压和既往过敏史）者可选用哌替啶代替。疼痛较轻者可用罂粟碱30～60mg肌内注射或口服。

（二）抗心肌缺血药物治疗

1.硝酸酯类　硝酸酯类药物应舌下或静脉（如患者有反复心绞痛发作、难以控制的高血压或心力衰竭）给药。

2.β受体阻滞药 β受体阻滞药可用于所有无禁忌证的UA和NSTEMI患者，可减少心肌缺氧发作和心肌梗死的发展。《非ST段抬高型急性冠状动脉综合征诊断和治疗指南（2016）》（以下简称《NSTE-ACS诊断和治疗指南（2016）》）建议β受体阻滞药应早期（24小时内）、长期使用，从小剂量开始，并逐渐增至最大耐受剂量。用药目标为静息心率每分钟55～60次。禁忌证包括：有心力衰竭症状、低心排血量综合征、进行性心源性休克风险、怀疑冠状动脉痉挛或可卡因诱发的胸痛。

3.钙通道阻滞药（CCB） 钙通道阻滞药主要用于应用β受体阻滞药和硝酸酯类药物后仍有持续性心肌缺血或禁用β受体阻滞药的患者。

（1）非二氢吡啶类CCB：适用于持续或反复缺血发作，并且存在β受体阻滞药禁忌的患者的初始治疗。禁用于有严重左心室功能障碍、心源性休克、PR间期>0.24秒或二度至三度房室传导阻滞而未置入心脏起搏器的患者。

（2）二氢吡啶类CCB：适用于应用β受体阻滞药和硝酸酯类药物后，仍然存在心绞痛症状或难以控制的高血压患者；用于可疑或证实血管痉挛性心绞痛的患者时联用CCB和硝酸酯类药物。

4.尼可地尔 尼可地尔是具有硝酸酯样作用的ATP敏感的钾通道开放剂，适用于对硝酸酯类不能耐受的NSTE-ACS患者。

5.肾素-血管紧张素-醛固酮系统抑制药

（1）ACEI：适用于所有LVEF<40%、高血压、糖尿病或慢性肾病的患者；但急性心肌梗死的前24小时内应谨慎使用。

（2）ARB：适用于对ACE不耐受的LVEF<40%的心力衰竭或心肌梗死患者。

（3）醛固酮受体拮抗药：心肌梗死后正在接受治疗剂量的ACEI和β受体阻滞药合并LVEF≤40%、糖尿病或心力衰竭，且无肾功能不全（男性血肌酐<212.5μmol/L或女性血肌酐<170μmol/L）或高钾血症的患者。

（三）抗血小板治疗

1.阿司匹林 阿司匹林是抗血小板治疗的基石。首剂负荷量150～300mg，长期口服75～100mg/d。

2.ADP受体阻滞药 联用阿司匹林，维持至少12个月。替格瑞洛：负荷剂量（首剂加倍）180mg，维持量90mg，每日2次。氯吡格雷：负荷剂量300～600mg，维持量75mg/d。

（四）抗凝治疗

抗凝治疗尽早用药。

1.急性期 《NSTE-ACS诊断和治疗指南（2016）》推荐抗凝联合抗血小板治疗。

（1）普通肝素：NSTE-ACS患者冠状动脉造影前的短期抗凝，70～100u/kg，术中可在活化凝血时间（ACT）指导下追加普通肝素（ACT≥225秒）。建议PCI术中一次性静脉推注普通肝素85U/kg或在联合应用Ⅱb/Ⅲa受体拮抗药（GPI）时推注普通肝素60U/kg。

（2）低分子肝素：常用依诺肝素。如果最后一次皮下注射距离PCI的时间不足8小时，则不需要追加依诺肝素；反之，则需追加依诺肝素（0.3mg/kg），静脉注射。

（3）磺达肝癸钠：2.5mg/d皮下注射，药效和安全性最好。

（4）比伐卢定：是直接凝血酶抑制药，抗凝可预测性高。

2.急性期后的抗凝治疗 适用于无卒中或短暂性脑缺血发作（TIA）、高缺血风险者，有低出血风险的NSTEMI患者可改用阿司匹林、氯吡格雷或低剂量利伐沙班（2.55mg，每日2次）治疗，持续约1年。既往有缺血性卒中或TIA的患者禁忌。

（五）他汀类药物治疗

所有ACS患者应在入院24小时内评估空腹血脂谱，做到早期、长期使用他汀类药物治疗。对已接受中等剂量他汀类药物治疗但LDL-C仍不低于1.8mmol/L的患者，可增加他汀类药物剂量或联合依折麦布进一步降低LDL-C。

（六）血供重建治疗

对强化药物治疗后仍有心绞痛复发或负荷试验强阳性者可考虑选用PCI或CABG血供重建策略。

第二章 急性 ST 段抬高型心肌梗死

第一节 概 述

心肌梗死是指心脏出现一种紧急并且具有破坏性的情况。它表现出来的身体特征有身体虚、头晕、心律失常、胸骨后疼痛等，比较严重的患者甚至会失去知觉。造成心肌梗死的重要因素是心肌的血液循环障碍，从而引起持续性缺血缺氧所引起的心肌坏死。心肌梗死是比较严重并且能够直接危及生命的病症，发生时必须马上做出急救反应。有1/3发生心肌梗死的患者发生时间集中于0—6时，在一些欠发达国家中，心肌梗死已经在各种死亡原因中排在靠前的位置。从1985年至今，心肌梗死的直接致死率有所下降，但是,心肌梗死的高死亡率仍然没有下降。

心肌梗死在全世界的所有疾病中死亡率是较高的，世界卫生组织对心肌梗死的诊断标准进行了规定：一是血清心肌酶学发生改变，二是缺血症状心电图（ECG）异常的变化。但是一种比较敏感并且具有特殊性的肌钙蛋白（cTn）被发现，再加上无创影像学的不断发展，促使辨别心肌梗死病症更加精准。不管是从哪个角度来看，对于心肌梗死的界定都是十分重要的。基于上述现状，欧洲心脏病学会（ESC）、美国心脏病学会（ACC）、美国心脏学会（AHA）和世界心脏病联盟（WHF）于2007年10月联合颁布了全球心肌梗死的统一定义。

一、急性心肌梗死的定义

当临床上具有与心肌缺血相一致的心肌坏死证据时，应被称为"心肌梗死"。满足以下任何一项标准均可诊断为心肌梗死。

1.心脏生化标志物（cTn最佳）水平升高和（或）降低超过参考值上限

（URL）99百分位值，同时至少伴有下述心肌缺血证据之一：①缺血症状；②ECG提示新发缺血性改变[新发ST-T改变或新发左束支传导阻滞（LBBB）]；③ECG提示病理性Q波形成；④影像学证据提示新发局部室壁运动异常或存活心肌丢失。

2.突发心源性死亡（包括心脏停搏），通常伴有心肌缺血的症状，伴随新发ST段抬高或新发LBBB和（或）经冠状动脉造影或尸检证实的新发血栓证据，但死亡常发生在获取血标本或心脏标志物升高之前。

3.基线cTn水平正常者接受经皮冠状动脉介入治疗（PCI）后，如心脏标志物水平升高超过URL99百分位值，则提示围手术期心肌坏死；心脏标志物水平超过URL99百分位值的3倍被定义为与PCI相关的心肌梗死。

4.基线cTn水平正常者接受冠状动脉旁路移植术（CABG）后，如心脏标志物水平升高超过URL99百分位值，则提示围术期心肌坏死。与CABG相关的心肌梗死的定义为心脏标志物水平超过URL99百分位值的5倍，同时合并下述一项：新发病理性Q波、新发LBBB、冠状动脉造影证实新发桥血管或冠状动脉闭塞或新出现的存活心肌丢失的影像学证据。

5.病理发现急性心肌梗死。

二、陈旧性心肌梗死的定义

满足以下任何一项标准均可诊断为陈旧性心肌梗死。

1.新出现的病理性Q波（伴或不伴症状）。

2.影像学证据显示局部存活心肌丢失（变薄、无收缩），缺乏非缺血性原因。

3.病理发现已经愈合或正在愈合的心肌梗死。

三、心肌梗死临床分型

Ⅰ型：由原发冠状动脉事件（如斑块侵蚀/破裂、裂隙或夹层）引起的与缺血相关的自发性心肌梗死。

Ⅱ型：继发于氧耗增加或氧供减少（如冠状动脉痉挛、冠状动脉栓塞、贫血、心律失常、高血压或低血压）导致缺血的心肌梗死。

Ⅲ型：突发心源性死亡（包括心脏停搏），通常伴有心肌缺血的症状，伴随新发ST段抬高或新发LBBB和（或）经冠状动脉造影或尸检证实的新发血栓证据，但死亡常发生在获取血标本或心脏标志物升高之前。

Ⅳa型：与PCI相关的心肌梗死。

Ⅳb型：尸检或冠状动脉造影证实与支架血栓相关的心肌梗死。

Ⅴ型：与CABG相关的心肌梗死。

注：有时患者可能同时或先后出现1种以上类型的心肌梗死。

心肌梗死不包括CABG中由于机械损伤所致的心肌细胞死亡，也不包括其他混杂因素造成的心肌坏死，如肾衰竭、心力衰竭、电复律、电生理消融、脓毒症、心肌炎、心脏毒性药物或浸润性疾病等。

临床特征：心肌梗死是由于心肌血液循环障碍造成心肌细胞死亡，通常可以通过患者的病史特征和ECG的改变发现心肌缺血。心肌缺血所表现出的症状包括在休息或紧张时胸腔、上肢、下颌或腹部出现疼痛的情况。与急性心肌梗死相关的疼痛通常持续超过20分钟并且是弥漫性的、非限制性的、非姿势性的，活动后加剧，有的时候还会伴有呼吸短促、出汗、呕吐或晕厥。这些症状不是心肌缺血的特定表现，并且经常被错误地诊断为胃肠、神经、肺或骨骼肌中的异常。心肌梗死有时表现为非典型症状，即使没有任何症状，也能检测到ECG图像、心脏标志物升高或冠状动脉造影等改变。

四、病理学特征和分期

心肌梗死在医学上是因为心肌长时间缺血所造成的心肌细胞死亡。细胞死亡从病理学角度可分为细胞凝固性坏死和（或）收缩带坏死。发生心肌缺血这种情况时，心肌细胞不会立刻死亡，而是在约20分钟的时间内走向坏死，心肌细胞完全死亡大概需要更长的时间，为2～4小时，死亡的时间是由缺血区域的侧支循环、冠脉闭塞的持续性或间歇性、心肌细胞对缺血的敏感性及心肌氧供和养分的个体需求差异等方面决定的。心肌梗死可根据面积的大小分为局部坏死、小面积坏死、中面积坏死和大面积坏死。除了按面积，还可以按照坏死的部位区别。

心肌梗死分为3个时期，即急性期、愈合期、陈旧期。当心肌缺血时间很短（如6小时）时，急性心肌梗死的特征在于多形核白细胞，实际上没有多形核白细胞。仅存在单核细胞和成纤维细胞，并且没有浸渍有多态性细胞的瘢痕组织。从急性期过渡到陈旧期至少需要5～6周。再灌注会产生具有收缩带的肌细胞，使大量红细胞外渗，从而改变坏死区的宏观和微观结构。

需要强调的是，临床和ECG所记录的心肌梗死分期与实际病理学分期并不一定完全相符。例如，ECG显示ST-T变化、心脏标志物升高时往往提示新近发生的心肌梗死，但病理学分期可能已处于愈合期。

第二节　临床表现

一、症状

（一）典型表现

ST段抬高型心肌梗死（STEMI）典型表现为胸部、颈部和下颌部不适，患者常自述为压榨感、烧灼感，持续时间为30分钟或者更长。考虑其他非缺血性胸痛的原因也非常重要，如主动脉夹层动脉瘤、气胸、心包炎、肺栓塞、食管破裂、腹腔内脏器缺血或破裂，这些情况都危及生命，故需要及时的诊断和治疗。如不能鉴别急性心肌梗死和主动脉夹层动脉瘤时，需要借助影像学检查[如经食管超声心动图（TEE），增强胸部CT/MRI]予以明确。

（二）不典型表现

乏力、呼吸困难、心力衰竭、头晕和晕厥常见于糖尿病和老年患者。女性患者下述症状并非少见，呼吸短促、疲劳、下颌疼痛、疼痛持续数小时而非数分钟。女性患者通常在急性心肌梗死前数周有前驱症状：非同寻常的疲劳、睡眠障碍、呼吸困难。触诊时出现胸膜样症状或疼痛非常少见，但并不能排除急性心肌梗死的可能。

（三）无痛性心肌梗死

有20%的心肌梗死无胸痛症状，因而不易被察觉。STEMI临床特点与梗死范围、部位、侧支循环等密切相关。及时详细获得并正确解读症状、体征及辅助检查资料有助于诊断及鉴别诊断。

老年人（＞75岁）、女性、糖尿病、慢性肾功能不全或脑功能不全患者症状常不典型，包括上腹部疼痛、消化不良、胸部刺痛、胸膜炎样胸痛或进行性呼吸困难。

二、体征

STEMI多无明显特异性体征。但鉴别诊断可以借助详细的体检来完成，排除危险。

（一）全身状态

焦虑、抑郁、多汗，通常血压正常或升高。重者可出现皮肤湿冷、面色苍白、烦躁不安、颈静脉怒张、肺部啰音、心率增快、心律失常、心脏杂音或心包摩擦音和奔马律等。

（二）颈部

颈静脉压轻度升高或正常。

（三）心脏

心动过速，S_1减弱，可闻及S_4或S_3，可闻及杂音或心包摩擦音。

（四）肺

左侧心力衰竭时可闻及湿啰音或哮鸣音。

（五）四肢

可见外周血管疾病体征。

第三节　心脏标志物

一、心脏标志物概述

（一）历史发展

在很长一段时间，并没有合适的可以确定急性心肌梗死患者早期发病症状的物质，从而导致了大量患者病情被耽误，没有得到及时治疗，50%以上患者的心电图都没有特异改变。在这种情况下，亟待一种特异性强、敏感性高的手段，来检测早期急性心肌梗死（AMI）的发病情况。急性心肌梗死（AMI）发生时，会产生缺血缺氧的情况，从而导致心肌细胞产生病变，在病变过程中，心肌细胞释放出一些生化物质入血，而对这些人血进行检测，能够很好地判断患者的情况，及时进行诊断。

20世纪50年代，专家Karmen就运用简单的定量纸色谱法对心肌梗死患者的谷草转氨酶（AST）的活性进行了实验，发现心肌梗死患者血清中的这种转移酶含量会增加，最终发现了第一个心脏标志物——AST。之后，不断有人对心脏标志物进行研究，相继发现了其他心脏标志物——血清乳酸脱氢酶（LDH）及其同工酶。

20世纪60年代，出现了一种在心肌梗死发病后可以明显检测到其活性变化的物质——肌酸激酶（CK），成为另一种重要的心脏标志物。

20世纪70年代，诊断心肌梗死的"金标准"——肌酸激酶同工酶（CK-MB）出现了。它的敏感性和特异性都很高，可以明显被检测出来，给医生以明确的结论，因此出现后就被普遍使用。

20世纪80年代，检测心脏标志物的方法也有所改进，从传统的酶活性测定法升级为单克隆抗体放射免疫分析法。这种分析方法可以测定血清酶质量，以获得更加准确的数据。新的检测方法，使原来的发病后检测时间提前到了2~4小时，

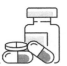

加强了对病情的了解和控制。至此，急性心肌梗死（AMI）诊断中，血清生化标志物的地位提高了。

20世纪80年代，更新的心脏标志物出现了，它就是心肌肌钙蛋白。心肌肌钙蛋白的特异性和敏感性更高，能够诊断更加早期的急性心肌梗死（AMI），使得AMI的病情监测更加准确有效。心肌肌钙蛋白已逐渐取代了20世纪70年代诊断心肌梗死的"金标准"CK-MB，而且也使AST、LDH等老标志物逐渐被AMI诊断排除在外。

（二）理想标志物的标准

通常来说，理想的心脏标志物具有以下特点。

1.特异性高。

2.敏感性高。

3.检测周转时间短。

4.持续异常时间长。事实上，现实中尚未出现满足以上全部条件的心脏标志物，只有相对来说比较优秀的标志物使用在临床中。当前使用效果较好的标志物有两种：其一是在AMI发生6小时之内就可以被检测出来的早期标志物，这种标志物中，肌红蛋白在2小时内就能被明显检测出来，但肌红蛋白的特异性不高，只能用于早期诊断。其二是能够在发病后长时间保持被检测状态的确定标志物，这种标志物在发病后6～9小时内可被明显检测出，而且持续时间长、特异性高，这种标志物的代表是心肌肌钙蛋白。

二、常用心脏标志物及其在心肌梗死诊断中的应用

（一）血清酶学标志物

1.乳酸脱氢酶及其同工酶　乳酸脱氢酶是一种糖酵解酶，英文名称为lactite dehydrogenase（LDH）。乳酸脱氢酶在人体中分布广泛，具体分布在心肌、骨骼肌、肾、肝、脾、胰、肺、红细胞。

除了上述提到的人体组织，肿瘤组织中有时也会含有LDH。LDH在AMI发病后8～12小时才开始升高，比CK及AST升高稍迟，在发病2～3天达到高峰，7～14天恢复正常，因此可以被用作检测一些延迟就医的患者的病情，而不能用作AMI

发病早期检查。但LDH的升高可能不是因为AMI发病，还可能是因为白血病、肾病、肺梗死、骨骼肌疾病、各种肿瘤等原因，因此，检测时需要尤为注意。可在检测LDH时同步检测乳酸脱氢酶同工酶（DH），以确保AMI诊断的准确性。LDH的同工酶分布在人体各处，其中，LDH1分布在心脏中，LDH2和LDH3分布在肺中，LDH4分布在肝中，LDH5分布在骨骼中。检测同工酶，可以确定病变的具体位置。总DH升高且LDH1/DH2＞1，可有效检测心肌梗死的发生，诊断价值较高。

2.肌酸激酶及其同工酶　　肌酸激酶是存在于细胞中，参与能量代谢的一种物质，英文名称为creatine kinase（CK），也称肌酸磷酸激酶（CPK）。它在人体内的分布也十分广泛，主要分布在骨骼肌、心肌、平滑肌和大脑中。当上述人体组织受损时，CK就会从细胞中渗出进入血液，使血液中CK含量升高。一般情况下，AMI发作后6小时内，人体血清中的CK就开始升高，在8～58小时内达到高峰，48～72小时恢复正常。实践中，很多其他因素也可以导致CK升高，如肌肉损伤、肺栓塞、剧烈活动、休克等，因此在检测时需要注意分辨。

CK有3种同工酶——CK-BB、CK-MM和CK-MB，都是由2个亚单位M或B组成的二聚体。不同的同工酶，可以帮助检测不同人体组织的CK升高来源。比如，检测MM同工酶，可以确定骨骼肌的健康状态；检测BB同工酶，可以确定大脑和肾脏的病情；确定心肌情况时，可以同时检测MB和MM两种同工酶。MB同工酶在检测AMI时使用较多，因为它具有良好的特异性和敏感性，可以说是检测心肌坏死的"金标准"，在长时间内，起着检测AMI重要的主导地位。AMI时CK-MB/CK＞5%。在心肌坏死发病4～8小时内，MB同工酶的浓度会上升，12～20小时达到最高值，2～3天恢复正常。因为MB同工酶持续时间长，升高幅度明显。因此，在检测心肌梗死病情中，能够准确地判断梗死的面积、再灌注效果等内容，能帮助医生及时了解患者病情。但在确诊中，需要排除心肌炎、心外科手术、严重肌肉损伤等干扰，因为这些疾病也会造成MB同工酶的升高。

3.谷草转氨酶（AST）　　谷草转氨酶在心肌中含量最高，亦广泛分布于肝、脑、肾和骨骼肌中，AST在AMI后6～12小时即开始急剧升高，约在24～48小时达高峰，3～6天后恢复正常。除AMI外，肝胆疾病、骨骼肌损伤、脑卒中、肺栓塞、急性胰腺炎、心肌炎、肝淤血、休克等患者AST均可升高。作为AMI诊断指标，其特异性不及CK。

可以间接反映出DH活力的是α-羟丁酸脱氢酶（α-HBDH），它的活力变化在AMI发病后12小时开始升高，2~3天达到最高值，14~21天后恢复正常，与LDH总活力相一致。

总而言之，具有动态规律的血清酶学指标，可以有效帮助医生确诊AMI病情，并做出合理的治疗。

（二）心肌损伤早期标志物

1.肌红蛋白（Mb）　肌红蛋白是一种亚铁血红素蛋白，存在于心肌和骨骼肌中，其分子量很小（17 800）。在AMI发病1~4小时，肌红蛋白就能迅速从心肌细胞中释放出来，6~7小时肌红蛋白达到最高值，18~30小时恢复正常。肌红蛋白敏感性很高，在AMI后2小时阳性率为50%，但在4小时就可以达到100%，很容易被检测出来，帮助医生确诊。

心肌和骨骼肌中都含有很丰富的肌红蛋白。强烈运动（如马拉松）后，微血管中的肌红蛋白也会升高。所以，心肌特异性非常低，不能简单地使用肌红蛋白来诊断心肌梗死。肌红蛋白的半衰期约为15分钟，并在AMI后恢复正常。因此，在AMI过程中连续测量肌红蛋白可以帮助发现早期再梗死。

2.CK-MB　CK-MB具有良好的特异性和敏感性，对诊断AMI具有极大价值，其性能优于传统的血清酶标志物。CK-MB能够检测出初期的AMI发病，因此，在发现以来被广泛应用，可以说是AMI血清学诊断的"金标准"。20世纪80年代以来，应用单克隆抗体的放免分析法检测CK-MB质量（CK-MB mass）不仅提高了诊断特异性，还使得在AMI发病2~4小时即可检测出CK-MB升高，故CK-MB也可作为早期标志物。此外血浆中CK-MB的M亚单位的羧基可经血浆羧基肽酶水解，从而使血浆中可检出CK-MB1（无羧基）和CK-MB2（原型，组织型）2个异型，其比值变化较常规CK-MB测定诊断AMI敏感性、特异性更高。如以血浆CK-MB2活性>1.0U/L，CK-MB2/CK-MB1比值>1.5为界值，在AMI症状发作后2~4小时，诊断敏感性为59%，4~6小时为92%，而常规CK-MB测定仅为48%左右。另有文献报道，可用溶栓2hCK-MB2/CK-MB1>3.8作为再灌注成功的指标。但CK-MB应用的缺陷是其心脏特异性问题。有严重骨骼肌损伤等情况下，CK-MB也升高，近年来，CK-MB在AMI诊断中的"金标准"地位有逐步被心肌特异性更高的心肌肌钙蛋白取代的趋势。如仍采用CK-MB测定，也应采用质量测定法来替代酶活性测定法。

（三）心肌损伤确定标志物

肌钙蛋白（Troponin，Tn），是位于横纹肌收缩单位细肌丝上，横纹肌收缩的重要调节蛋白，由3个亚基组成：肌钙蛋白C（TnC），肌钙蛋白I（TnI）及肌钙蛋白T（TnT）。

TnC是肌钙蛋白的Ca^{2+}结合亚基，分子量18kDa，呈晶体结构，每分子TnC结合2个Ca^{2+}。骨骼肌和心肌中的TnC结构完全相同，无心肌特异性，不用做心脏标志物。

TnI为肌动蛋白–ATP酶抑制亚基，结合于肌动蛋白，在无钙离子时抑制肌动蛋白和肌球蛋白的相互作用，分子量23kDa。TnI有3种亚型，由3种不同的基因编码，分别存在于不同种类的横纹肌中，即快骨骼肌亚型、慢骨骼肌亚型和心肌亚型。心肌亚型，即心肌肌钙蛋白I（cTnI），相对2种骨骼肌亚型（STnI）的不同源性约40%，人的cTnI氨基末端比STnI多31个氨基酸残基，这种氨基酸结构的差异使人们可用特异的单克隆抗体识别cTnI，而与sTnI无交叉反应。用单克隆抗体免疫法测定发现，在胎儿发育、骨骼肌损伤及再生等阶段骨骼肌均不表达cTnI，cTnI仅局限于心肌，具有高度的心肌特异性。

TnT为原肌球蛋白结合亚基，分子量33kDa。TnT也有3种亚型，即快骨骼肌亚型、慢骨骼肌亚型和心肌亚型。它们在骨骼肌或心肌中的表达也分别受不同的基因调控。

心肌肌钙蛋白复合物是心肌结构蛋白，主要结合于心肌肌纤维中，仅少量（cTnI的2.8%～4.1%，cTnT的6%～8%）在心肌细胞胞质中以游离形式存在。生理条件下，用现有的免疫学方法不能测出这些蛋白在循环血液中存在。在心肌不可逆损伤或坏死时，细胞膜的完整性受损，这些细胞内的蛋白从心肌肌细胞中释放入血，可能被检测出来。现有技术可检出<1g的坏死心肌，检测灵敏性相当高。由于此过程中大部分肌钙蛋白需从心肌细胞细丝结构上解离下来，故其释放动力学不同于CK等主要存在于胞质中的酶，释放持续时间较长。研究表明，cTnT在急性心肌梗死患者胸痛发生3.5小时左右即可升高，略早于CK–MB，持续升高可超过14天，2～5天为平台期。这个升高值明显比其他标志物高，平均高出30～40倍。cTnI和cTnT在释放动力学角度上来说，是非常类似的。

心肌肌钙蛋白（cTn），它的特异性和敏感性都非常高，cTnT和cTnI是心肌肌钙蛋白的主要部分。因为心肌肌钙蛋白的优质特性，其已逐步取代CK-MB等传统生化标志物，成为测定心肌损伤最受欢迎的成员。

（四）其他

还有一些心脏标志物可以为冠心病检测服务，如P-选择素（P-selectin）、血栓前体蛋白（TpP）、可溶性纤维蛋白等。这些标志物可以在心绞痛患者发病后被检测，利用心肌酶学，来判定心绞痛患者水平。P-selectin在患者胸部疼痛的1小时后会明显升高，能够帮助医生了解AMI的病理进程。

脂肪酸结合蛋白（FABP）也是一种心脏标志物。因为它在AMI发病1.5小时内，就可被检测出有升高的趋势，在5小时以上、10小时之内，其数值可以达到最高，24小时之后下降到最初水平。它在脂肪酸代谢中，作为一种脂肪酸载体蛋白，起着重要的功能。脂肪酸结合蛋白的特点主要有3点。

1.分子量小。

2.心肌含量高。

3.存在于胞质。它在人体的不同器官中，也分为不同的类型，可根据具体情况使用。

这些标志物虽然有一定价值，但临床应用经验不是很丰富，测定时会有一定的误差，特异性较差，只能在排除AMI或了解AMI过程中有限运用，用途不如肌红蛋白、CK-MB及cTn等广泛有效。

三、心肌肌钙蛋白临床应用进展

（一）心肌梗死诊断中的地位

很多专家对心肌肌钙蛋白诊断AMI的敏感程度进行了研究，都认为其与心肌梗死有关。有报道称心肌梗死患者中的诊断敏感程度达100%。还有研究称心肌肌钙蛋白诊断AMI的敏感程度的高低与心肌梗死的发病时间是有一定关联的，可以说，其敏感程度与CK-MB类似。

美国一项研究发现，在CK-MB mass决定值为5.6μg/L且cTnI决定值为1.5μg/L的情况下，心肌梗死发病的4小时之内，CK-MB mass法的诊断敏感率为37.5%，

cTnI诊断敏感率为18.9％，远低于CK-MB mass法的诊断敏感率；在心肌梗死发病的5～11小时，CK-MB mass法的诊断敏感率为83.8％，cTnI诊断敏感率为71.5％，仍低于CK-MB mass法的诊断敏感率；在心肌梗死发病的12小时以后、24小时之内，CK-MB mass法的诊断敏感率为92.7％，cTnI诊断敏感率为91.6％，相差不大；在心肌梗死发病的24小时之后、72小时之内，CK-MB mass法的诊断敏感率为89.7％，cTnI诊断敏感率为97.2％，已经高于CK-MB mass法的诊断敏感率。可以说，心肌梗死发病的47小时以内，cTnI对心肌梗死患者检查更为有效。

其他国家也有一些学者对cTnI的敏感性进行了研究。结果显示，它对心肌梗死诊断率可达95％，在心肌梗死发作12小时后，敏感率更可达98％以上。

心肌肌钙蛋白测量范围更广，测量数值范围更大，能够更好地测量心肌梗死患者的具体情况。如果采用动态监测的方式，心肌肌钙蛋白对于心肌梗死发病时间长的患者来说，检测结果更加准确。因为随着发病时间的延长，通过其他心肌酶学指标已经不能检测出患者当前的情况，而cTn仍然保持在一个较高的水平。但在心肌梗死发病早期，cTnI却并不适合进行心肌梗死诊断。因此，对于心肌梗死，应根据其发病时间，选择合适的检测手段，才能最有效地确定病情。

心肌肌钙蛋白的特异性高于其他心脏标志物，它几乎全部存在于心脏组织，而其他的标志物在心脏内部和外部均有分布。因此，它的应用价值比较高，能及时确诊病例。可以说，心肌肌钙蛋白是AMI确定诊断的最佳标志物。在围术期心肌梗死诊断中，由于症状不明显或被麻醉药所掩盖，心电图也不能表现出患者全部的状态。因此，必须要有一种明显的标志物来监测患者的情况。但传统的标志物，如CK-MB经常会因为骨骼肌的损伤而出现假阳性较高的情况，不利于医生的判断。而心肌肌钙蛋白不会受到骨骼肌损伤的影响，能够准确判断患者情况，以及是否有围术期AMI的理想指标。在判断患者有无慢性肾衰竭或者肌肉损伤时，AMI也能够很好地发挥作用。

cTn已经形成了替代CK-MB的趋势，这表明其在AMI诊断中越来越重要，越来越多的学者认可了cTn的价值，承认了它的灵敏性和特异性。1997年，美国和欧洲的心脏病学会召开的联合会议形成了一份专门文件，并且提出了具体的诊断标准，其中一项重要标准就是典型的肌钙蛋白逐步下降或上升，可以判断是否为急性、进展性或新发生的MI。然而，由于cTn的寿命长，AMI后血清长时间高浓度，因此再梗死的诊断不太适合使用cTn。此时，监测AMI后早期和快速根除肌红蛋白，以确定是否存在再梗死。在再梗死发生期间，肌红蛋白会再次升高。

心肌肌钙蛋白经过广泛的临床应用，血清酶没有观察到变化，不是传统的MI诊断标准，而且不稳定型心绞痛被诊断为冠心病，心肌可能会出现钙蛋白增加 1/3。由于肌钙蛋白非常特别，特异性高，人们有理由相信这些患者的心肌梗死是缺血导致的。有心率研究显示，患者肌钙蛋白组织增长但 CK-MB 心肌功能正常的，可能会存在局灶性坏死。有研究显示，患者肌钙蛋白组织增长但 CK-MB 心肌功能正常的，可能会存在局灶性坏死。如果临床资料显示，这些预后不良的患者数量很多，那么应该考虑诊断为 AMI。由于使用心肌肌钙蛋白作为诊断标准，可以增加 MI 的敏感性，诊断出更多的患者。这些患者的死亡率低于传统 MI 患者，因此医院 MI 诊断标准的变化应该谨慎，可以综合运用管理政策、健康保险政策、工作保护政策、流行病学和统计学等综合知识，配合解决这类患者的病情。目前，这些患者的病情也可以诊断为微小心肌损伤（MMD，orminormyocardialinjury）或微梗死。总的来说，患者的诊断必须明确、及时治疗。非 ST 段抬高的心梗的预后判断也应明确，并积极予以治疗和早期干预。

（二）心肌梗死范围的估计

有学者将心肌标志物用于了解心肌梗死面积的大小，这通常需要连续采集血标本，将测定值的曲线下面积与时间的关系综合分析。但目前认为不应将心肌标志物常规应用于判断心肌梗死面积，因为当同时存在自发性再灌注、药物或手术再灌注现象时，测定这些标志物以判断心肌梗死面积往往是不准确的。

（三）溶栓治疗结果的判断

有研究表明，AMI 溶栓治疗后出现再灌注时，cTnT 往往有双峰变化。第 1 天由于梗死血管开通，血流进入病变部位，将胞质中游离的 cTnT 冲刷入血液而出现第 1 个峰，在第 4 天可观察到第 2 个较小的峰，主要来源于结合型的 cTnT。这 2 个峰值的比率有助于判断是否出现再灌注，如第 1 峰值：第 2 峰值 > 1.0，往往提示出现再灌注。美国临床生物化学学会（NACB）建议，心肌梗死溶栓疗法中估价再灌注情况时，至少应采集 2 个时间点的血标本进行测定，如 T0，即治疗开始时；T90，即治疗开始后 90 分钟时。从 2 次测定结果值计算以下参数。

（1）斜率值：（T90 测定值-T0 测定值）/90 分钟。

（2）T90测定绝对值/分钟。

（3）T90测定值/T0测定值的比例。

（4）标志物的绝对变化值：即2次测定的差值。

这些指标可用于分辨再灌注成功与否。有研究显示，溶栓治疗后达TIMI2/3级血流的患者cTnT90/T0为100以上，而TIMI血流0/1级者比值＜6，其敏感性约为82%，特异性可达100%。但应注意的是，生化标志物的测定并不能区分TIMI2级与TIMI3级的患者，使这些测定在了解再灌注是否成功方面的应用受到一定限制。

（四）其他肌钙蛋合升高的病理情况

1.不稳定心绞痛 在传统WHO AMI治疗准则下，可发现在CK-MB低，仍然确诊为不稳定心绞痛的冠心病患者中约有1/3可以检查出cTn上升。最近几年，通过探究大量患者的临床表现、诊治和对疾病的最后预测，得出的结果是这些患者与cTn不上升的心绞痛患者有着显著的不同的地方，所以必须着重关注。许多临床探究的最终成果表明，波动的心绞痛患者cTnT及cTnI的上升和近期、远期的心脏病发生事故频率有着很大的相关性。例如，Galvani M等进行的一个先进的探究，他在探究中仔细观测了91位波动的心绞痛患者，CK和CK-MB都处于正常状态，心电图表现出缺血症状。经过30天的观测，最终发现cTnI正常和cTnI上升两组患者心脏病事故的发生率分别是5.8%和27.3%（$P<0.02$）。多元回归分析显示，cTnI＞3.1ng/mL为心脏事件发生的独立危险因子。继续随访至1年，cTnI升高组中68%未发生心脏事件，而cTnI正常组90%未发生心脏事件（$P<0.01$）。FRISC试验的分层研究显示，cTnT升高与5个月的预后相关，发病最初24小时无TnT升高较无CK-MB升高更能提示患者的低危性。肌钙蛋白不是评价预测波动心绞痛患者结果危险与否的独一的标准，脏特异的cTnT或cTnI浓度上升的预测价值要超过患者的临床表现、住院时的心电图显示结果、CK-MB测试和出院时运动试验的价值。与此同时，cTnI/cTnT的检测结果和急性冠脉综合征患者出现死亡的危险性有着一定的联系。例如，当cTnI为0～0.4ng/mL时死亡率为1%，1.0～2.0ng/mL时为3.4%，＜9.0ng/mL时就成为7.5%。

此外，一些前瞻性临床试验结果还显示，cTn升高的高危不稳定心绞痛患者，接受抗凝、抗血小板治疗和早期介入治疗的效果明显好于cTn阴性的患者。

例如，FRISC-Ⅱ试验证实，TnT阳性患者接受低分子肝素疗效优于TnT阴性组。

当前认为cTn上升的患者会发生心肌微梗死。不论这类患者是否最终被诊断为AMI患者，至少目前可诊断他们是高危的不稳定心绞痛，从而与cTn不高的低危心绞痛患者区别对待。

2.心肌炎　急性心肌炎时会发生心肌梗死的，同时cTn也会上升。相较于CK-MB的检查，血清检查的结果比较高，检测敏感性也很高，可当作确定急性心肌炎的一项标准。一般情况下，在发生急性心肌炎时，cTn上升维持的时间会很长，不同于心肌梗死时的变化。另外，心肌炎患者没有缺血的症状。

3.心脏手术　和其他手术不一样，做心脏手术就会造成心肌梗死钙蛋白的上升。相关实验探究显示，心脏手术种类不一样，cTnT上升引起的结果也不一样。没有手术后的AMI证据的患者cTn的上升结果会相对比较低，通常主要集中在做完手术后的约10小时。而如合并手术后AMI，那么cTn的含量会比较多，主要集中在手术后约20小时。所以，做完心脏手术的患者，在诊治手术后的AMI时要提升诊治决定限度。与此同时，手术后20小时的cTnT上升时，在医院住着的患者的死亡率也会相应地上升，反之亦然。

4.非心脏疾病　在使用第一代cTnT进行检查时，发现很多晚期肾病肾衰竭的时候会有cTnT上升的现象，对cTnT的心肌特殊性提出疑问。随后，在一系列探究中发现，导致cTnT上升的原因是，检查方法的交叉性，就是抗体无法准确地把cTnT与mTnT分辨出来；cTnT会在晚期肾病患者的骨骼肌中进行再次表示出来；与此同时，此类患者的心肌有小部分的挫伤。在后来发明的第二代和第三代检查方式中能有效地避免交叉性，让cTnT不再一直进行重表达，尽管如此，还是有一些肾衰竭患者有cTnT上升的可能，这是因为此类患者有心肌cTnT的挫伤。当然也有相关探究显示，相对于cTnT比较低的患者，此类患者的远期预后效果不是很好；肾衰竭患者出现cTnT上升的频率很少。

（五）检测方法及其标准化问题

1.cTnT的检测方法　cTnT的检测方法自1989年来经历了3个阶段，第一代ELISA分析法（cTnT1）检测试剂盒与骨骼肌TnT有交叉反应，严重骨骼肌损伤患者会产生假阳性。在部分晚期肾衰竭患者也有检测到cTnT的报道。第二代cTnT分析法（cTnT2）使用高度心肌特异性的抗体，与cTnI相比，具有相同的诊断敏感性和更高的心肌特异性，基本排除了交叉现象，分析时间缩短，已在临床上取代了cTnT1。近来第三代cTnT分析法（cTnT3）已进入市场，其应用基因重组技术产品，诊断特异性、灵敏度进一步增加，分析时间缩短为＜20分钟，可能避免一般cTnT测定在肌肉疾病及肾衰竭等患者中的假阳性问题。另外，也有cTnT急速诊治试剂盒等。因为只有罗氏（Roche）一家公司制造检查cTnT的商品，所以在使用时不会出现标准化的现象。

2.cTnI的检查方式　现在都是使用单克隆抗体检查的酶免疫分析。当前有很多生产检查试剂盒的地方。至今还没有出现肾衰竭患者cTnI上升的状况，假阳性也很少，心肌特殊性要比cTnT1、cTnT2检查法效果好。cTnI检查当中最主要的疑难是检查系统不一样，他们并不存在什么差别，样品相同，这些系统检测出来的值则不同。比如，正常情况下上限应该有10倍的差别，从0.1～1.0ng/mL时，检测出来的最小检查差异会更大，甚至能有15倍的差别，这就给临床检查出来的效果造成很多困扰。

当前我们觉得造成cTnI不同检测体系出现差别如此之大的缘由有以下几点。

（1）方法不一样，使用的抗cTnI抗体也不一样，如单克隆抗体和多克隆抗体。不同的抗体对应的是cTnI不一样的抗原决定簇。此外，有一部分系统重点是针对游离cTnI进行检验，有的是对cTnI-TnC复合物等进行检验，所以导致最终出来的结果也不一样。

（2）校准品不一样。

（3）抗凝血药的挑选和标本的保管对检查效果的作用。运用EDTA能使cTnI-TnC复合物分解，让游离型的cTnI增多，所以无法换算血浆与血清的检测结果，但肝素对cTn测试的作用比较小等。

（4）溶血和纤维蛋白原等其他要素条件也会对cTnI检查效果有一定的作用。

因此，现在为了能让cTnI得以正确恰当地使用，合理规范检验方式就变得相当重要。例如，Wu等一些学者给出的3个对策：一是将参照资料整理合并到一起；二是将抗体融合到一起；三是检验过程合并起来。

四、心脏标志物临床使用过程中的注意事项

（一）依照不同临床需要使用恰当的检验方法

当前临床可以使用的血清标志物很多，因为临床需要存在不一样的情况，在AMI诊治过程中要认真思考各种标志物的特点和性质，选出检验价/效最佳的1种或者数种。比如，在急诊室里早期发现AMI患者的时候，能对CK-MB异型或肌红蛋白进行检验。在其他国家，由于诊治敏感性比较高，前者更经常使用。而且如果患者无创伤，使用肌红蛋白诊治也是很重要的。患者病症发作6小时过程中，接连2次肌红蛋白都显示阴性时，这对消除AMI诊治有一定的价值。这2个检测都能在25分钟内结束。如果患者病症发作的时间比较长，如在10小时以上的，需对CK-MB或TnT/TnI进行检验。10小时以上的患者的心肌特异性相对于前者比较高时，特别是那些存在合并骨骼肌损伤的状况。但是一般情况下存在骨骼肌损伤的，其CK-MB升高并超越总CK的5%，这就可以思考是否存在心肌坏死。通常不用一起使用两种同一种类的标志物，如果已经按照惯例进行了心肌蛋白的检测，就可以不用再进行CK-MB质量的检测。

检测时间的合理化：由于各种心脏标志物在AMI后释放动力学不同，在症状发生后不同时间点诊断敏感性有较大差异，因此应采取系列检测策略以提高诊断准确性，不能仅凭一次检查结果做出肯定或否定诊断。目前认为，所有在急诊怀疑为急性冠状动脉综合征，尤其怀疑AMI的患者，应即刻抽血检查心脏标志物。如有可能，同时记录患者胸痛发作的时间。如早期（<6小时）肌钙蛋白测定结果阴性，则应在症状发作后6~12小时再次测定。心电图检查同样十分重要，如患者已有异常ECG检查结果，如ST段抬高、出现Q波或左束支传导阻滞时按WHO标准已可诊断AMI，则没有必要等待检验结果确定诊断后才开始治疗。

一旦cTn已测得阳性结果，或对根据其他临床资料已确诊AMI的患者，除非需定性判断梗死部位的大小、检查有无再梗死、判断溶栓治疗效果等，否则没有必要再继续频繁抽取样本检查心脏标志物。

对发病6小时后的就诊患者，一般不需要检测早期标志物，只需测定确定标志物，如心肌肌钙蛋白，但需明确有无再梗死时除外。

（二）检验标准化

现在关于心脏标志物的检查方式越来越灵活便捷，极小的心肌损伤坏死都有可能被查出来。检查试剂的品种也很多，所以一定要特别关注检查过程是否规范化。如果最终检查结果不正确或者无法对得出的多种结果进行恰当的分析解答，这就一定会使心脏标志物的临床使用造成诸多不良困扰。各个生产检查试剂的厂家一定要在专业团队的引导下使自己的检查系统更加标准化。进行心脏标志物检验的实验室，应该拟定合理的制度，严格规范整个检验过程，让检查结果更加标准和精确。比如，当前普遍认定虽然检查系统不一样，但是身体健康的人群都必须检查心肌肌钙蛋白，确定正确的参照界限。肌钙蛋白在正常情况下的参照值上限可使用单侧第97.5百分位点的检测数值。经过检测ACS患者（包括AMI）的肌钙蛋白，可得到规范化的临床使用功能曲线，从而来判断AMI临床决定限。当前关于微小梗死是否AMI的讨论还没有形成统一的认识，应当考虑为心肌肌钙蛋白确定2个临床决定限：高于低决定限的，证明存在心肌损伤或微梗死；高于较高决定限的，按照WHO标准可确定是AMI。在使用心肌肌钙蛋白治疗非心脏手术后AMI的时候，能够使用一样的决定限。现在也有人指出以后"急性冠状动脉综合征"的含义很有可能会替代包括AMI、不稳定心绞痛等在内的一系列病理状况，那么此时就可以为心肌肌钙蛋白只确定一个临界值。

心脏标志物的检查剖析一定要达到较高的精密度。在心肌肌钙蛋白检验方式中，决定限的不精密度应不大于10%。如果超过了10%则表示此种方式比较差，检测效果的假阳性和假阴性较高。肌红蛋白检查方式在决定限的不精密度要不高于5.6%，CK-MB应该<9.2%。

此外，因为AMI的诊治分秒必争，作为诊断重要依据的心脏标志物检测应保证做到随到随检，从样本抽取到结果报告的样本周转时间（TAT）应<1小时。使用血浆或抗凝全血检测心脏标志物可以缩短TAT时间，但是一定要清楚抗凝剂是否可能对测定结果产生影响。如TAT时间不能做到<1小时，也可考虑训练临床工作者（医生、护士等）使用床旁检验（POCT）的仪器。目前，已有定量或定性测定肌红蛋白、CK-MB、cTnT或cTnI的POCT仪器，通常采用抗凝全血，TAT<20分钟。此时，同样应注意操作程序的标准化问题，检验人员应负责全程质量保证和质量控制。

第四节 心电图诊断

一、ST 段改变

症状出现后10分钟内应当作12导联心电图。诊断ST段抬高型心肌梗死（STEMI）必须要2个或多个连续导联上（前壁、后壁、侧壁）观察到ST段抬高1mm以上。ST段弓背向上抬高形，持续时间可达48小时至数周。对于高度怀疑为ST段抬高性心肌梗死但ECG无诊断意义的有症状患者，应当每隔5～10分钟检查1次心电图或做动态心电图以监测ST段抬高的趋势。若为下壁心肌梗死患者，需要获得右侧ECG以检测右心室梗死。非缺血性病因可出现类似急性心肌梗死ST段抬高的ECG表现，这些"假性梗死"可见于急性心包炎、心肌炎、严重高钾血症、室壁瘤、急性中枢神经系统（CNS）功能障碍、左心室肥厚、预激综合征、早期复极化症、心尖肥厚型心肌病等。

二、心电图演变

心外膜冠状动脉完全闭塞的STEMI患者症状出现后，缺血性心电图的演变可以预测。对称、显著的高耸T波（超急性T波）是STEMI梗死区域最早发生的改变，但通常由于它出现很早（<15分钟）而且在15～30分钟内转变为ST段抬高，所以不易在患者入院后观察到。若ECG显示超急性T波，则需要在15分钟后复查以确认其是否发展为持续性ST段抬高。如果透壁性缺血持续时间超过15分钟，高尖T波演变为ST段弓背向上抬高，通常在数天内消退但也可持续数小时至数周。梗死的范围及预后取决于ECG显示ST段抬高的导联个数。STEMI继续进展，ST段抬高程度降低，T波开始出现倒置。随着ST段逐渐恢复至基线水平，T波倒置程度加深。T波倒置可持续数月至数年或者消失。病理性波常于急性心肌梗死后数小时内出现，此时ST段抬高仍然存在，并且60%～80%的患者终身存在。

三、左束支传导阻滞

急性STEMI患者中左束支传导阻滞（LBBB）的发生率约为2%。急性心肌梗死的患者合并新发LBBB住院期间死亡率升高（20%～25%），而且进行再灌注治疗获益巨大，35天时死亡率减少21%（18.7%vs23.6%），也就是说每1000名进行再灌注治疗的患者能够挽救49例生命。尽管如此，合并新发LBBB接受再灌注治疗患者相对持续性ST段抬高的患者而言仍然偏少。尽管LBBB存在时急性心肌梗死的诊断主要依据病史，但是合并LBBB做出诊断时仍有3个纳入标准。

1.ST段抬高≥1mm及以上，主波方向与QRS波同向。

2.V_1、V_2或V_3导联ST段压低≥1mm。

3.ST段抬高≥5mm，主波方向与QRS波反向。

四、后壁心肌梗死

冠状动脉左旋支阻塞导致的后壁心肌梗死的典型表现为前间壁胸前导联以R波为主波且ST段压低≤2mm。后壁心肌梗死常合并急性下壁或下侧壁心肌梗死，但也可单独出现。正常或非特异性ECG改变的患者可做后胸导联，以检测后壁心肌梗死。分别在后腋中线、肩胛角、椎旁线将V_7～V_9导联与V_6联至于同一水平线。

五、起搏心率

如果植入起搏器的患者疑似急性心肌梗死，可将起搏器重新编程调低起搏频率，以便于明确心脏自身节律。尽管起搏器诱发的复极化异常可持续存在且干扰心肌缺血的判断，但是ST段抬高仍然是再灌注治疗的指针。

六、正常 ECG

正常或非特异性ECG改变的患者只要有急性心肌梗死症状也应按照非ST段抬高的急性冠状动脉综合征患者给予处理。当在后胸导联检查出后壁心肌梗死之后再实施灌注诊治。

第五节　院前现场抢救与转运

正确的入院前的治疗、救助和护送过程，可以使患者获得更多的诊治时间，为患者及时正确地诊断病情和服药，最大限度地预测可发生的状况并有效做出应对措施，提升对患者的救治效率。确定正确恰当的入院前的救助过程，依照如下程序：求救—呼救受理—呼救信息加工—调度分诊室—重症监护单元小组准备出车前往现场—到达现场—现场抢救—做好转运准备—途中监护—转入医院—患者交接。

一、早期分诊和转运推荐

流行病学调查发现，急性STEMI死亡患者中，约50％在发病后1小时死于院外，多由于可救治的致病性心律失常（如心室颤动）所致。STEMI发病12小时内、持续性ST段抬高或新发生左束支传导阻滞者，早期药物或机械性再灌注治疗获益明显。而且应该强调"时间就是心肌，时间就是生命"，尽量缩短发病至入院和再灌注治疗的时间。院前延迟时间的长短取决于公众的健康意识和院前急救医疗服务。《急性ST段抬高型心肌梗死诊断和治疗指南（2017）》推荐的最初诊断策略应该基于以下措施：

1.大力开展有关STEMI早期典型和非典型症状的公众教育，使患者在发生疑似急性缺血性胸痛症状后，尽早向急救中心呼救，避免因自行用药和长时间多次评估症状而导致就诊延误。急救医疗服务系统应根据患者的病史、体检和心电图结果做出初步诊断和分诊。对有适应证的STEMI患者，院前溶栓效果优于入院后溶栓。

2.对发病3小时内的患者，溶栓治疗的即刻疗效与直接PCI基本相似，有条件时可在救护车上开始溶栓治疗。

3.对于不能急诊PCI的医院，应将适于转运的高危STEMI患者，溶栓治疗出血风险高、症状发作4小时后就诊的患者，低危但溶栓后症状持续、怀疑溶栓失败的患者，在静脉溶栓后应尽快转运至可行急诊PCI的医院，必要时行PCI或采取相应的药物治疗。

4.在转运至导管室之前，可进行抗血小板和抗凝治疗。也可请有资质的医生到有PCI硬件设备但不能独立进行PCI的医院，进行直接PCI。急救人员要掌握急救处理方法，包括持续心电图和血压监测、吸氧、建立静脉通道和使用急救药物，必要时给予除颤和心肺复苏。在公众中普及心肌再灌注治疗知识，以减少签署手术同意书时的犹豫和延误。

二、早期临床评估和危险分层

（一）临床评估

1.病史采集应迅速和有针对性，重点是胸痛和相关症状。STEMI引起的胸痛通常位于胸骨后或左胸部，可向左上臂、下颌、颈、背、肩部或左前臂尺侧放射；胸痛持续>10～20分钟，呈剧烈的压榨性疼痛或压迫感、烧灼感，常伴有恶心、呕吐、大汗和呼吸困难等；含硝酸甘油不能完全缓解。

2.应注意非典型疼痛部位、无痛性心肌梗死和其他不典型的表现，特别是女性、老年、糖尿病及高血压患者。既往史包括冠心病史（心绞痛、心肌梗死、CABG或PCI），未控制的严重高血压，糖尿病，外科手术或拔牙，出血性疾病（包括消化性溃疡、脑血管意外、大出血、不明原因贫血或黑粪），脑血管疾病（缺血性卒中、颅内出血或蛛网膜下腔出血），以及应用抗血小板、抗凝和溶栓药物。

（二）危险分层

危险分层是一个连续的过程，需根据临床情况不断更新最初的评估。高龄、女性、Killip分级Ⅱ～Ⅳ级、既往心肌梗死史、心房颤动、前壁心肌梗死、肺部啰音、血压<100mmHg、心率每分钟>10次、糖尿病、肌钙蛋白明显升高等独立危险因素使STEMI患者死亡风险增加。另外，溶栓治疗失败（胸痛不缓解、ST段持续抬高）或伴有右心室梗死和血流动力学异常的下壁STEMI患者病死率高。

STEMI新发生心脏杂音时，提示可能有室间隔穿孔或二尖瓣反流，超声心动图检查有助于确诊，这些患者死亡风险增大，需尽早外科手术。

三、现场救治

（一）及时预估病症情况及诊治

医护人员来到患者身边时，要问清楚过去的病情状况、此次自己进行治疗和吃药的状况。快速检查身体，断定是否存在心脏停搏、心律不正常、心力衰竭、心源性休克等其他症状。主要是预估胸痛和心电图的显示情况。掌握疼痛的位置、特征、具体时间。应该特别关注痛性心肌梗死和其他非正常的状况，尤其是老年人、女性患者、高血压和糖尿病的患者，仔细检查他们是否存在脸色苍白、皮肤湿冷的情况、情绪是否焦躁不安和颈静脉怒张等。

若患者具有下列情况，就能断定AMI。

1.缺血性胸痛的临床病症历史。

2.心电图的不稳定变化。

3.心肌坏死的血清标志物浓度的不稳定变化。

进入医院之前的救助过程中，通常按照特征性心电图变化及一般的临床症状先断定AMI。心电图检测是在急诊科及入院前救助工作中对患者十分重要的检查。

（二）急诊紧急处理

1.与患者首次医疗接触（FMC）后立即启动诊断与治疗程序。

2.在10分钟内尽快完成12导联心电图。

3.对所有拟诊STEMI患者启动心电图监测。

4.对于有进行性心肌缺血体征和症状的患者，即使心电图表现不典型，也应当积极处理。

5.院前处理STEMI患者必须建立在能够迅速和实施再灌注治疗区域网络基础上，尽可能使更多患者接受直接PCI。

6.能够实施直接PCI的中心必须提供24小时/7天的服务，尽可能在接到通知后60分钟内开始实施直接PCI。

7.所有医院和医疗急救系统必须记录和监测时间延误，努力达到并坚守下列质量标准：首次医疗接触到记录首份心电图时间≤10分钟；首次医疗接触到实施再灌注时间：溶栓≤30分钟，直接PCI≤90分钟（如果症状发作在120分钟之内或直接到能够实施PCI的医院，则≤60分钟）。溶栓成功后稳定的患者实施血管造影的最佳时间是3～24小时，无风险情况下应尽早进行。

（三）药物的应用

1.舌下含化硝酸甘油，如没有禁忌证可给予硝酸甘油静脉滴注10～20μg/min，收缩压不高于90mmHg（1mmHg＝0.133kPa）时应降低滴速或暂且停止滴注。

2.必要时可用吗啡或哌替啶等镇痛药，同时可适量地西泮（安定）静脉推注缓解紧张情绪。

3.多巴胺的应用。如果患者出现休克，在补液同时可以使用多巴胺5～20μg/（kg·min）进行静脉滴注。

4.抗心律失常药物的应用。心电监护出现频发室性期前收缩，可以给予胺碘酮3mg/kg稀释静脉推注，后1～1.5mg/min维持静脉滴注，或给予利多卡因1mg/kg静脉推注后1～4mg/（kg·min）维持静脉滴注。如果心率过慢可以给予阿托品静脉推注。有研究表明，在AMI入院前救助过程中，预防性使用胺碘酮能有效避免恶性心律失常发生率的增加，减少除颤的使用，可提高救治成功率，而且没有主要的不良反应。

（四）抗血小板聚集药物的应用

如患者无凝血功能障碍，可给予以下药物联合应用。阿司匹林150～300mg嚼服，硫酸氢氯吡格雷300mg嚼服，阿托伐他汀40mg嚼服，以稳定冠状动脉内的不稳定斑块，防止梗死面积的进一步加大。

（五）如合并糖尿病

应该注意避免使用糖类药物，并加用胰岛素等药物。

（六）早期再灌注治疗

当前研究结果表明，AMI再灌注是重要的治疗手段。初期进行静脉溶栓诊治，能够有效提升冠脉状动脉再通率，降低死亡率，使AMI诊疗的成效更加明显。越早进行溶栓诊疗，就越容易恢复梗死相关血管的再灌注。韩凤珍等报道指出，进行迅速通道诊疗的AMI患者的溶栓要比一般情况下住院治病的患者成效好。王晖对此进行了一系列探究，结果表明，入院前的溶栓诊治可以有效改善AMI患者冠状动脉血管的再通率，降低患者的死亡率，对患者的病情恢复有很大的帮助。同时结果还指出，在急救车上尽早进行溶栓能缩短治疗时间，降低病死率11%，如果在冠状动脉闭塞30分钟再通能够防止患者出现AMI。静脉滴注0.9％氯化钠溶液100mL联合尿激酶150万U，30分钟内结束，要求总药量2/3在前10分钟内滴注完成，剩下的时间滴入总药量1/3。滴注结束后要仔细查看溶栓再通数值和引起的症状。《急性ST段抬高型心肌梗死诊断和治疗指南（2010）》指出STEMI出现后，如果越早开通血管，拯救的心肌就越多。所以，只要确定了病情，及时在救护车上实施溶栓可以有效急救许多患者的生命。

四、转运前准备

（一）转运条件

急性心肌梗死（AMI）患者的转运条件如下。

1.救护车上有除颤急救设备，能及时迅速地进行救治。

2.通过上面的紧急治疗后、病症保持稳定后。

（二）转运前的准备工作

转运前备好各种用药及抢救的仪器设备。向患者家属交代病情，说明转运途中可能出现的意外情况甚或患者可能会发生猝死，在取得患者家属同意与谅解下在危重患者转运单上签字。

（三）转运途中注意事项

在转运途中随时保持担架水平位，扎好安全带，特别是上下楼梯时保证患者的安全，在途中注意保持各管道通畅，防止脱落。并持续进行心电监护，关注患者病情变化，一旦有异常发生，立即进行处理。

AMI主要是由于供血的冠状动脉供应不足或者停止运作而引起的急危重症，其具有发病急、病情凶险、并发症多且死亡率较高等特点，因而成为临床急诊急救中的难题。在院前急救过程中，通过科学、严谨的院前急救护理，可有效降低AMI的猝死率。通过临床急救护理验证，在AMI急诊过程中，只要进行细致的院前护理，密切关注患者的病情的变化，并做到迅速而准确地对病情进行评估，同时采取必要的院前急救措施保证患者的生命支持，便可提高AMI救治的成功率。

第六节　静脉溶栓治疗

开始溶栓治疗的年代，认为冠状动脉内溶栓治疗优于静脉溶栓治疗，但目前仅考虑静脉溶栓治疗作为再灌注治疗的药物治疗手段，主要原因是：①冠状动脉内给药较静脉给药时间明显延迟；②在做心导管治疗时，直接PCI是最佳治疗选择。

静脉溶栓治疗快捷、简便，与安慰剂相比，溶栓治疗显著降低急性STEMI患者的病死率。循证医学表明溶栓治疗可使STEMI患者的死亡风险降低15%～30%，所有在时间窗内不能由有经验的术者进行直接PCI的患者均应考虑溶栓治疗。对有适应证的STEMI患者，静脉溶栓治疗仍是较好的选择。院前溶栓优于院内溶栓。对发病3小时内的患者，溶栓治疗的即刻疗效与直接PCI基本相似；有条件时宜在救护车上开始溶栓治疗。决定溶栓治疗时，应综合分析预期风险/效益比、发病至FMC时间，以及首诊时临床及血流动力学特征、并发症、出血风险、禁忌证和预计PCI相关时间延迟。对非ST段抬高型心肌梗死（NSTEMI）和不稳定型心绞痛患者溶栓治疗无益，倾向于有害。

一、溶栓治疗的原则

（一）时间窗

STEMI患者实施再灌注治疗不应等待心脏标志物等检查结果，应在做出STEMI诊断后30分钟内开始溶栓治疗，其有效性随着冠状动脉阻塞至溶栓治疗时间的延长而降低。

1."黄金时间" 溶栓治疗患者获益的单一最重要预测因素为心肌缺血总时间。STEMI患者溶栓治疗的最佳时间是发病2～3小时，理想为"黄金2小时"。在发病<3小时患者，溶栓治疗与PCI效果相似。发病1小时内和2小时内溶栓治疗病死率降低幅度分别为48%和44%。在此时间窗内进行溶栓治疗25%的患者可以不发生心肌梗死，避免发生心肌坏死，因此指南推荐的溶栓治疗最佳时间窗为发病<3小时。

2.获益时间依赖性极强 随着发病持续时间延长，溶栓治疗的益处进行性降低。3小时后病死率降低幅度仅20%；发病2小时后溶栓治疗每延迟1小时，1000例患者约少挽救1.6个生命。在发病13～18小时，溶栓治疗的益处较小，溶栓治疗试验（FTT）协作组的meta分析发现，溶栓治疗的病死率绝对益处为：发病6小时内为3%，7～12小时内为2%，13～18小时内为1%；若发病12小时后胸痛持续或间断发作，溶栓治疗可能有益。随着患者到达医院至溶栓治疗开始时间（DTN）延长，治疗的益处降低，《急性ST段抬高型心肌梗死诊断和治疗指南（2019）》推荐的FMC至溶栓治疗开始时间<30分钟；由急救中心医务人员进行院前溶栓治疗可缩短发病至溶栓治疗开始的时间。

（二）性别和年龄

溶栓治疗对不同性别和年龄的患者同等有效，溶栓治疗显著降低老年患者较高的病死率，但颅内出血的风险增加。

（三）其他影响溶栓效果的因素

左束支传导阻滞、大面积心肌梗死（前壁心肌梗死、下壁心肌梗死合并右心室梗死，或下壁合并正后壁心肌梗死）患者溶栓获益较大。单纯下壁STEMI患者溶栓治疗的绝对获益较小；心源性休克患者因严重低血压，冠状动脉不能获得适当灌注，溶栓剂不能有效地浸入血栓，溶栓治疗效果不佳，且再阻塞率高。对出血风险增加的患者，应认真评估风险-获益比。

二、溶栓治疗益处证据

STEMI患者溶栓治疗的益处已明确确立。溶栓治疗1000例：发病1小时内可挽救39个生命，发病2～3小时内可挽救30个生命，发病12小时内可挽救20个生命，发病＞12小时则无明显病死率的降低；溶栓治疗每延迟60分钟，可减少挽救1.6个生命。在年龄＞75岁发病12小时内的STEMI患者，溶栓治疗亦显著降低病死率。

三、院前溶栓治疗

院前溶栓策略主要是基于STEMI患者发病后60～90分钟内实施溶栓诊治明显降低死亡率及发生心源性休克的风险。对于诊断明确、发病时间短（＜3小时）、预计FMC至器械时间＞120分钟的STEMI患者，实施住院前溶栓诊治是合理的。紧急医疗服务（EMS）进行溶栓治疗需具备下列条件。

第一，急救车上配备内科医师。

第二，先进的医疗急救系统，有发送心电图的设备条件以及能够看懂心电图的医护人员。

第三，能进行远程治疗指导的医生。

四、溶栓治疗的过程

（一）绘制溶栓医治筛选表

根据适应证和禁忌证绘制溶栓医治筛选表。

（二）填写溶栓医治筛选表

首先问清楚患者的病史和身体检测的情况，填写溶栓医治筛选表（表2-1），明确患者是否具有溶栓指征。根据时间延误，确定适宜患者是否即刻进行溶栓治疗。力争做到FMC至溶栓治疗开始时间（DTN）＜30分钟。

表2-1　STEMI患者溶栓治疗检查表

第一步：是否有溶栓治疗适应证（具备以下一项可以考虑溶栓治疗）		
（1）发病12小时以内，预期FMC至PCI时间延迟＞120分钟，无溶栓禁忌证	是	否
（2）发病12～24小时，仍有进行性缺血性胸痛和至少2个胸前导联或肢体导联ST段抬高＞0.1mV，或血流动力学不稳定，无直接PCI条件	是	否

（续表）

第二步：是否有溶栓治疗绝对禁忌证（有任何一项则禁忌溶栓）		
（1）既往任何时间的脑出血史或不明原因的卒中	是	否
（2）脑血管结构异常（如动静脉畸形）	是	否
（3）颅内恶性肿瘤（原发或转移）	是	否
（4）6个月内缺血性卒中（不包括4.5小时内急性缺血性卒中）或短暂性脑缺血发作史	是	否
（5）可疑或确诊主动脉夹层	是	否
（6）活动性出血或出血素质（不包括月经来潮）	是	否
（7）3个月内严重头部闭合伤或面部创伤	是	否
（8）2个月内颅内或脊柱内外科手术	是	否
（9）严重未控制的高血压[收缩压＞180mmHg和（或）舒张压＞110mmHg]，对紧急治疗无反应	是	否
（10）24小时内不能压迫止血部位的大血管穿刺（如肝穿刺、腰椎穿刺）	是	否
相对禁忌证包括：（有任何一项慎重溶栓）		
（1）年龄≥75岁	是	否
（2）慢性、严重、未良好控制的高血压（收缩压≥180mmHg或舒张压≥110mmHg），需控制收缩压＜160mmHg后开始溶栓治疗	是	否
（3）心肺复苏胸外按压＞10分钟或有创心肺复苏操作（肋骨骨折，心包积血）		
（4）痴呆或已知其他颅内病变	是	否
（5）3周内创伤或进行过大手术	是	否
（6）4周内发生过内脏出血、2周内不能压迫止血部位的大血管穿刺	是	否
（7）感染性心内膜炎，妊娠，活动性消化性溃疡	是	否
（8）正在应用华法林[国际标准化比值（INR）水平越高，出血风险越大]或新型口服抗凝血药	是	否
（9）终末期肿瘤或严重肝、肾疾病	是	否
（10）2年内应用链激酶或既往有此类药物过敏史者，不能重复使用链激酶	是	否

（续表）

第三步：及早转运（有以下一项，考虑转至可行PCI的医院）		
合并急性心力衰竭	是	否
合并心源性休克	是	否
有溶栓治疗禁忌证	是	否
既往心肌梗死史	是	否
既往PCI或CABG史	是	否

核对患者发病后抗血小板药物用药情况，避免用药过量及重复。①阿司匹林：无禁忌证，STEMI患者口服水溶性阿司匹林或嚼服肠溶阿司匹林300mg。②P2Y12受体抑制药：年龄<75岁，氯吡格雷300mg负荷量；年龄>75岁，则用氯吡格雷75mg。目前不推荐使用普拉格雷或替格瑞洛。

（三）签署知情同意书

在实施溶栓治疗前，主管医师应向患者（或近亲属，或被委托人）进行知情同意告知，包括溶栓治疗目的、获益、风险、可供选择的其他方法（PCI或单纯药物治疗）、可能发生的并发症及预防措施和不进行此项治疗的危险等。在不延误治疗时机的前提下，尽可能让患者（或近亲属，或被委托人）充分理解并做出选择，充分尊重患者及其近亲属或被委托人的意愿，签署知情同意书。

（四）溶栓前检查项目

根据症状、心电图改变、溶栓禁忌证和转运时间，判定是否进行溶栓治疗，不应因等待其他检查结果而延误。

1.应检查的项目　①心电图；②血清心肌损伤标志物和肌酸激酶、血常规、尿常规＋酮体和大便常规＋潜血（尽可能）；③肝肾功能、电解质、血糖、凝血功能。院前溶栓治疗应留取血液样本。

2.根据患者具体情况选择检查项目　①血气分析、B型脑钠肽或N末端脑钠肽前体、D-二聚体、C-反应蛋白或高敏C-反应蛋白。②胸部X线片、超声心动图。

（五）溶栓治疗的技术要点

1.核查是否已经签署知情同意书及给予指南推荐剂量的双联抗血小板药物。

2.心电、血压监测及备好除颤器。

3.溶栓剂的选择。①优先选择特异性纤溶酶原激活药：它无抗原性，是现在经常使用的溶栓剂。但是它半衰期不长，必须连续进行静脉输注，可避免梗死相关动脉再阻塞，一定要结合使用肝素（24～48小时）。②其他特异性纤溶酶原激活药有瑞替普酶（rPA）和替奈普酶（TNK-tPA），它们为自身tPA的基因突变型，半衰期明显长于tPA，可1次（TNK-tPA）或2次（rPA）快速静脉注射。此类溶栓剂的费用较高。③非特异性纤溶酶原激活剂包括尿激酶和尿激酶原，可直接将循环血液中的纤溶酶原转变为有活性的纤溶酶，对全身纤溶活性影响较大，无抗原性和过敏反应，费用明显低。

4.剂量和用法

（1）阿替普酶（r-PA）：①全量90分钟加速给药法。100mg溶于100mL专用溶剂，首先静脉推注15mg，随后0.75mg/kg在30分钟内持续静脉滴注（最大剂量不超过50mg），继之0.5mg/kg于60分钟持续静脉滴注（最大剂量不超过35mg），总剂量不超过100mg。②半量给药法。对低体重、有高危出血风险的老年患者，50mg溶于50mL专用溶剂，首先静脉推注8mg，之后42mg于90分钟内静脉滴注完毕。

（2）替奈普酶：30～50mg溶于10mL生理盐水中，静脉推注。若体重<60kg，剂量为30mg，体重每增加10kg剂量增加5mg，最大剂量为50mg。

（3）尿激酶原：一次用量50mg，先将20mg溶于10mL生理盐水，3分钟内静脉推注。其余30mg溶于90mL生理盐水中，30分钟内静脉滴注。

（4）尿激酶：150万U溶于100mL生理盐水，30分钟内静脉滴注。

5.抗凝血药：溶栓治疗必须在有效的抗凝或抗栓基础上进行，应至少给予48小时抗凝治疗，最多8天或至血供重建。使用肝素期间应检测血小板计数，及时发现肝素诱导的血小板减少症（HIT）。

（1）根据年龄、体重、肌酐清除率给予依诺肝素（0.1mL＝1 000U＝10mg）：如果年龄<75岁，则静脉推注30mg，继以每12小时皮下注射1mg/kg（前2次剂量最大100mg）；如果年龄>75岁，则无首剂静脉推注，仅需每12小时皮下注射0.75mg/kg（前2次剂量最大75mg）；如肌酐清除率＜30mL/min，则不论年龄，每24小时皮下注射1mg/kg。

（2）静脉推注普通肝素4 000U，继以12U/（kg·h）滴注，保持活化部分凝血活酶时间（APTT）是正常的1.5～2.0倍。必须密切监测APTT，APTT＞正常2倍可使死亡、出血和再梗死并发症发生率升高。在冠脉造影证实溶栓成功后，静脉应用普通肝素至出院不能预防再阻塞，因此，在溶栓治疗后24～48小时即可停止普通肝素静脉输注。

6.疗效评估：溶栓开始后60～180分钟应定时评估临床症状，监测心电图ST段变化及心律失常，24小时内每隔2小时留取血样本测定心肌损伤标志物。判断血管再通有间接判定指标和冠脉造影判断标准，后者是评估冠状动脉血流灌注的"金标准"。

（1）间接判定指标：符合下述任意两项（①＋②除外）支持溶栓成功。①进行溶栓后60～90分钟，上升的ST段至少降低50%。②心脏肌钙蛋白（cTn）最高值出现在发病12小时内，CKMB酶峰提早到14小时内；当溶栓处于2小时内时，胸痛状况会显著减轻，但是病症不一样的患者则不好做出诊断。③进行溶栓后2～3小时内，发生再灌注心律失常。心电图变化和心脏标志物的最高值提前最为关键。给予患者吗啡，或因心肌缺血或坏死使心肌去神经均可使胸痛缓解；梗死后的自然演变或梗死后12小时内血流呈现开放—再阻塞—再开放—再阻塞的动态变化特征，亦可使抬高的ST段回落到梗死前水平。事实上，胸痛程度减轻、抬高的ST段回落、再灌注心律失常及心脏生化标志物峰值趋势只是提示梗死相关动脉再通，但不具有诊断性。

（2）冠状动脉造影判断标准：①TIMI血流分级。a.0级：无血流灌注，阻塞血管远端无血流；b.1级，部分造影剂通过，冠脉病变的远端不能完全充盈；c.2级，冠脉病变的远端可以完全充盈，但显影慢，造影剂消除慢；d.3级，冠脉远端完全而且迅速充盈与消除，与正常冠脉相同。②判断标准。TIMI2或3级血流表示血管再通，TIMI3级为完全性血管再通，TIMI0/1级表示梗死相关动脉持续阻塞，溶栓失败。

7.溶栓后处理：溶栓后PCI的时限是影响预后的关键问题，如间隔过短，溶栓后高纤溶活性导致出血风险升高，此外溶栓后血小板活化和聚集增加，增加支架血栓的风险；反之，溶栓至PCI间隔过长，则有可能增加再梗死和再发缺血风

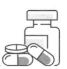

险。因此，溶栓治疗失败患者应及早行挽救性PCI，溶栓治疗成功后宜在8~24小时内进行冠状动脉造影，必要时PCI；溶栓后PCI的最佳时机仍有待进一步研究。无冠脉造影和（或）PCI条件的医院，在溶栓治疗后应尽早将患者转运到可行PCI的医院。

8.出血并发症的预测与处理：溶栓治疗的严重并发症就是出血，出血性脑卒中最关键，它在某种情况下不利于溶栓治疗。

（1）颅内出血（ICH）是溶栓治疗的最坏的并发症，发生率为0.9%~1%；存在多种危险因素的高危患者发生率>4%，多发生于溶栓治疗后的前2天。即使早期发现并进行强化治疗，约2/3患者死亡或发生永久性神经损伤。早期脑卒中大多是脑出血，晚期脑卒中更常是脑血栓形成或脑栓塞。

血小板糖蛋白（GP）Ⅱb/Ⅲa受体拮抗药与溶栓联合不降低病死率，尤其对75岁以上的患者，因为出血风险明显增加，溶栓剂不宜与GPⅡb/Ⅲa拮抗药联用。

ICH的预测：易于发生颅内出血的危险因素包括高龄、女性、低体重、脑血管疾病史及入院时血压升高。按每一独立预测因素1分制作模型，0~1分发生ICH的风险为0.69%，25分发生ICH的风险为4.11%。

处理：对于突发神经功能恶化的患者应疑诊发生颅内出血的可能，如溶栓治疗后患者意识水平下降，新出现头痛、恶心和呕吐或血压突然升高，尤其是溶栓后24小时内。处理与其他原因引起的颅内出血患者类似。a.停止溶栓、抗血小板和抗凝治疗。b.立即进行影像学检查（头颅CT或磁共振）。c.测定血细胞比容、血红蛋白、凝血酶原、APTT、D-二聚体，并检测血型及交叉配血。d.启动多学科[神经科和（或）神经外科和血液科等]医师会诊。e.降低颅内压。f.4小时h内使用过普通肝素的患者，可给予鱼精蛋白中和（1mg鱼精蛋白中和100U普通肝素）；出血时间异常可酌情输入6~8U的血小板；对于溶栓剂引起的出血，可给予冷凝蛋白质10U和新鲜冷冻血浆以纠正低纤维蛋白，补充Ⅴ因子和Ⅷ因子。g.机械通气或外科清除血肿治疗。

（2）脑以外部位出血：最常见的出血部位是血管穿刺部位，完成血管穿刺后应局部压迫30分钟，其他出血部位包括胃肠道、泌尿生殖道，极少可发生在腹膜后。严重脑以外部位出血（需要输血或致命性出血并发症）的发生率为4%~13%。老年人、低体重和女性是脑以外部位出血的独立预测因素。轻微出血可对症处理，对不可控制的致命性出血患者，处理可参考颅内出血部分。

（3）过敏反应：主要见于链激酶和乙酰化纤溶酶原–链激酶激活药复合物（APSAC），其均源于C组链球菌，可引起低血压、面部潮红、寒战、发热、血管炎、间质性肾炎和致命性过敏。我国不用这两种溶栓剂，对于外国患者或曾在外国长期居住过的我国公民，应注意询问。尿激酶、尿激酶原、阿替普酶和替奈普酶无过敏反应，曾使用链激酶或APSAC的患者应用是安全的。

五、再次溶栓治疗

如果有证据显示梗死相关动脉持续阻塞或开通后再阻塞，如回落的ST段再次抬高等，提示患者发生再梗死，应立即转运至可行PCI的医院。如不能迅速（症状发作后60分钟内）进行挽救性PCI，梗死面积大、出血风险低的患者可考虑使用非免疫性溶栓剂进行二次溶栓治疗。

第七节　抗血小板治疗

常用的抗血小板药物主要有以下几类：血栓素A_2受体阻滞药，如阿司匹林；ADP受体拮抗药，如氯吡格雷和噻氯匹定（抵克力得）、替格瑞洛；血小板糖蛋白Ⅱb/Ⅲa受体拮抗药，如替罗非班和阿昔单抗等。

一、阿司匹林

（一）药理作用

阿司匹林是由不可逆抑制前列腺素Ⅱ合成酶1、2中的环氧化酶（COX），包括COX–1和COX–2活性，但主要是COX–1，减少血栓素A_2的生成，药物的作用是抗栓。人体的血小板没有细胞核，无法吸收蛋白合成，通过利用阿司匹林使血小板失去聚集力。每天人体的骨髓会产生10％左右的血小板，当患者使用阿司匹林后，人体的血小板再生能力暂时失去，大概需要五六天时间，人体血小板再生能力逐渐恢复。

阿司匹林还有阻止人体血管内皮产生前列环素（PGI$_2$）的作用；PGI$_2$的功能是帮助人体舒张血管，然后促进人体血小板聚集。PGI$_2$与COX-1有所不同，数小时的时间血管内皮便能够恢复对PGI$_2$的生成。

（二）适应证

1.慢性稳定型冠心病　人体的冠状动脉粥样硬化会导致产生慢性稳定型冠心病，冠状动脉内膜下斑块慢慢增大，涌入人的血管管腔，使血管变窄，甚至堵塞。长久的血管堵塞会使人体血液不能流通，引发心肌组织缺血，慢性稳定型冠心病也会发生。

治疗慢性稳定型冠心病首先要聚集血小板，可以使用阿司匹林完成此功能。另外，氯吡格雷也可以聚集血小板。在此注意，只要慢性稳定型冠心病患者没有特殊的药物禁忌是可以使用阿司匹林的，但要依照ACC/AHA2007年稳定型心绞痛治疗指南服用阿司匹林，用量控制在75～162mg/d。如果患者不能服用阿司匹林，那么可以改换成氯吡格雷。

2.非ST段抬高急性冠状动脉综合征（ACS）血栓　特别是血小板聚集的血栓形成在非ST段抬高型ACS中起至关重要的作用，必须选择具有抗血小板聚集作用的抗栓药品。经过临床试验证明，如果这类患者没有药物禁忌可以选用肠溶阿司匹林。在医生的建议下，患者开始服用160～325mg/d，根据病情的缓和效果，减少用药剂量，如75～325mg/d剂量。一般情况下，患者服用的剂量过了325mg/d就会出现肠胃不良反应，容易引发大出血，有生命安全隐患。

3.STEMI　根据患者的血小板激活在STEMI血栓形成中的作用，对无禁忌证的患者，均建议使用阿司匹林进行抗血小板治疗。

对于所有证实或怀疑为非ST段抬高型ACS的患者，若无禁忌，应常规给予肠溶阿司匹林治疗。临床试验已经证实，开始剂量160～325mg/d，并按75～325mg/d剂量终身维持口服阿司匹林，可使非ST段抬高ACS患者的ST段抬高型心肌梗死（STEMI）和死亡的发生率明显降低；超过325mg/d不能进一步改善治疗效果，反而可增加胃肠道不良反应（如出血等）的发生率。

4.心房纤颤　非瓣膜病心房纤颤的患者可以服用阿司匹林，减少血栓堵塞。2006年，某心房颤动指南专家委员提出了方案，建议根据患者的临床合并危险因素，对患者的心房颤动分层。这样做是为了准确地选择不同的抗凝药物，为患者提供更准确的治疗方案与用药。

如果患者无危险因素的心房颤动可以服用81~325mg/d的阿司匹林。如果患者患有中度危险因素的心房颤动，服用81~325mg/d的阿司匹林，还可以服用华法林（INR2.0~3.0，靶目标2.5）。如果患者患有高危因素的心房颤动，要服用2.0~3.0的华法林。

5.心血管病的一级预防　如果患者有多项心血管高危因素，那么可以在专业医师的建议下服用阿司匹林进行预防。通过医学研究证明，阿司匹林能够有效地降低心血管病患者的发病率，同时还能降低心肌梗死、冠心病的发病率，这对心血管病患者有一定的预防作用。

在中国，专家计划组织有10年冠心病的人群，长期服用阿司匹林进行一级预防，且患者的用药剂量控制在75~100mg。这是一项课题研究，旨在观察患者的用药效果与状态。

（三）禁忌证

如果患者服用阿司匹林出现哮喘或者出血症状，那么必须禁止服用阿司匹林。

（四）不良反应

1.患者在服用阿司匹林后有胃肠道刺激症状或出血，这是用药剂量大引起的，又或者与患者的其他疾病、合用其他类药品有关。

2.患者出现中枢神经症状，听力下降，这是因为患者服用了过大剂量的阿司匹林。

3.患者出现过敏反应，如荨麻疹、哮喘、血管神经性水肿、休克，这在医学上被称为阿司匹林哮喘，医学证明这与遗传学有关。

（五）药物相互作用

1.医学临床试验表明，阿司匹林能够与其他药物混合使用，如双香豆素类抗凝血药、巴比妥类等。但是混合使用时，必须控制好用药剂量，使各药物之间相互协同，达到最佳的治疗效果。

2.皮质激素与阿司匹林合用，容易刺激人的胃酸分泌，刺激胃及十二指肠黏膜，胃酸抵抗力也会降低，增加诱发胃肠出血并发症的概率。

3.阿司匹林与碱性药（如碳酸氢钠）合用，会增加人的排泄，从而降低阿司匹林治疗效果。

4.阿司匹林与布洛芬等传统的非甾体解热镇痛药合用，能够降低抗栓使用。

5.健康人饮酒后会增加抗血小板作用，延长出血时间。

6.患者服用抑酸药、牛奶不影响阿司匹林的吸收速度。

（六）安全应用

1.临床试验证明，阿司匹林有抑制COX-1和PGI$_2$作用，能够抑制人体的血栓效用。

2.以往服用阿司匹林的患者，在做手术前7~10天要停用阿司匹林。医学研究证明，服用阿司匹林的患者，有20%在不服用阿司匹林的状态下能够维持正常的止血功能。因此，服用阿司匹林的患者在手术前48小时停止用药即可。如果手术止血要求严格，那么要根据具体情况确定停用阿司匹林时间。

3.普通的阿司匹林在人体的胃部吸收快、起效快，但可能刺激胃肠道，配合服用抑酸药会缓解状态，同时也不影响吸收速度。

4.阿司匹林肠溶片（拜阿司匹林）对人的胃肠道刺激性较小，患者服用3~4个小时后血浆的浓度才较高。急症患者首次服用阿司匹林可以采用嚼服，这样更容易增强抗血小板效应，一般30分钟就可以使血浆的浓度达到高峰。大量嚼服会造成人的胃部不适应，同时服抑酸药物可减轻症状，也不影响吸收速度。

5.非ST段抬高急性冠状动脉综合征（ACS）血栓形成，需要采用抗栓治疗。

确诊或怀疑患有非ST段抬高型ACS者没有禁忌的话，可以采用阿司匹林肠溶片治疗，最开始服药剂量160~325mg/d，然后再按75~325mg/d剂量终身口服阿司匹林，这主要是为了降低心肌梗死的病死率。如果患者用药剂量超过了325mg/d仍没有缓解或改善病症，且增加了胃肠道不良的现象，医生就要改动服药方案。

6.STEMI能够激活STEMI血栓形成，如果患者没有禁忌，建议使用阿司匹林治疗。如果患者已经进行了冠状动脉介入治疗，建议阿司匹林联合氯吡格雷至术后1年。对于未进行冠状动脉介入治疗的患者，不管是否接受溶栓治疗，两者合用可至发病后14天，也可合用至发病后1年（2007年STEMI治疗指南ⅡA类证据），推荐剂量为75～162mg。之后的抗血小板治疗一般同稳定型冠心病患者。

7.阿司匹林不良反应呈剂量依赖性。比如，CURE研究表明，ACS患者大出血发生率分别是1.9%（阿司匹林≤100mg/d）、2.8%（阿司匹林为101～199mg/d）及3.7%（阿司匹林为200～325mg/d）。

8.如果患有肝病、尿毒症、消化性溃疡等病症，这类患者服用的治疗相关病症的药物，与阿司匹林合用容易引起原有病损的出血。

9.经过临床试验证明，缓解或减少患者胃肠不良反应的方法，在对患者用药前，进行评估抗血栓和出血的获益/风险比，同时应用缓解或减少患者胃肠不良反应的药物。患有冠心病10年，没有禁忌的情况下考虑选用阿司匹林进行一级治疗。同时选用肠溶制剂或缓释制剂，还可以服用一些胃黏膜保护药。

二、氯吡格雷

（一）药理作用

在噻吩吡啶的衍生作用下产生了氯吡格雷，氯吡格雷可以直接抑制ADP与受体结合的ADP介导糖蛋白Ⅱb/Ⅲa复合物活化起到抗血小板作用，产生类似血栓消耗的状态，导致血小板颗粒释放减少，以及膜表面上血小板和纤维蛋白沉淀减少。

（二）适应证

1.慢性稳定型心绞痛　医学界在2007年的ACC/AHA稳定型心绞痛处理指南说明，对于没有禁忌的患者（活动性消化道出血、阿司匹林过敏、曾经发生阿司匹林无法耐受为禁忌），可以每天使用75～150mg阿司匹林。如果不能使用阿司匹林，可以使用氯吡格雷（ⅡA/B）。

2.非ST段抬高ACS　医学界在2007年的ACC/AHA有关UA/NSTEMI的指南说明，早期患者可以将阿司匹林结合氯吡格雷使用；早期保守患者，在使用阿司匹林之前加入氯吡格雷，氯吡格雷至少比阿司匹林使用提前1个月。

3.STEMI　医学界在2006年，通过COMMIT/CCS-2和CLARITY-TIMI28研究结果表明，FDA已经批准氯吡格雷可用于STEMI，但是在与阿司匹林配合使用时，至少是14天，用至1年。

（三）剂量及用法

1.2005年，ACC/AHA关于PCI的指南提出建议，在进行PCI前至少6天有300mg负荷量的氯吡格雷（ⅠA）。2007年9月27日，获FDA批准，临床可以使用300mg片剂，便于使用负荷量。经过CURE证明，要在手术前6～24小时用氯吡格雷，如果是300mg负荷量要提前24小时用。2007年，ACC/AHA/SCAI PCI指南建议患者在进行PCI手术前2小时使用600mg的氯吡格雷。

2.某些研究中心经过研究，氯吡格雷的维持剂量为每天75mg最为安全有效。

2005年，ACC/AHA/SCAI PCI指南指出，患者出现亚急性支架血栓会危及生命，可以考虑检测血小板聚集抑制率。如果患者的血小板聚集抑制率低于50%，那么可以使用150mg/d维持量（ⅡB/C）。目前，国外有些国家已对这类患者在15天内使用150mg/d的维持量。

3.维持用药时间

（1）裸金属支架（BMS）：2007年，ACC/AHA/SCAI经皮冠状动脉介入指南建议患者BMS以后，至少1个月内每天使用75mg，这样的使用量最好维持1年（ⅠB）。

（2）药物洗脱支架（DES）：2007年，ACC/AHA/SCAI有关PCI的指南提出，建议接受过DES的PCI患者，每天使用75mg氯吡格雷。如果患者没有出现出血症状，至少12个月使用氯吡格雷。

（3）STEMI患者在PCI术后没有接受支架治疗，要连续14天使用氯吡格雷。

（4）放疗术后：2005年，ACC/AHA/SCAI有关PCI的指南指出，建议患者放疗术后长期使用氯吡格雷与阿司匹林，氯吡格雷每天用量75mg，阿司匹林每天用量75～325mg。

（四）安全应用

>75岁的老年人，口服氯吡格雷后，血浆代谢产物的浓度要比年轻人高，血小板聚集和出血时间没有明显的区分。

不同肾功能不全患者服用氯吡格雷的反应不一样。相比中度肾功能不全患者来说，严重肾功能不全的患者服用氯吡格雷后，血浆代谢产物浓度要低，抑制

ADP诱导血小板聚集要比健康者低，出血时间没有明显区别。

经ISAR-CHOICE研究显示，人类的肠道吸收氯吡格雷的标准是600mg，当负荷量增加到900mg后，人类的血浆浓度血小板聚集抑制不再增强。

2006年，CHARISMA试验分析得出：没有明显症状的慢性稳定型心绞痛患者，使用双联抗血小板药物对身体没有伤害。但是现有研究并不赞同慢性稳定型心绞痛患者广泛应用双联抗血小板治疗。

应用氯吡格雷的注意事项如下。

1.可能出现胃肠道反应。

2.白细胞降低的发生率远低于噻氯匹定（抵克力得）。

3.肝损伤者慎用。

4.有活动性出血者禁用。

5.目前支架置入1年后使用双联抗血小板药的证据尚不充分。

6.如有可能，外科手术前5～7天停药。

三、替格瑞洛

（一）药理作用

替格瑞洛，为化学分类环戊基三唑嘧啶（CPTP）的一员，CPTP是一种选择性二磷酸腺苷（ADP）受体拮抗药，作用于P2Y12ADP受体，以抑制ADP介导的血小板活化和聚集，与噻吩并吡啶类药物（如氯吡格雷）的作用机制相似。但不同的是，替格瑞洛与血小板P2Y12ADP受体之间的相互作用具有可逆性，没有构象改变和信号传递，并且在停药后血液中的血小板功能也随之快速恢复。基于替格瑞洛与噻吩并吡啶类药物是不同化学分类的药物，因此将之前的中文用名"替卡格雷"更换为"替格瑞洛"。

ONSET/OFFSET研究中接受阿司匹林治疗的稳定型冠心病患者中，替格瑞洛显示出快速起效的药理作用，替格瑞洛180mg负荷剂量给药30分钟后平均血小板聚集抑制（IPA）达41%，给药2～4小时后IPA的作用达89%，此作用可保持2～8小时。

（二）适应证

本品用于急性冠状动脉综合征（不稳定型心绞痛、非ST段抬高心肌梗死或ST段抬高心肌梗死）患者，包括接受药物治疗和经皮冠状动脉介入（PCI）治疗的患者，降低血栓性心血管事件的发生率。

在ACS患者中，对本品与阿司匹林联合用药进行了研究。结果发现，阿司匹林维持剂量＞100mg会降低替格瑞洛减少复合终点事件的临床疗效，因此，阿司匹林的维持剂量不能超过每日100mg。

（三）剂量及用法

本品可在饭前或饭后服用。本品起始剂量为单次负荷量180mg（90mg×2片）；此后每次1片（90mg），每日2次。除非有明确禁忌，本品应与阿司匹林联合用药。在服用首剂负荷阿司匹林后，阿司匹林的维持剂量为每日1次，每次75～100mg。已经接受过负荷剂量氯吡格雷的ACS患者，可以开始使用替格瑞洛。治疗中应尽量避免漏服。如果患者漏服了一剂，应在预定的下次服药时间服用一片90mg（患者的下一个剂量）。本品的治疗时间可长达12个月，除非有临床指征需要中止本品治疗。

急性冠状动脉综合征患者过早中止任何抗血小板药物（包括本品）治疗，可能会使基础病引起的心血管病死亡或心肌梗死的风险增加，因此，应避免过早中止治疗。

四、其他抗血小板药物

现在除了阿司匹林、氯吡格雷之外，其他抗血小板药物有：血小板糖蛋白Ⅱb/Ⅲa受体拮抗药、更新型的抗血小板药（如普拉格雷、坎格雷洛及SCH 530348等）。

血小板聚集可以通过纤维蛋白原与激活的血小板结合来完成，这种结合由糖蛋白Ⅱb/Ⅲa引入。抑制血小板糖蛋白Ⅱb/Ⅲa的整合素可以抑制激活药引起的血小板聚集。血小板表面糖蛋白最大的是Ⅱb/Ⅲa，它对血小板来说非常重要。目前，血小板糖蛋白Ⅱb/Ⅲa受体拮抗药的种类有：替罗非班、阿昔单抗等。这些药物与活化血小板上的糖蛋白Ⅱb/Ⅲa受体相结合，治疗ACS。在临床方面，未来研发口服血小板糖蛋白Ⅱb/Ⅲa抑制药是发展趋势。

ADP受体拮抗药有噻氯匹定、氯吡格雷、普拉格雷，普拉格雷与血小板表面的P2Y12受体结合，阻止ADP依赖血小板聚集。普拉格雷是一种前体药物，患者使用后，30分钟便可以达到最大血药浓度。Sosnowski通过对药物的研究指出，相比氯吡格雷，普拉格雷的药物抵抗率要低。新完成的TRITON-TIMI38研究发现，普拉格雷降低血栓事件作用优于氯吡格雷，且出血风险也低于氯吡格雷。

坎格雷洛（ARC-69931MX）也属于ATP类似物，同样具有高亲和力和可逆性，拮抗血小板表面P2Y12受体，并可完全抑制ADP依赖血小板聚集的作用。目前检验其有效性和安全性的临床试验仍在进行中。

SCH 530348是第一代凝血酶受体拮抗药，通过与凝血酶竞争结合凝血酶受体而抑制血小板聚集。由于凝血酶受体拮抗药本身不干扰凝血酶对纤维蛋白的催化活性，因此与传统抗血小板药物相比，预计出血并发症发生率更低且具有更少的不良反应，但具体临床效果尚待进一步验证。

第八节　抗凝治疗

一、普通肝素

（一）药理作用

普通肝素（UFH）拥有很强的抗凝功能，可以干扰血凝过程。抗凝血酶Ⅲ（ATⅢ）主要由含丝氨酸残基蛋白酶的Ⅱa、Ⅸa、Ⅹa、Ⅺa、Ⅻa等凝血因子构成。ATⅢ与肝素配合，灭活凝血因子Ⅱa、Ⅸa、Ⅹa、Ⅺa和Ⅻa，这也是肝素抗凝的主要作用。ATⅢ可以产生一个精氨酸反应中心，它结合凝血因子的丝氨酸活化中心，使凝血因子失去活性。ATⅢ单独存在时，它的灭活速度慢，ATⅢ结合肝素形成复合物，致使精氨酸反应中心构象发生变化，灭活凝血因子的速度可以增加1000～2000倍。

肝素可以激活肝素因子，直接灭活凝血因子。肝素促进与内皮结合的组织因子途径抑制物（TFPI）的释放，阻止因内皮受损形成的血栓。

（二）适应证

1.急性ST段抬高型心肌梗死（STEMI） STEMI患者死亡率较高，产生STEMI的主要原因是，人的冠状动脉血供突然中断，心肌缺血促使心肌坏死。对于STEMI患者，医生首先进行病情评估，然后再制订治疗方案，可以使用肝素溶解血栓。注意，不同类型的肝素溶栓制剂的用法有所区别。

重组组织型纤维蛋白溶酶原激活药（rt-PA）是一种选择性溶栓剂，对全身纤维蛋白原影响较小，它的缺点是易于再次形成血栓。所以，rt-PA需要配合其他抗凝药物一起使用，降低血栓的再次发生率。在使用rt-PA前，需要注射5000U的肝素，然后使用rt-PA。在使用rt-PA后的48小时内，连续每小时注射700～1000U肝素，最后进行低分子肝素皮下注射。

2.经皮冠状动脉介入治疗（PCI） 这种治疗方法可以改造血管内皮的剥脱，聚集血小板。在手术前和手术中使用抗凝药物，减少动脉损伤。

肝素是PCI常规使用的抗凝药物，固定的用药剂量为7500～10000U。医生在手术中需要根据观察ACT值确定肝素的用量。当ACT≥300秒，手术每延长1小时，要为患者补充2000U的肝素。

3.肺栓塞（PE） PE是由各种栓子脱落阻塞肺动脉系统形成的一种血栓疾病，最为常见的是肺血栓栓塞症（PTE），这类疾病的治疗重点是抗凝治疗。

当初步诊断为PTE时，医生可以采用肝素或低分子肝素进行抗凝治疗。肝素的常规用法是，静注2000～5000U或80U/kg的肝素，然后以18U/（kg·h）进行静脉滴注。对患者进行最初24小时的APTT测定，每4～6小时测1次，医生根据APTT调整剂量，尽快使APTT达到正常值的1.5～2.5倍。当患者处于治疗稳定状态后，医生可以每天上午检测1次APTT。

肝素可以进行皮下注射，先注射2000～5000U，然后按250U/kg剂量每12小时注射1次，调节计量使注射后6～8小时APTT达治疗水平。

患者需要注射5天的肝素，直到临床平稳。如果有大面积的PTE，患者需要注射更长时间的肝素。

（三）禁忌证

有自发出血倾向者、血液凝固障碍者（如紫癜、血友病、血小板减少症等）、创伤、产后出血、活动性溃疡、严重肝功能不全、未控制的高血压患者及对肝素过敏者禁用。

（四）不良反应

1.自发性出血，医生在对患者使用肝素前，需要对其进行APTT的监测，APTT值必须达到1.5～2.5倍才能使用。

2.肝素诱导的血小板减少症（HIT），使用肝素的患者仍有血栓复发的可能，这种概率是1%～5%，约30%HIT患者会产生新的血栓病变。因此，医生要不断地监测患者使用肝素期间的血小板计数。

3.骨质疏松和自发性骨折，肝素对人体的骨骼有一定的影响，它能引起骨质疏松。严重时，患者会发生自发性骨折。

4.易于激活血小板诱发形成血栓。

5.脂质代谢容易混乱。

6.过敏反应，患者容易出现皮疹、发热等过敏症状，严重的反应是脱发、腹泻等。

（五）药物相互作用

1.冠心病患者在应用肝素的同时口服阿司匹林、氯吡格雷等抗凝药物，可以增强抗凝血作用。

2.肝素配合碳酸氢钠、乳酸钠使用，可以增强人体的抗凝作用。

3.肝素可以与胰岛素配合使用，能有效降低血糖。

4.肝素配合青霉素类、头孢类、氨基糖苷使用，可增强抗凝功能，但需要严格监测患者的凝血指标。

（六）安全应用

1.肝素可以灭活许多凝血因子，其中对Ⅱa和Ⅹa的作用最显著。然而肝素灭活Ⅱa和Ⅹa的机制却有所不同。只有当肝素、ATⅢ和凝血因子Ⅱa形成三联复合物时，才能发挥灭活因子 Ⅱa 的作用。这就要求肝素分子链必须有足够的长度，即 >18 个单糖单位，相对分子量要 >5400Da。

2.肺栓塞、肝硬化患者使用肝素的半衰期较长。

3.肝素不能通过胸膜、胎盘组织。

4.STEMI 患者治疗48小时以上，不建议使用肝素，肝素容易减少血小板。

5.高胆固醇的急性心肌梗死患者，溶栓后需要注射大剂量的肝素，防止血栓的再次形成。

6.具有全身或静脉血栓的患者，如果使用纤维蛋白非特异性药物溶栓，建议配合静脉肝素。

7.低分子肝素使用方便，它是非 ST 段抬高型 ACS 患者的抗凝治疗中常见的使用药品。

8.应用肝素可以引起肝素诱导的血小板减少症（HIT），这就容易引起深静脉血栓（DVT）的形成。如果患者复发血栓，必须停止使用肝素时，可以考虑放置下腔静脉滤器。

9.人体的血浆肝素水平达200~400U/L（硫酸鱼精蛋白滴定法）时，可以阻止血栓形成的进程。对于急性肺动脉栓塞的患者，建议医生用量要使 APTT 延长至正常值的1.5~2.5倍。

10.另有实验证明，肝素的持续泵入较间断应用出血发生率低，故主张在急性肺动脉栓塞治疗中，肝素予首剂负荷量后要24小时持续静脉泵入。

11.一旦发生自发性出血，立刻停用肝素，注射带有正电荷的鱼精蛋白，每1mg 鱼精蛋白可以中和100U 肝素。

12.HIT 一般出现在使用肝素5~8天以后，但是若3个月内曾经使用过肝素，则 HIT 最早可以在再次使用肝素后数小时内出现。

13.在治疗过程中，若血小板急速或持续降低，或血小板 $<100 \times 10^9/L$，应考虑出现 HIT 的可能。一般在停用肝素后10天内血小板开始逐渐恢复。

14.普通肝素进入人体后与体内少量血小板第4因子（PF4）形成 H-PF4 复合物，该物质具有免疫原性，可以与特异性的 IgG 或 IgM 抗体（抗 H-PF4 抗体）结合，形成能与血小板 Fc 受体结合的复合物，从而激活血小板。

二、低分子肝素

（一）药理作用

低分子肝素（LMWH）的原料为普通肝素，利用化学修饰或酶降解的方法制作出较小的片段。目前，常用的LMWH有依诺肝素、达肝素等。低分子肝素主要通过血浆中抗凝血酶Ⅲ、抑制凝血因子，阻止血栓形成。LMWH还具有治疗腹腔内肿瘤的作用，它可以起到转移或阻止肿瘤的功效。

（二）适应证

1.STEMI   2007年ACC/AHA关于ST段抬高型心肌梗死治疗指南建议，依诺肝素的抗栓性较好，它具有很强的溶栓作用。指南中推荐用量为：依诺肝素（要求血肌酐男性＜2.5mg/dl，女性＜2.0mg/dl），＜75岁的患者初始剂量为30mg静脉推注，15分钟后每12小时皮下注射1.01mg/kg；＞75岁的患者无须静脉注射，皮下注射的剂量每12小时减至0.75mg/kg。无论多大年龄，若治疗期间肌酐清除率＜30mL/min，皮下注射的剂量为24小时1.0mg/kg。住院期间应维持依诺肝素的治疗，总计8天（ⅠA）。

新指南推荐STEMI未接受再灌注治疗的患者，可在住院期间接受抗凝治疗，总计8天（ⅡA/B）。主张使用低分子肝素（ⅡA/C），剂量同上述接受溶栓治疗者。

2.非ST段抬高型ACS   最近的一项荟萃分析表明：在短期（最多7天）使用阿司匹林的基础上，皮下注射LMWH和静脉注射普通肝素，在治疗心肌梗死的安全性和疗效差异上无统计学意义，各种LMWH制剂之间差异无统计学意义。临床上非常广泛地应用LMWH。

医生对非ST段抬高型ACS患者进行评估后，选择LMWH作为抗凝治疗药物。依诺肝素与普通肝素两种药物相对比，依诺肝素可降低患者死亡率，更为安全。2007年，AHA/ACC指南将依诺肝素列为非ST段抬高型ACS患者抗凝治疗的ⅠA类推荐药之一。

3.PCI   随着现代医学水平的不断进步，在介入治疗中使用的药物也在一直更新换代。临床实践证明，LMWH作为一种安全有效的抗凝物质，在PCI术中可以成为普通肝素的替代药物。

《2007年ACC/AHA/SCAI经皮冠状动脉介入治疗指南》指出，术前用依诺肝素抗凝者，如果末次皮下给药时间超过8～12小时，应静脉给予0.3mg/kg依诺肝素；若末次皮下给药时间在8小时以内，无须追加剂量（Ⅰ类）。

4.肺栓塞 最近几年，对于肝素和LMWH在用于治疗肺栓塞时的效果以及引起的不良反应，医学研究人员已经进行了深入的对比分析。通过分析发现：在抗凝效果方面两者并无明显差异，但在出血和血小板减少方面，LMWH的效果明显优于肝素。这表明，LMWH替代肝素用于PE的治疗已成为一种趋势。

英国胸科学会（BTS）在新的PTE诊疗指南中提出：由于上述LMWH在治疗肺栓塞时所具有的优势及其对门诊患者治疗时的高适用性，LMWH在PTE患者中受到了广泛欢迎。但该组织也指出，PTE抗凝治疗需要审慎地等待更新的研究成果。

（三）禁忌证

严重凝血系统疾病、急性胃及十二指肠溃疡、上消化道出血、脑出血、实施手术者及肝素诱导的血小板减少症患者禁用。

（四）不良反应

LMWH制剂临床应用的不良反应与肝素相似，但是发生率低于普通肝素，程度亦轻。常见的有出血、血小板减少症和骨质疏松症；少见的有低醛固酮症、血清转氨酶升高、游离脂肪酸升高、过敏反应和皮肤坏死。

1.出血仍然是主要的不良反应，虽然其发生率低于普通肝素，但对有出血倾向的患者仍应慎用LMWH。

2.LMWH制剂可引起血小板减少，发生率低，可因制剂不同而有差异。由于肝素依赖性血小板抗体与LMWH制剂具有极高的交叉反应性（90%），因此，肝素引起血小板减少者，不应换用LMWH制剂。

3.LMWH引起骨质疏松症的发生率明显低于普通肝素。

4.LMWH无论何种途径给药，均可引起血小板活性增强，有促进血栓形成的倾向，但其对血小板的激活同样低于普通肝素。

5.可见暂时性轻度至中度转氨酶升高。

6.偶有在脊椎或硬膜外麻醉和术后延长硬膜外导管留置时间时使用低分子肝素而发生脊髓内血肿，导致非常严重的神经损伤，包括长时间或终身瘫痪。

（五）安全应用

1.LMWH主要表现为抗凝血因子Ⅹa的作用，对抗凝血酶的作用较小，故在达到有效的抗凝效果的同时，可以减少普通肝素所致的出血等不良反应。

2.LMWH使用过程中无须密切监测APTT，但若出现皮下出血点、血肿、瘀斑等情况应引起高度注意，并需及时检查血小板计数及凝血时间。停药后凝血功能较快恢复，必要时可应用硫酸鱼精蛋白予以中和。

3.由于LMWH多采用皮下注射的方式，且注射部位多选择在腹部，故LMWH引起腹壁血肿的概率相对较大。接受LMWH皮下注射的患者一旦出现腹壁剧烈疼痛，触诊可摸到包块（尤其是在联用抗血小板药物的情况下），需警惕腹壁血肿的可能，以免延误病情。

三、华法林

（一）药理作用

华法林属于双香豆素类中效口服抗凝药。香豆素类能够使维生素K的反复利用性能失效，对谷氨酸残基的凝血因子Ⅱ、Ⅶ、Ⅸ、Ⅹ的羧化作用产生影响，从而影响凝血过程。其作用机制是，因其具有竞争性对抗维生素K的作用，并通过抑制环氧化物还原酶在肝内抑制无活性的环氧化物型向有活性的氢醌型转化，从而使含有谷氨酸残基的凝血因子一直保持在无凝血活性的前体阶段。

同时，因为华法林的降低血小板凝聚作用及其降低凝血酶诱导的效果，可用其来进行抗凝和抗血小板聚集。

（二）适应证

1.心房纤颤（AF）　除射频消融手术以外，控制心室率及抗凝治疗是大部分心房颤动患者的首选治疗手段，因此抗凝治疗在心房颤动的治疗中占重要地位。

（1）高危因素：血栓栓塞病史（包括脑卒中、短暂性脑缺血发作和其他部位栓塞病史）、风湿性二尖瓣狭窄、瓣膜置换术后。

（2）中危因素：年龄在75岁以上、高血压、心力衰竭、左心室收缩功能受损[射血分数（EF）≤35%或短轴缩短率（FS）≤25%]、糖尿病。

（3）低危因素：女性、年龄65～74岁、冠心病、甲状腺功能亢进症。

急性ST段抬高型心肌梗死诊断和治疗指南（2019）推荐STEMI未接受再灌注治疗的患者，若无特殊情况（孤立性心房颤动或存在禁忌证），都应该使用华法林进行抗凝治疗。若患者只存在一项中危病情，既可以使用阿司匹林也可以使用华法林；若患者存在的中危病情＞1项或存在高危病情，则必须使用华法林。

使用华法林时INR应维持在2.0～3.0，而置换金属瓣膜的心房颤动患者应根据瓣膜类型使INR维持在2.5以上。

对于使用华法林进行治疗的心房颤动病症患者，需要对其抗凝情况及抗凝药物使用剂量进行追踪观察并做出评估判断。在前期尚未稳定阶段，建议1周检测1次INR，等情况稳定后每个月检测1次即可。

此外，华法林与电或药物除颤相比，具有不引起栓塞危险的优势。

2.肺栓塞　对于肺栓塞患者，在其使用口服抗凝血药华法林药物治疗之前的1～3天，应先使用肝素类药物。待肝素发挥效用后，再服用华法林，前期使用剂量为3.0～5.0mg/d。两者的重叠用药期为4～5天；待持续检测INR值为2.5（2.0～3.0）时，或PT延长至1.5～2.5倍时，此后可单独使用口服华法林，不再使用肝素类药物。对于INR的检测，在尚未满足治疗要求之前，需每天检测，达到要求后，每周检测2～3次，持续2周。在此后一般为每周1次即可。对于需要长期用药患者，每个月检测1次即可。

应根据不同患者的症状决定使用华法林抗凝的期限，大多数为4～6个月时间。对于特殊情况患者，应延长或降低使用期限。对于极特殊的情况，可以终身使用华法林进行抗凝治疗。

（三）禁忌证

对于具有以下情况的患者，应禁用华法林治疗。

1.凝血功能障碍。

2.存在出血倾向。

3.活动性溃疡。

4.严重高血压。

5.肝肾功能损害。

6.近期手术者。

7.妊娠期。

（四）药物相互作用

1.阿司匹林、非甾体抗类药和高剂量青霉素能抑制血小板功能，和华法林联用可增加华法林相关性出血风险。

2.肝素与低分子肝素具有抗凝作用，与华法林合用抗凝作用增强。

3.甲状腺素通过增强凝血因子的代谢率，增强华法林的抗凝作用。

4.头孢哌酮、头孢孟多、头孢曲松等头孢类抗生素能够抑制维生素K的作用，与华法林合用可导致低凝血酶原血症，增加出血危险；同时使用维生素K可防止上述头孢菌素引起的出血反应。

5.一些喹诺酮类药物能够与细胞色素酶P450产生竞争性抑制作用，从而抑制华法林在肝中的代谢，使后者的血药浓度升高，抗凝作用增强。如需合用，应监测凝血酶原时间，酌情调整用药剂量。

6.当抗生素类药物（如青霉素类、磺胺类、四环素类、甲硝唑、氟康唑及氯霉素等）与华法林一起使用时，华法林的抗凝效果会大大增强。

7.当胺碘酮与华法林共同使用治疗时，因为胺碘酮可通过抑制肝异构体S和R的代谢增强华法林抗凝效果，所以两者同时使用应相应减少华法林的剂量，并随时监测抗凝情况。

8.由于利福平具有的诱导肝微粒体酶活性反应，当两者同时使用时，应增加华法林用药剂量。

9.当巴比妥类、苯妥英钠、螺内酯及维生素K类与华法林药物同时使用时，应增加华法林用药剂量。

（五）安全应用

1.对于心房颤动患者（除孤立性心房颤动和血栓栓塞低危者外），防血栓治疗应贯穿其整个妊娠期间，不同的阶段应用不同的抗栓手段。

2.对于肥厚型心肌病伴心房颤动患者，必须采用服抗凝药（INR2.0~3.0）疗法。

3.对于需要进行PCI手术的心房颤动患者，为防止外周动脉穿刺区的出血，应暂不使用华法林抗凝，但此后需尽早酌量使用该药物抗凝。

4.对于老年心房颤动患者，尤其是年龄＞75岁的患者，并且没有明确存在口服抗凝和中度血栓栓塞危险时，应适量降低其INR的目标值（1.6～2.5）。

5.若常规（INR2.0～3.0）使用华法林抗凝治疗后，有患者发生缺血性卒中或栓塞，其正确的应对方法是增加抗凝强度，最大INR目标值可达3.0～3.5，而不是采用抗血小板药物。

四、达比加群酯

（一）药理作用

达比加群酯作为小分子前体药物，未显示有任何药理学活性。口服给药后，达比加群酯可被迅速吸收，并在血浆和肝经由酯酶催化水解转化为达比加群。达比加群是强效、竞争性、可逆性、直接凝血酶抑制药，也是血浆中的主要活性成分。

由于在凝血级联反应中，凝血酶（丝氨酸蛋白酶）使纤维蛋白原转化为纤维蛋白，抑制凝血酶可预防血栓形成。达比加群还可抑制游离凝血酶、与纤维蛋白结合的凝血酶和凝血酶诱导的血小板聚集。

基于动物的体内、体外试验显示：不同血栓形成动物模型中已经证实了达比加群静脉给药和达比加群酯口服给药后的抗血栓形成疗效和抗凝活性。

根据Ⅱ期研究结果，达比加群血浆浓度和抗凝效果密切相关。达比加群可延长凝血酶时间（TT）、ECT和APTT。

校准稀释TT（dTT）检测提供了达比加群血浆浓度的估测，因此可与预期的达比加群血浆浓度进行对比。

ECT可提供直接凝血酶抑制药活性的直接测量。

APTT检查已获广泛应用，并且能够提供达比加群治疗所产生的抗凝强度的近似指示信息。但是，APTT检查的敏感度有限，而且不适用于抗凝效果的精确定量，尤其是在达比加群酯血药浓度较高时。高APTT值解释时应谨慎。

总之，推测抗凝活性的这些检测方法能够反映达比加群水平，并且能够为出血风险的评估提供指导，例如，超过90th分位的达比加群谷浓度或谷值时测得的抗凝指标如APTT，考虑与出血风险增高相关。

每日2次150mg达比加群酯给药后约2小时测量的稳态几何平均达比加群峰血药浓度为175ng/mL，范围为117～275ng/mL（第25th～75th百分位数范围）。给药间隔结束时（即150mg达比加群晚上剂量给药后12小时）在早晨测量的达比加群几何平均谷浓度为91.0ng/mL，范围为61.0～143ng/mL（第25th～75th百分位数范围）。

对于使用150mg达比加群酯每日2次预防卒中和全身性栓塞（SEE）的非瓣膜性房颤患者：①90th分位的谷值时（前次剂量10～16小时后）测定的达比加群血浆浓度约为200ng/mL；②谷值时（前次剂量10～16小时后）的ECT，约3倍于正常上限，该升高相当于观察到的90th分位的ECT延长，其值为103秒；③谷值时（前次剂量10～16小时后）APTT比值＞2倍正常上限，相当于观察到的90th分位APTT延长，其值约为80秒。

（二）适应证

预防存在以下1个或多个危险因素的成人非瓣膜性房颤患者的卒中和SEE。

1.先前曾有卒中、短暂性脑缺血发作或全身性栓塞。

2.左心室射血分数＜40%。

3.伴有症状的心力衰竭，纽约心脏病协会（NYHA）心功能分级≥2级。

4.年龄≥75岁。

5.年龄≥65岁，且伴有以下任一疾病：糖尿病、冠心病或高血压。

（三）禁忌证

1.已知对活性成分或本品任一辅料过敏者。

2.重度肾功能受损（CrCl＜30mL/min）患者。

3.临床上显著的活动性出血。

4.有大出血显著风险的病变或状况，如当前或近期消化道溃疡，高出血风险的恶性赘生物，近期脑或脊髓损伤，近期脑、脊髓或眼部手术，近期颅内出血，已知或可疑的食道静脉曲张，动静脉畸形，血管动脉瘤或主要脊柱内或脑内血管异常。

5.联合应用任何其他抗凝药物，如普通肝素（UFH），低分子肝素（依诺肝

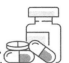

素、达肝素等），肝素衍生物（磺达肝葵钠等），口服抗凝药（华法林、利伐沙班、阿哌沙班等），除非在由该种治疗换为达比加群酯，以及UFH用于维持中心静脉或动脉置管通畅的必要剂量的这些情况下。

6.有预期会影响存活时间的肝功能受损或肝病。

7.联合使用环孢素、全身性酮康唑、伊曲康唑、他克莫司和决奈达隆。

8.机械人工瓣膜。

（四）药物相互作用

1.抗凝血药和抗血小板聚集药　以下与本品联合使用时可能会增加出血风险的治疗缺乏经验或经验有限：抗凝药物如普通肝素（UFH）、低分子肝素（LMWH）和肝素衍生物（磺达肝葵钠、地西卢定）、溶栓药物、维生素K拮抗药、利伐沙班或其他口服抗凝药。

从Ⅲ期RE-LY研究收集的心房颤动患者的有限数据观察到，无论达比加群酯还是华法林，联合使用其他口服或注射用抗凝药物均增加大出血发生率约2.5倍，主要存在于从一种抗凝药物换至另一种的情况。

保持中央静脉或动脉导管通畅所需剂量的UFH可使用。

从Ⅲ期RE-LY研究收集的房颤患者的数据观察到，无论达比加群酯还是华法林，联合使用抗血小板药物阿司匹林（又名乙酰水杨酸）或氯吡格雷均可导致大出血发生率加倍。

达比加群酯和达比加群不通过细胞色素P450系统代谢，而且对人细胞色素P450酶无体外作用。因此，预期不会发生与达比加群相关的药物相互作用。

2.转运蛋白相互作用

（1）P-gp抑制药：达比加群酯是外流转运体P-gp的底物。预计与强效P-gp抑制药（如胺碘酮、维拉帕米、奎尼丁、酮康唑、决奈达隆、克拉霉素和替格瑞洛等）的联合使用会导致达比加群血药浓度升高。

如果另外没有专门描述，当达比加群与强效P-gp抑制药联合使用时，要求进行密切的临床监测（监测出血或贫血的体征）。

凝血检查有助于发现因达比加群暴露量增加而导致出血风险增加的患者。

禁止使用环孢素、全身性酮康唑、伊曲康唑、他克莫司和决奈达隆。与其他强效P-gp抑制药（如胺碘酮、奎尼丁、维拉帕米和替格瑞洛）联合使用时应谨慎。

未对以下强效P-gp抑制药进行临床研究，但根据体外研究结果，预计与酮康唑有相似效果：①伊曲康唑、他克莫司和环孢素，这些药物禁止与本品同时使用；②未获得泊沙康唑的临床和体外研究结果，不建议泊沙康唑与本品联合使用。

（2）P-gp诱导物：预计与P-gp诱导物[如利福平、贯叶连翘（金丝桃）、卡马西平或苯妥英等]联合使用会降低达比加群血药浓度，因此应该避免联合使用。

（3）影响P-gp的其他药物：蛋白酶抑制药（包括利托那韦及其与其他蛋白酶抑制药的复方制剂）会影响P-gp（作为抑制药或诱导物）。未对它们进行过研究，因此不建议与本品联合使用。

五、其他抗凝药物

目前，研究发现的新型抗凝药物还包括直接凝血酶抑制药水蛭素及其衍生物比伐卢定、磺达肝癸钠等，但这两种药物的临床应用还需更进一步的验证。

水蛭素在治疗不稳定型心绞痛、非ST段抬高型心肌梗死和ST段抬高心肌梗死病症方面，其治疗效果与肝素相当。但对于急性冠状动脉综合征的治疗，因为其治疗窗窄和相关的出血危险，水蛭素目前尚未被官方核准。尽管其在治疗静脉血栓方面似乎大有可为，但目前仍需提供更多的临床数据来验证。

比伐卢定是一种合成多肽，其含有20个氨基酸分子，与水蛭素类似。与肝素相比，比伐卢定具有一些独有的优势，如其可用于经皮冠状动脉介入治疗的患者，且其引起的出血更少。此外，在治疗具有较高出血危险的经皮冠状动脉介入患者时，比伐卢定与肝素相比也是更好的选择。事实上，与肝素相比，比伐卢定能够降低急性ST段抬高型心肌梗死患者再梗死的危险。但比伐卢定同样存在一些缺点，如比伐卢定治疗需要监测，并且需要调整剂量以减小出血危险。目前对比伐卢定不同研究方案的比较之间存在偏倚；而且短期和长期随访结果表明，出血风险的降低对转归无影响。

磺达肝癸钠与肝素和依诺肝素相比同样具有一定的优势。根据OASIS-5及OASIS-6试验数据分析可知，磺达肝癸钠用于抗凝治疗时，可明显降低患者出血和缺血风险。磺达肝癸钠用于抗凝治疗时，同样存在一些缺点，如容易发生血栓问题。尽管在PCI中，使用Ⅹa抑制药后PCI的一些并发症发生概率已经降低，但使用磺达肝癸钠治疗的发生概率却升高了。因此，磺达肝癸钠的临床使用仍需进一步研究证明。

第九节　抗心肌缺血治疗

一、β 受体阻滞药

（一）口服 β 受体阻滞药

1.药理作用　β受体阻滞药的作用机制以拮抗儿茶酚胺的心脏毒性为主，其对心血管疾病的预防和保护作用也是多方面的。其作用机制包括以下6点。

（1）抗高血压作用：β受体阻滞药的抗高血压作用主要体现在，能有效减少伴有心排血量，抑制生成血管紧张素Ⅱ和抑制释放肾素，阻断突触前α-肾上腺素能受体（减少从交感神经末端释放去甲肾上腺素），降低中枢血管运动活性。

（2）抗缺血作用：β受体阻滞药的抗缺血作用主要体现在，其能够减慢心率、降低心脏收缩力和收缩压，与此同时减少心肌耗氧量。进而达到延长舒张期，同时增加心肌灌注的目的。

（3）β受体阻滞药对于阻断肾小球旁细胞的肾上腺素效果显著。其后，发挥抑制肾素释放的作用，并减少血管紧张素Ⅱ与醛固酮的生成量。

（4）β受体阻滞药具有缩小左心室和提高左心室射血分数的作用，能够有效改善左心室的架构与功能。同时其可减慢心率，使儿茶酚胺诱导的游离脂肪酸的释放量减少，增加心肌能量代谢能力。

（5）抗心律失常作用：β受体阻滞药具有直接的心电生理作用（如减慢心率、抑制异位起搏点的自发放电、减慢传导、延长房室结不应期等），抑制交感兴奋，减少心肌缺血，改善压力感受器功能和预防儿茶酚胺诱导的低血钾。

（6）降低猝死：可使心室颤动阈值升高60%～80%；阻断中枢交感神经，使周围交感神经兴奋性减弱，迷走神经兴奋性增强；减退心率，稳定心电活动。

2.适应证

（1）心力衰竭：根据2007年慢性心力衰竭治疗指南，β受体阻滞药的应用要点如下。①所有慢性收缩性心力衰竭，NYHAⅡ～Ⅲ级，病情稳定及阶段B，无症状心力衰竭或NYHAⅠ级（LVEF<40%），均需用β受体阻滞药，且终身应用，除非有禁忌或不能耐受。②NYHAⅣ级心力衰竭需待病情稳定（4天内未静脉用药，已无液体潴留并体重恒定）后，在严密监护下由专科医师指导应用。③应在利尿药和ACEI基础上，加用β受体阻滞药。应用低等或中等剂量ACEI时，可尽早加用β受体阻滞药。④在应用β受体阻滞药治疗患者之前，应检查确认患者体内有无液体潴留存在，并确保利尿药物的剂量合理。⑤主张使用琥珀酸美托洛尔、比索洛尔和卡维地洛。最开始时应控制药物剂量，如琥珀酸美托洛尔12.5mg/d；比索洛尔1.25mg/d；卡维地洛3.125mg，每日2次，每2～4周剂量加倍。结合患者实际症状，也可配合酒石酸美托洛尔使用治疗，从6.25mg、每日3次开始。⑥患者接受β受体阻滞药治疗后，应逐渐增加到最大耐受剂量（用药后清晨静息心率55～60/min）并在疗程内保持，患者的治疗效果显示在用药后的2～3个月后才能被检测出来，在接受β受体阻滞药治疗1年之后恢复检测最为理想。

（2）心绞痛：β受体阻滞药具有显著的降低心肌耗氧作用和拮抗儿茶酚胺的致心律失常作用，能够有效提高室颤阈，减轻心脏血管损害，降低心肌再梗死率，改善梗死后左心室重构。

（3）急性心肌梗死：ACC/AHA指南明确指出，在使用β受体阻滞药治疗ST段抬高的AMI患者时，尤其当患者存在心动过速和高血压症状时，应立即对患者施行静脉β受体阻滞药（Ⅱb）治疗。对于存在早期心肌梗死病症患者，无论其接受溶栓治疗或直接PCI与否，一律立即给予口服β受体阻滞药（ⅠA）治疗。经临床验证，对大部分心肌梗死患者能够使用β受体阻滞药的靶目标剂量或最大耐受量（靶目标剂量或最大耐受量指静息心室率控制在50～60次/min）。

（4）心肌梗死后二级预防：《ACC–AHA急性心肌梗死诊断与治疗指南》明确指出，所有心肌梗死患者，若无明确用药禁忌，都需要终身口服β受体阻滞药（ⅠA）。

（5）高血压：过对 β 受体阻滞药在治疗高血压病症时的临床表现和试验分析以及英国NICE/BHS2006年版《成人高血压治疗指南》进行解读后，对该药物用以治疗高血压病症形成了几点共识。

①我国专家达成共识，认定 β 受体阻滞药用以治疗高血压，是安全有效的临床常规使用降压药之一。

在降压方面，β 受体阻滞药具有降低病死率，以及脑卒中和心力衰竭的患病率等方面的优势。

许多大规模临床治疗试验已经提供了充分的证据。国际高血压学会组织的第一与第二轮的前瞻性BPLTTC荟萃分析均显示，β 受体阻滞药在降低血压和降低心血管危险方面与CCB或ACEI无显著差别。

在MAPHY研究中，对3234例轻中度高血压患者平均4.2年的随访显示，美托洛尔与利尿药具有相同的降压疗效，但总死亡率、心源性死亡和心源性猝死发生率美托洛尔组显著低于利尿药组（$P<0.05$）。基于 β 受体阻滞药多年来治疗高血压的大量循证医学证据，国内外的高血压治疗指南均将 β 受体阻滞药推荐作为治疗高血压的有效药物。

②鉴于阿替洛尔在临床试验中所暴露的问题，除一些特殊人群（飞机驾驶员），一般不建议将其作为降血压治疗的首选用药。

③但目前使用 β 受体阻滞药进行治疗的患者，如血压稳定控制，应当继续使用，不宜换药。

④对于合并以下情况的高血压患者 β 受体阻滞药具有不可替代的地位，应当首选：快速性的心律失常（如窦性心动过速、心房颤动）、冠心病（稳定/不稳定型心绞痛、心肌梗死后）、心力衰竭合并高血压患者；交感神经活性增高患者（高血压发病早期伴心率增快者、社会心理应激者、焦虑等精神压力增加者、围术期高血压、高循环动力状态如甲状腺功能亢进、高原生活者等）；禁忌使用或不能耐受ACEI/ARB的年轻高血压患者。

⑤在临床用药中，注意尽量选用无内在拟交感活性、对 $β_1$ 受体选择性较高或兼有 α 受体阻断作用的受体阻滞药，以减少长期用药的不良反应。选择性 $β_1$ 受体阻滞药和兼有 α 受体阻断作用的 β 受体阻滞药，不同于传统非选择性 β 受体阻滞药，它们对糖、脂代谢的影响及对外周血管的影响相对较小，可以较安全、有效地应用于糖尿病合并高血压的患者。

⑥β受体阻滞药与其他药物合用，在降血压治疗中具有重要意义。β受体阻滞药与长效二氢吡啶类CCB或α受体阻滞药的联合，不仅能获得协同降压作用，还能抑制CCB或α受体阻滞药引起的反射性交感神经兴奋；从靶器官保护的角度来讲，β受体阻滞药与ACEI或ARB的联合，是目前推荐用于高血压合并冠心病或心力衰竭的标准治疗，ACEI或ARB对糖代谢的有利作用，可能抵消β受体阻滞药潜在的对糖代谢的不利影响。

⑦无心力衰竭、心肌梗死的高血压患者，应避免大剂量β受体阻滞药与噻嗪类利尿药的单独联合，以减少引起糖、脂代谢紊乱的可能性。

⑧对代谢综合征和易患糖尿病且无心力衰竭或心肌梗死或快速性的心律失常（如窦性心动过速、心房颤动）的高血压患者，以及60岁以上的老年患者，不推荐β受体阻滞药作为初始治疗的用药选择。

（6）心律失常：β受体阻滞药用于治疗非严重性的快速心律失常（如窦性心动过速）具有显著的疗效。尤其是对于窦性心动过速合并焦虑、心肌梗死、心力衰竭、甲状腺功能亢进、肾上腺素功能亢进状态等症状时，用β受体阻滞药治疗改善效果明显。

（7）主动脉夹层：在治疗主动脉夹层时，为使血流对主动脉的冲击减少以及左心室的收缩速率等降低，防止病情恶化，应尽量同时采用β受体阻滞药和硝普钠治疗。

（8）心肌病：无论对于肥厚型心肌病患者抑或扩张型心肌病伴或不伴心力衰竭患者，β受体阻滞药都是首选治疗药物，可明显减轻症状，改善患者病情。

（9）遗传性QT延长综合征（LQTS）：β受体阻滞药是遗传性QT延长综合征患者的必服特效药，主张患者终身服用以控制症状。

（10）左房室瓣脱垂：推荐β受体阻滞药用于治疗左房室瓣脱垂。

（11）嗜铬细胞瘤及甲状腺功能亢进：使用β受体阻滞药治疗嗜铬细胞瘤及甲状腺功能亢进效果显著。比如，普萘洛尔具有拮抗儿茶酚胺作用；再比如，甲状腺功能亢进会导致甲状腺激素过量分泌，促进活性亢进，使用普萘洛尔后，甲状腺亢进症状可得到有效控制。

3.禁忌证

（1）支气管痉挛性疾病（特指哮喘，一般慢性支气管炎、阻塞性肺气肿不在此列）。

（2）心动过缓（心率<60/min）。

（3）二度及以上房室传导阻滞（除非已安装起搏器）。

（4）有明显体液潴留，需大量利尿者，暂不用。

（5）重度间歇性跛行者。

4.不良反应

（1）心血管系统不良反应：临床较为常见的心血管系统不良反应有低血压、心动过缓等。

（2）支气管痉挛：当服用非选择性β受体阻滞药时，由于β_2受体被阻断，使支气管收缩，增加呼吸道阻力，会诱发或加重支气管哮喘的急性发作。

（3）低血糖反应：β受体阻滞药不影响胰岛素的降血糖作用，但对正在使用胰岛素治疗的糖尿病患者，使用β受体阻滞药能延缓胰岛素引起低血糖反应后的血糖恢复速度，即产生低血糖反应，故糖尿病患者或低血糖患者应慎用此类药品。

（4）中枢神经系统不良反应：多梦、幻觉、失眠、疲乏、眩晕以及抑郁等症状，特别是脂溶性高的β受体阻滞药，易通过血脑屏障引起不良反应，如普萘洛尔。

（5）消化系统不良反应：腹泻、恶心、胃痛、消化不良、便秘等消化系统症状。少数患者可致脏层腹膜纤维大量增生。

（6）肢端循环障碍：少数患者出现四肢冰冷、发绀、脉搏消失，以普萘洛尔发生率最高。

5.注意事项

（1）低血压：一般在首剂或加量的24~48小时发生。

（2）液体潴留和心力衰竭恶化：起始治疗前，应确认患者已达干重状态。如3天内体重增加>2kg立即加大利尿药剂量。如病情恶化，可将β受体阻滞药暂时减量或停用，但应避免突然撤药，减量应缓慢，每2~4天减1次量，2周内减完。病情稳定后，必须再加量或继续应用β受体阻滞药，否则将增加死亡率。如需静脉应用正性肌力药，磷酸二酯酶抑制药比使用β受体激动药更合适。

（3）突然撤药可能导致临床症状恶化：出现以下情况时应临时停药①收缩压明显下降（<75mmHg）；②左心衰竭体征恶化，对利尿剂加量无效；③三尖瓣关闭不全引起肝瘀血或周围水肿明显加重；④出现窦性心动过缓或传导阻滞的

患者，剂量调整要个体化，比其他患者调整剂量要慢一些。

（4）心动过缓和房室传导阻滞：如心率<55/min伴有眩晕等症状或出现二度或三度房室传导阻滞，应将β受体阻滞药减量。

6.安全应用

（1）对于急性心肌梗死（AMI）患者的治疗而言，β受体阻滞药是救命特效药物，是挽救患者的不二之选。由于对于急性心肌梗死患者，在其接受再灌注治疗之前使用β受体阻滞药能够明显降低死亡率，所以目前所有国家和地区的使用指南均将β受体阻滞药作为治疗AMI患者的首选药物。

（2）对于临床的心肌梗死后二级预防治疗，经验证，具有有益结果的是普萘洛尔、美托洛尔、噻吗洛尔、醋丁洛尔和卡维地洛等，而阿替洛尔、氧烯洛尔等的有益结果尚需进一步验证。

（3）对于临床的高血压降压治疗而言，早在2006年，曾有一份英国指南明确指出β受体阻滞药已不是降压治疗的首选药物。研究人员通过与其他降压药物对比分析发现，用β受体阻滞药降压治疗后的患者，并发症的危险性和发病率有明显上升趋势。

（4）对于心肌梗死和心力衰竭的治疗，Framingham通过近30年的临床研究发现，β受体阻滞药可显著降低心肌梗死和心力衰竭患者的猝死发生率。而猝死的发生主要原因在于心律失常，尤其是室性快速性心律失常。

（5）研究发现，β受体阻滞药具有对胰岛素分泌、胰高血糖素释放以及肌肉组织对葡萄糖的摄取功能的抑制效果，能使得血糖、胆固醇和三酰甘油等升高，进而影响糖、脂代谢。但研究人员同时发现，若长期使用β受体阻滞药治疗，其对基线和刺激后的血浆胰岛素的分泌水平几无影响。从理论角度分析可知，β受体阻滞药对$β_1$受体的选择性与其对糖、脂代谢的影响程度成反比。随着用药剂量的增大，选择性β受体阻滞药仍然存在剂量依赖性的$β_2$受体阻断作用。

（6）对于心功能Ⅳ级的患者的治疗，若增加β受体阻滞药使用剂量，则存在血流动力学恶化的可能性。但这并不代表患者最终不能耐受β受体阻滞药的治疗。

（7）在临床治疗时，若有低血压症状出现，首先需要考虑的不是减少β受体阻滞药的剂量，而是考虑降低一些用于血管扩张药物的剂量，如硝酸酯类、钙拮抗药等。当患者使用β受体阻滞药治疗后出现呼吸困难、乏力、水肿、体重增加等症状，首先要增加利尿药和/或ACEI剂量；若此后效果仍不明显，应暂缓使用β受体阻滞药。

（二）静脉 β 受体阻滞药

1.适应证

（1）急性心肌梗死：对于急性心肌梗死患者，若无禁忌证状，应终身服用β受体阻滞药治疗（ⅠA）。

静脉β受体阻滞药治疗适用于以下几类患病人群：①缺血性疼痛对吗啡等药物反应较差者；②缺血复发者；③需控制高血压、心动过速和心律失常的患者等。

（2）极快速心律失常：大多数的极快速心律失常都是β受体阻滞药治疗的适应证。当有极快速心律失常症状发生时，患者应立即接受静脉注射β受体阻滞药治疗。极快速心律失常通常包括以下4种。①围术期心律失常；②心房颤动伴快速心室率；③电复律后复发时的预防性用药；④心肌梗死、洋地黄中毒、甲状腺毒症和嗜铬细胞瘤等高交感性心血管疾病伴发的快速性心律失常。

2.用法

（1）急性心肌梗死：若早期的急性心肌梗死患者没有禁忌，应尽快以每分钟1mg的速度缓慢静脉注射美托洛尔，每支5mg，最多3支15mg。每注射5mg后间隔观察5分钟，如果心率下降至每分钟50次以下或收缩压小于90mmHg，则停止后续注射，否则完成3支静推。若静脉注射15分钟后，患者血流动力学稳定，则此后前期开始长期口服美托洛尔治疗，6小时1次，每次50mg，持续48小时；48小时后，改为每天2次，每次100mg。

（2）室上性快速心律失常：症状一旦出现，需立即采取急救措施，推荐使用美托洛尔或普萘洛尔静脉注射，一般用药后20分钟内即可使患者恢复正常心律。此外，也可适量使用艾司洛尔静点维持，但其效果不如美托洛尔等显著。

（3）围术期心律失常：①术前。对没有长期服用β受体阻滞药者，术前数天或数周口服美托洛尔50～100mg/d或阿替洛尔50～100mg/d，将静息心率逐渐控制在55～65/min。已经长期口服β受体阻滞药者继续服药，必要时调整剂量使心率达到靶目标。②术中。无论术前是否长期服用β受体阻滞药，麻醉前30分钟，如果心率>55/min、收缩压>100mmHg，同时不合并心功能不全、三度房室传导阻滞和支气管哮喘，即以平均每分钟1mg的速率缓慢静推1支5mg美托洛尔或阿替洛尔。之后观察5分钟，若患者情况仍符合上述条件再给第2支或第3支以使心率达标。③术后。若患者是血流动力学稳定者，却不能口服药物，则推荐静脉注射美托洛尔或阿替洛尔2次/d，剂量为5～10mg/次，可使心率恢复正常；如患者血流动力学不稳定则推荐艾司洛尔治疗，先给负荷量500μg/（kg·min），1分钟内推完，之后按50～200μg/（kg·min）静脉滴注维持，可使心率恢复正常。

不存在上述用药问题的患者可以采用口服美托洛尔或阿替洛尔方式长期治疗，随着病情逐渐好转而逐渐减少口服剂量直至最终彻底停药。

3.安全应用

（1）静脉β受体阻滞药治疗可用于治疗房室结折返性阵发性心动过速，当预激综合征并阵发性室上性心动过速症状出现时，存在以下两种可能的情况①房室结可作为前传支传导，此时通过静脉注射β受体阻滞药可有效减轻症状；②旁道作为前传支传导，此时阵发性室上性心动过速的室率常每分钟高达240～300次，易伴发心室颤动等情况，使用静脉注射受体阻滞药虽不能减轻症状，但也不会导致症状恶化。

（2）选择性的β1受体阻滞药美托洛尔、阿替洛尔和超短效的艾司洛尔的静脉制剂，已被证实可安全、有效地用于围术期心律失常的高危患者的治疗。所谓"高危患者"是指合并下列情况之一者：①有缺血性心脏病，如心肌梗死、心绞痛、运动试验阳性、舌下含服硝酸甘油、心电图上有Q波、PCI、冠状动脉旁路移植术等病史者；②脑血管病，如短暂性脑缺血、脑卒中发作病史；③需胰岛素治疗的糖尿病；④慢性肾功能不全（血肌酐＞177mmol/L）；⑤外科高风险手术，或者虽无明确病史但有以下2条或以上者。如年龄65岁或以上者；高血压正在吸烟者；血清总胆固醇＞6.24mmol/L；有糖尿病但尚未开始胰岛素治疗者。

二、钙通道阻滞药

（一）硝苯地平

1.适应证　硝苯地平常用于降血压以及各种心绞痛治疗。例如，冠状动脉痉挛所致的心绞痛和变异型心绞痛或冠状动脉阻塞所致的典型心绞痛或劳力型心绞痛。

2.用法与用量　成人常用量如下。

（1）片剂：口服，开始1次10mg，每日3次，每1～2周递增剂量1次，渐增至最大疗效而能耐受的剂量。长期住院治疗患者可在观察监护情况下每隔4～6小时增加10ng剂量。如有必要，剂量增加最快在3天内完成，但每天最大用药剂量应控制在120mg以下，每次最大剂量控制在30mg以下。

（2）缓释片：口服，1次10～20mg，每日2次。

（3）控释片：口服，1次30～60mg，每日1次。

3.不良反应

不良反应按出现概率可分为较多见、较少见和罕见三种情况。多见的情况是踝、足及小腿肿胀，这种情况用利尿药即可治疗；较少见的症状是呼吸困难、咳嗽、哮鸣、心跳快而重；罕见的症状是胸痛、晕厥、胆石症、过敏性肝炎等。

4.注意事项

（1）禁忌证：患者在以下症状发作后的4周内，严禁服用本品治疗。包括：钙通道阻滞药过敏者、严重主动脉狭窄者、低血压患者、心源性休克患者、孕妇、哺乳期女性、不稳定型心绞痛患者及急性心肌梗死患者。

（2）慎用：对于存在不可逆肾衰竭、心力衰竭、恶性高血压、糖尿病患者、胃肠高动力状态或胃肠梗阻及接受透析治疗患者，应慎用缓释剂型。

（3）老年患者使用本品时应注意半衰期延长的可能性。

（二）苯磺酸氨氯地平

1.适应证　高血压病；慢性稳定型心绞痛或血管痉挛性心脏病。

2.用法与用量

（1）对于高血压和心绞痛患者，推荐使用初始剂量为2.5mg，每日1次；其后应观察患者的临床反应，视实际情况而定，本品最大耐受剂量为5mg，每日1次。

（2）本品与噻嗪类利尿药、β受体阻滞药和血管紧张素转换酶抑制药合用时不需调剂量。

（3）心绞痛：每次5～10mg，每日1次。

3.不良反应　经临床检验，患者对本品的耐受度良好。

（1）使用本药物后，头痛、疲劳、恶心、腹痛、面红、心悸和头晕等不良反应较为少见。

（2）使用本药物后，呼吸困难、瘙痒、肌肉痉挛、消化不良以及无力等不良反应极为少见。

（3）使用本药物后，心肌梗死或胸痛的不良反应极为少见。

（4）尚未发现与本品有关的实验室检查参数异常。

4.注意事项

（1）禁忌证：存在对本药物过敏、严重的低血压、主动脉狭窄、肝功能不全及对其他钙通道阻滞药过敏的患者，应谨慎用药。

（2）慎用：充血性心力衰竭患者（尤其是与β肾上腺素受体阻滞药合用时）。

（3）儿童、孕妇应谨慎用药。

（三）非洛地平

1.适应证

（1）适用于中度或轻度原发性高血压治疗。

（2）缺血性心脏病（如心绞痛）。

2.用法与用量

（1）一般片剂：起始剂量2.5mg，每日2次，或遵医嘱。常用维持剂量为5mg/d或10mg/d，可根据病情进一步增加剂量，或加用其他降压药。

（2）缓释制剂：初用剂量1次5mg，每日1次，使用期间医师可以根据患者的情况酌情减少或增加剂量，用量控制在2.5～10mg/d。每2次调整剂量时间间隔应在2周及以上。

3.不良反应

（1）如用药剂量增加，部分患者会出现面色潮红、头晕、头痛、心悸和疲劳等暂时性现象，用药适应后消失。

（2）用药后一定概率引起轻微牙龈肿大，剂量变更后容易出现踝肿、牙龈炎症或牙周炎等症状。

（3）一定概率引起皮疹、瘙痒。

（4）用药后可能会产生低血压、心动过速症状，不过概率极小，免疫力低下者可能会引起心肌缺氧。

4.注意事项

（1）禁忌证：对本药及各种钙通道阻滞药过敏者禁用，低血压、主动脉狭窄、孕妇禁用。

（2）慎用：患有心绞痛、低血压的患者应谨慎用药，充血性心力衰竭的患者应当注意是否与其所用的其他药物冲突，肝功能不全、肠胃疾病（如胃肠梗阻）在采用缓释剂型用药方式时应当谨慎。

（3）妇女在服用本药期间禁止哺乳。

（四）盐酸地尔硫䓬

1.适应证　本品可用于治疗高血压、各类心绞痛，采用静脉注射方式可用于控制心房颤动的心室率，肥厚型心肌病。

2.用法与用量　口服，常用量：1次30～60mg，90～180mg/d。静脉注射：成人用量初次为10mg，临用前用氯化钠注射液或葡萄糖注射液溶解，稀释成1%浓度，在3分钟内缓慢注射；或按体重0.15～0.25mg/kg计算剂量，15分钟后可重复。

3.不良反应　最常见的不良反应及发生率为水肿（2.4%）、头痛（2.1%）、恶心（1.9%）、眩晕（1.5%）、皮疹（1.3%）、无力（1.2%）。不常见的（＜1%）有以下情况。

（1）心血管系统：心绞痛、心律失常、房室传导阻滞（一、二、三度）、心动过缓、束支传导阻滞、充血性心力衰竭、心电图异常、低血压、心悸、晕厥、心动过速、室性期前收缩。第一，服用此类药物会导致房室交界不应期延长，有可能使病窦综合征患者的窦房结恢复时间显著延长，不过对其他患者并无此效果。有极小的概率使患者产生异常的心率减缓，病态窦房结综合征患者更易发生此情况。同时有极小的概率导致二度或三度房室传导阻滞。若与洋地黄或者β受体阻滞药同时使用，能够在心脏传导上产生协同作用。第二，此药具有减弱心肌收缩力的作用，不过研究结果中并未显示此药会对心室功能正常的人产生心脏指数降低等负性作用。同时，对于心室功能受损的患者服用此药的效果数据不多，因此这类患者应当谨慎。低血压患者使用此药有一定概率出现症状性低血压问题，因此应当谨慎。

（2）神经系统：出现性格多变、感觉异常、神经质幻觉、失眠或嗜睡、多梦、记忆力减退、抑郁、行动异常、震颤等症状。

（3）消化系统：使用此药对患者消化系统产生的影响较大，患者有可能出现食欲减退、消化不良、便秘、腹泻等症状，同时出现味觉障碍、易口渴、易呕吐等问题。极小部分患者在用药期间会产生肝损害症状，同时伴随碱性磷酸酶、乳酸脱氢酶等指标上升的情况，停药之后症状消失。

（4）皮肤：用药期间可能出现部分皮肤瘙痒、产生瘀点等症状，有可能引发荨麻疹、光敏感等病症，注射药物皮肤附近可能出现局部发红现象。

（5）其他：使用本药患者可能会出现弱视、耳鸣、呼吸困难、鼻出血等五官损伤，可能引发血糖升高、阳萎、多尿等症状，肌痉挛、骨关节疼痛等症状也可能出现。

（6）少见症状：使用本药物极小概率会出现头发脱落、牙龈增生、溶血性贫血、伤口不易愈合、锥体外系综合征、紫斑等病症，以上现象只在极个别患者身上出现过。

4.注意事项

（1）禁忌证：对本药过敏者、对其他钙通道阻滞药过敏者、病态窦房结综合征患者、心源性休克患者、急性心肌梗死同时伴有肺充血患者、存在房室旁道（如WPW综合征、LGL综合征）或短PR综合征患者合并心房颤动或心房扑动时禁止静脉给药，室性心动过速者禁止静脉给药，严重充血性心力衰竭患者、严重心肌病患者、室性心动过速患者（宽QRS波＞0.12秒的心动过速患者）使用钙通道阻滞药可能会出现血流动力学恶化和心室颤动，对新生儿不得使用含苯甲醇的注射剂，不适用于孕妇或者计划妊娠者。

（2）慎用：低血压、充血性心力衰竭、急性心肌梗死、心肌病患者慎用，左心功能不全同时使用β肾上腺素受体阻滞药的患者、一度房室传导阻滞者慎用，严重心动过缓患者中心率低于50/min者慎用，胃肠动力增强或者肠胃梗阻者慎用缓释剂，严重肝或肾功能不全者慎用。

（3）哺乳期妇女在用药时应当停止哺乳。

（4）用药期间以及用药前后应注意：长期用药者应当定期监测肝、肾功能；使用注射剂时要持续进行心电监护、频测血压，同时配置心脏复律除颤器等急救措施，以防出现问题。

（五）维拉帕米

1.适应证

（1）口服：适用于各类心绞痛、高血压、肥厚型心肌病，稳定心房扑动和颤动的心室率，预防阵发性室上性心动过速。

（2）静脉注射：治疗快速性室上性心律失常；用于减缓心房扑动或心房颤动的心室率；将阵发性室上性心动过速转为窦性。

2.用法与用量

（1）口服：成人每次40～80mg，一日服用3～4次；维持剂量为1次40mg，每日3次。

（2）静脉注射：每次注射剂量为5～10mg，10分钟内缓慢静脉注射，医生可根据患者情况采用间隔10～15分钟重复1～2次的用药方式，若有效果则改为口服方式，若无效则立即停用。给儿童采取静脉注射的方式时，应将剂量控制在每次0.1～0.3mg/kg，15分钟后按照此药量重复给药1次，若无效则立即停用。

3.不良反应　采用推荐剂量，逐渐向上调整的用药方法不易产生严重不良反应。极小概率产生便秘，眩晕，头痛，窦性心动过缓，一度、二度或三度房室阻滞，皮疹，乏力，心悸，转氨酶升高等症状，伴或不伴碱性磷酸酶和胆红素的升高，这种升高有时是一过性的，甚至继续使用维拉帕米仍可消失。发生率<1%的不良反应有低血压、心动过速、面部潮红、溢乳、牙龈增生、非梗阻性麻痹性肠梗阻等。

4.注意事项

（1）禁忌证：对本药过敏、心源性休克、严重低血压（收缩压<90mmHg）、充血性心力衰竭（继发于室上性心动过速而对本药有效者除外）、左侧心力衰竭、急性心肌梗死并发心动过缓、严重心脏传导功能障碍（如二度或三度窦房或房室传导阻滞）、病窦综合征（已安装心脏起搏器并行使功能者除外）、预激综合征伴心房颤动或心房扑动（用本药偶尔可转复为窦性心律，但也可能使更多的心房冲动经旁路进入心室而增加心室率，甚至诱发心室颤动）、妊娠妇女。洋地黄中毒者禁用注射剂，以免导致致命性房室传导阻滞。

（2）慎用：心动过缓（心率低于每分钟50次）、一度房室传导阻滞、伴室性心动过速、轻度心力衰竭（给本药前须先用洋地黄及利尿药控制心力衰竭）、轻至中度低血压（本药的周围血管扩张作用可加重低血压）、严重肝功能不全、肾功能损害、支气管哮喘、进行性肌营养不良、颅内压升高、儿童。

（3）其他：哺乳期妇女用药时应停止哺乳。

三、硝酸酯类药物

硝酸酯类药物的药理作用如下。

1.治疗高血压危象。

2.改善心室重构。

3.保护血管内皮。

4.防止过氧化。

5.抑制血小板聚集。

6.抑制低密度脂蛋白过氧化。

7.使血液流向心内膜的易损区。

8.降低心脏前后负荷。

9.用于成人呼吸窘迫综合征。

10.抑制白细胞黏附于血管内皮。

11.扩张冠状动脉。

硝酸酯类药物具有缓解心肌缺血、增加侧支循环、扩张冠状动脉、减轻心脏负荷、抗血小板等作用，因此常用于治疗心绞痛、急性心力衰竭、心肌梗死、有症状的二尖瓣反流等症状。无症状主动脉瓣关闭不全同时伴有左心室扩大且收缩功能正常的患者可以长期使用以延长代偿期。硝酸酯类药物不适用于治疗无症状的二尖瓣反流以及慢性心力衰竭患者。并且在我国心力衰竭患者的治疗过程中不适合使用硝酸酯类药物与肼屈嗪合用的治疗方式。除此之外，硝酸酯类药物在降低由先天性心脏病引起的肺动脉高压上效果较好，采用冠状动脉注射的方式可以治疗冠状动脉无复流症状。但是长期使用此类药物有可能产生耐受性，导致药效不达理想。对此可以尝试改变常规服药的方式，如采用偏心给药法。

第三章　心律失常

第一节　心律失常的分类

心律失常是指心脏冲动的频率、节律、起源部位、传导速度或激动顺序的异常。心律失常的机制可分为两大类：冲动形成异常和折返。冲动形成异常可进一步细分为自律性异常和触发活动。

尽管心律失常有多种分类方法，从发生机制上讲，主要按照心搏快慢分为缓慢型心律失常及快速性心律失常两种类型，快速性心律失常进一步分为冲动形成异常及冲动传导异常（折返）两大类。

第二节　心律失常的发生机制

一、缓慢型心律失常的发生机制

心脏的窦房结、房室结、His束、左右束支等传导组织及心肌组织均具有自律性、兴奋性及传导性。在生理情况下，心脏激动的控制及发布由自律性最高的窦房结组织完成（通常频率为60~100/min）；如果窦房结功能异常，通常心脏电活动由自律性次之的房室结（通常频率40~60/min）控制。

窦房结P细胞自律性的高低取决于最大舒张期电位、除极阈电位及4相除极速度3个因素。最大舒张期电位高、除极阈电位低、4相除极速度快都会发生窦房结起搏频率增加；其中以钙离子电流为主的4相舒张期内向电流对窦房结的功能有重要作用，交感神经末梢释放的儿茶酚胺类物质可作用于β_1受体，增加4相除极速度，提高心率；而迷走神经递质乙酰胆碱可降低内向钙离子电流及I_f电流，减慢心率。

（一）离子通道蛋白发育异常

由于基因的缺陷，临床上极少部分患者存在家族性窦房结功能异常，可能与窦房结P细胞及房室交界区结区细胞离子通道发育异常有关。

（二）心肌细胞坏死

在心肌缺血、心肌炎、机械损伤、休克等情况，传导组织供血不足或炎症，出现细胞坏死，导致这部分心肌细胞功能异常，这是临床常见的缓慢型心律失常的原因，如急性下壁心肌梗死后房室结动脉闭塞出现的Ⅲ度房室传导阻滞；感染性休克、窦房结组织受损导致窦性心动过缓；室上性心动过速射频消融导致Ⅲ度房室传导阻滞等。

（三）心肌细胞凋亡

多表现为无明显诱因的传导系统退行性变，窦房结、房室结功能异常，传导阻滞发生。

（四）局部微环境异常

如迷走神经异常兴奋、局部乙酰胆碱等神经递质增加；高钾血症致传导系统功能抑制；甲状腺功能减退致传导系统组织细胞功能减退等。这些情况下心脏传导系统的异常通常是可逆的，致病因素消除后，缓慢型心律失常多数可以恢复正常。

（五）药物及毒物的作用

如β受体阻滞药、非二氢吡啶钙离子拮抗药、洋地黄等药物过量，导致缓慢型心律失常。

（六）超速抑制

当一个频率高于窦房结的异位激动点持续、长时间控制心脏，就会使Na^+-K^+交换泵活性增强、细胞膜过度极化、最大舒张期电位降低，对窦房结功能产生抑制作用，表现为快速性房性心律失常后的窦性停搏。

二、快速性心律失常的发生机制

以目前对心律失常电生理机制的认识，主要有异位节律点兴奋性升高、触发及折返活动几种。因为异位节律点兴奋性升高及触发活动两种均导致局部异位兴奋灶，所以可大致将心律失常机制分为局灶性起源及折返活动所致，其中局灶起源存在异位节律点兴奋性增强和触发活动两种机制。

（一）异位节律点兴奋性增强

1.心脏组织内的心肌细胞 心脏本身的心肌细胞在炎症、缺血、感染、药物及毒物、电解质紊乱等病理因素的作用下，兴奋性异常增强，成为心律失常源。

2.心脏周边附着胶原及血管组织内的心肌细胞 最典型的是发育异常、插入肺静脉开口内的心房肌，这些心肌细胞具有兴奋性及自律性，又游离于心房整体肌肉以外，不能随心动周期同步除极，其自发产生的电活动传入心房，成为房性心动过速、心房颤动的异位起源点，称为肌袖性心律失常。类似的组织可以存在于上、下腔静脉，冠状静脉窦口，肺动脉及主动脉窦口等部位。随着电生理研究的深入，目前发现许多房性期前收缩、房性心动过速、心房颤动、室性期前收缩、室性心动过速均与心脏发育异常、瓣环内或外插入心肌束有关。

3.心肌瘢痕组织内残存心肌细胞 炎症或缺血导致心肌损伤后，心肌内形成瘢痕，在瘢痕组织内残存部分心肌细胞，可以独立发放电活动，形成心律失常。部分心肌病右心室流出道的室性期前收缩就可能是这种机制，但很难与局部的微折返相鉴别。这些异位节律点可能由多个细胞或者一团细胞参与组成。

（二）触发活动

触发活动是另一类异位节律点形成机制，其特点之一是异位节律点一定位于心脏组织内，主要是心室内的心肌细胞；另一特点是可以由单个心肌细胞离子活动异常所形成，而不是一组细胞。触发活动依据其发生在心肌细胞动作电位的时期的早晚，又可分为早期后除极及晚期后除极，前者异常激动出现在动作电位的3相（心电图ST段及T波升支前），通常认为主要与心肌细胞的K^+电流异常有关；后者出现在4相（心电图T波后），通常认为主要与心肌细胞的Ca^{2+}电流异常有关。

这些心肌细胞之所以产生异位电活动，主要的原因可能有以下几点。

1.离子通道蛋白存在先天性缺陷　心肌细胞的离子通道蛋白先天缺陷导致除极异常，最常见的是长QT间期综合征。由于受父母基因遗传的DNA异常，或在胚胎发育中受到外界感染、电离辐射等干扰；导致K^+或Na^+通道编码DNA的异常（缺失或点突变），进一步导致每个心肌细胞膜上蛋白的结构异常、离子通道功能异常（长QT间期表现）或间歇性功能异常（平常QT正常，但在某些药物的作用下出现QT间期延长）。这些异常可能诱发心肌后除极，发生尖端扭转型室性心动过速。

2.心肌细胞可逆性功能损害　某心肌细胞在感染、缺血、毒物、电解质紊乱等病理因素作用下出现离子通道的损害或一过性功能异常，发生后除极活动，最常见的原因是低钾血症导致的室性心动过速。在低钾、低镁血症时离子通道功能异常，T波低平、U波明显，发生后除极（RonT现象），诱发室性心动过速。

（三）折返活动

折返是大多数快速性心律失常的发生机制，是指电活动沿着一特定环形通道、周而复始地激动心脏，产生各种心动过速。沿着折返环路阻断任何一处都可以终止心动过速。

折返可分为3类：环形通路折返、反射折返和2相折返。通常情况下，心律失常的发生往往需要几种机制的共同参与。

1.环形通路折返

（1）存在环形通路：通路可以是解剖上的，如房室环旁道导致的房室折返性心动过速，环路由房室结、心室组织、房室环旁道、心房组织组成，长度可达5~8cm；通路也可以是功能上的，如左后分支内折返性室性心动过速，环路可短至数毫米至2cm，在一定的条件下，束支分支及其之间的心室肌组成闭合的环路，发生心动过速；在心肌炎急性期发生的各种室性心动过速也可能与这种功能性的环路折返有关。

（2）环路中存在单向阻滞区：在环形通路的某一个区域，环路只允许电流向一个方向流动，不能随意地双向传导。就像汽车的发动机转动方法一样，只能顺时针转动，才能持续旋转；如果时而顺时针，时而逆时针，汽车不可能行走，折返激动也是如此。

（3）环路中存在可激动间隙：折返环路的长度要大于折返激动波的占用长度（激动波长×心动过速周长），激动波不能首尾相连，以保证环路中有一小段组织可以恢复应激，在下一个激动波首到来之前休息一下，恢复再次激动的能力。

上述3点也成为环形通路折返的3个必备条件，只有3个条件都满足了，才具有可以折返的能力。在基本条件存在时，诱发心动过速还需要一个触发因素，通常是一个期前收缩，提前出现的期前收缩激动传入折返环内，产生持续不断的环形激动诱发心脏搏动，发生快速性心律失常。这也能解释为什么有些预激综合征患者虽然存在旁道，即可以发生折返的解剖环路，也存在期前收缩的触发因素，但心肌传导速度快，不满足折返条件，多年不发生心动过速；随着年龄的增加，心肌组织传导能力的减退，终于满足了折返的3个条件，在老年时发生心动过速。

缺血性心脏病、心肌梗死瘢痕组织相关性室性心动过速多是典型的折返性室性心动过速。瘢痕内或瘢痕周边不均一的坏死，留下残存岛状心肌，可兴奋的残存心肌与不导电的瘢痕组织犬牙交错，部分首尾相连，形成折返环路，中间缺血组织产生单向传导的缓慢传导区域，加上期前收缩刺激，就满足了折返的所有条件，发生室性心动过速。

心肌病心肌组织的纤维化也常常产生这种折返环路，在瘢痕组织迷宫式的通路中，可以产生多种折返途径、多种不同的电激动入口及出口、不同的折返通路组合，所以在同一片折返区域中可产生不同频率、不同QRS波形的心动过速。

2.反射折返及2相折返

（1）反射折返：这种折返属于微小心肌区域内发生的微折返，只要满足了折返的条件，这种微折返就可以持续。现代房颤消融中左心房肺静脉大环隔离中经常见到电隔离环内微小的区域在发生心房颤动，而隔离区外的心房组织是窦性心律，说明维持折返只需要极少的心肌组织。

有些心律失常是多个子波折返，如心房颤动就可能由3个以上功能性的折返子波同时向心房传导引起。当冲动反复处在功能性的不应激通路中来回激动时，反射引起的折返就发生了，就像光线在两面镜子之间反射一样。

微折返的意义在于心房颤动、心室颤动的颤动波的发生及维持，即多发子波学说。当一个主波在复极不均一的心肌组织内传播时，由于传导的速度各不相同，就会在心肌内裂解为多个子波，在多处发生微折返，使用子波维持传播，造成多个异位点控制心脏激动，发生心房颤动或心室颤动。

（2）2相折返：研究表明，心室肌内膜细胞、中层M细胞及心外膜心肌的电生理特性存在差别，除极、复极的速度可能不同。在心肌缺血、炎症等情况下，这种差别会凸显出来，导致心肌壁各层心肌细胞复极速度极不均一，即复极离散度增加，动作电位（APD）的长短不一，QT间期离散度增加，这样就为心肌内发生微折返创造了条件。

在缺血、药物作用等条件下，左室壁心内膜、外膜心肌动作电位时相存在差异，一部分心肌有延长的2相平台，另一部分平台期丢失，动作电位极短，这样细胞之间出现显著的电压梯度，处在2相平台期心肌细胞的动作电位向不处在2相平台期的心肌细胞传导时，出现2相折返，接着发生局部心肌重新应激、多处激动子波形成，室性心律失常由此发生。

第三节　心律失常的检查

一、心电图

心电图（ECG）是心电图机从体表记录到的心脏电活动表现的曲线图。单个心肌细胞的膜电位从内负外正到内正外负的过程称为除极，恢复到内负外正的极化状态称为复极。大量的心肌细胞除极和复极活动引起的综合效应是根据向量的平行四边形计算得到的综合除极向量。体表心电图反映的就是这种综合向量的变化。

（一）心电图导联的连接方式

在人体不同部位放置电极，并通过导联线与心电图机电流计的正负极相连，这种记录心电图的电路连接方法称为心电图导联。Einthoven创立了国际通用的12导联体系。见表3-1。

表3-1　12导联连接示意图

导　联	类　别	导联轴	负　极	正　极
Ⅰ	标准导联	0°	右手	左手
Ⅱ		+60°	右手	左腿
Ⅲ		+120°	左手	左腿
aVR	单极加压肢体导联	−150°	左手左腿	右手
aVL		−30°	右手左腿	左手
aVF		+90°	左右手	左腿
V_1	胸导联（单极导联）		左、右手和左腿分别连接5K电阻后连接负极构成中心电端	胸骨右缘第4肋间
V_2				胸骨左缘第3肋间
V_3				V_2、V_4连线中点
V_4				左锁骨中线与第5肋相交处
V_5				左腋前线V_4水平处
V_6				左腋中线V_4水平处

（二）心电图各个波形的意义

1.P波　代表心房除极过程，正常窦性心律的P波在Ⅰ、Ⅱ、aVF、$V_4 \sim V_6$导联向上，aVR导联向下，其余导联双相、倒置、低平均可。时程一般<0.12秒，振幅在肢体导联一般<0.25mV，胸导联<12mV。

2.P-R间期　从P波起点至QRS波群的起点，代表心房开始除极至心室开始除极的时间。时程为0.12～0.20秒。

3.QRS波群　代表左、右心室除极的过程，正常人胸导联R波$V_1 \sim V_6$逐渐增高，S波逐渐变小。标准导联的QRS波如无电轴偏移，主波一般向上，aVR导联

QRS主波向下。时程<0.12秒。

4.ST段　代表心室缓慢复极过程。一般为等电位线，任一导联ST段下移不超过0.05mV，ST段上抬在胸导联一般不超过0.2mV，肢体导联一般不超过0.1mV。

5.T波　代表心室快速复极过程。方向大多与QRS主波一致，振幅一般不低于同导联QRS主波的1/10秒。

6.QT间期　指QRS波群起点到T波终点的时程，代表心室肌除极和复极全过程所需要的时间。一般为0.32～0.44秒，但与心率快慢相关。常用校正的QT间期（QTc），$QRc=QT/RR^{-1}$。正常上限为0.44秒。

7.u波　在T波后0.02～0.04秒有时出现低小u波，方向大致与T波一致，u波增高多见于低钾血症。

（三）心律失常心电图的解读

心电图的改变极其丰富。对于异常心电图的解读，特别是复杂的心律失常心电图，应循序到位，不应追求"一眼识别"，应根据一定的顺序逐步判断。

1.先观察基础心律是否窦性心律，即先无视QRS波而重点观察每一个心房波是否为窦性P波，还是异位心房节律。

2.心房–心室关系：包括是否相关，心房激动下传心室的比例和方式，房室间期，心房率和心室率。

3.QRS波群的额面电轴：可用于判断束支/分支阻滞的类型和室性心律的来源。

4.QRS波群的形态、宽度和振幅：有助于区分室上性和室性心律失常，了解室内传导阻滞的部位，判断室性心律的部位来源和显性旁道位置等。

5.ST–T改变：在室性心律失常过程中多为继发性复极改变，少数原发性复极异常可见于Brugada综合征、长QT综合征等。

二、心电监护

心电监护是临床常用的检测方式之一，通过心电监护，临床医生可以快速掌握患者的心率及心律情况，辅助诊断患者是否存在复杂性心律失常、心肌缺血、QT间期变化等情况。

（一）导联的连接方式

临床常用的是3导联和5导联心电监护，常规导联配置为3导联心电监护，在患者双上肢及左下肢分别放置电极。在5导联心电监护中，白色导联多置于靠近右侧肩部的锁骨下窝处，黑色导联多置于靠近左侧肩部的锁骨下窝处，红色导联置于腹部左侧的胸腔肋骨下界。绿色电极，即地电极，可放置于身体各处，通常置于腹部右侧的胸腔肋骨下界。棕色导联为胸导联，多置于12导联ECG的V_1或V_5处。

（二）心电监护中心律失常的诊断

心电监护中心律失常的诊断与心电图相似，但因为使用的是模拟导联，比常规12导联心电图存在一些局限，首先仍然是观察是否是窦性心律。如难以判断，可对比实时P波与窦性P波的形态，此后判断心房率、心室率、心房-心室关系，凭借单个模拟导联即可准确做出大多数心律失常的诊断。

（三）心电监护注意事项

连接心电监护要注意导线接口的插接不要松动，心电图贴片应在用乙醇清洁皮肤后小心粘贴，勿导致接触不良或脱落。叮嘱其他医务人员和患者不要拉扯电极线。

三、动态心电图

动态心电图（AECG）是指连续记录24小时或更长时间的心电图，由美国学者Holter最早应用于临床，故又称为Holter监测。

（一）导联的连接方式

导联的连接方式见表3-2。

表3-2 动态心电图的导联名称与连接

名 称	正极位置	负极位置	零线位置
CM_1导联	胸骨右缘第4肋间	胸骨柄左侧或左锁骨下凹外侧1/3	右腋前线第5肋间
CM_3导联	胸V_3部位	胸骨柄左侧或左锁骨下凹外侧1/3	右腋前线第5肋间

（续表）

名　称	正极位置	负极位置	零线位置
CM$_5$导联	胸V$_5$部位	胸骨柄右侧	右腋前线第5肋间
MavF导联	右腋前线第9至第10肋间	左锁骨下凹外1/3处	右腋前线第5肋间
MX导联	剑突	胸骨柄	右腋前线第5肋间
C$_5$导联	胸V$_5$部位	右胸V$_{5R}$部位	V$_5$和V$_{5R}$连线中点

（二）动态心电图的临床应用

1.在心律失常诊治中的应用　用于评定心律失常有关的症状，包括心悸、黑朦、晕厥等症状的病因诊断。也能用于对明确的心律失常的发生、发展、终止情况记录，评估异位心律发作的时间和个数等。包括以下内容。

（1）记录室上性心律失常心搏数和持续时间。

（2）记录持续性室性心律失常的持续时间，室性期前收缩的危险程度（Lown分级）。

（3）检出间断性传导阻滞。

（4）评估抗心律失常药的疗效。

2.在心脏起搏器安置中的应用　动态心电图可在决定起搏治疗的适应证和判断起搏器功能、及时发现起搏器植入术后并发症方面发挥极其重要的作用。

（三）动态心电图的注意事项

患者在佩戴记录器检测过程中应写好日志，按时间记录其活动状态和有关症状。动态心电图受患者体位、活动、睡眠等影响，其结果应结合病史、症状及其他临床资料综合判断。常规动态心电图在心脏房室大小的判断、束支传导阻滞与预激综合征的识别及心肌梗死诊断和定位方面存在不足之处。12导联动态心电图可弥补这方面的不足。

四、直立倾斜试验

直立倾斜试验是针对不明原因的晕厥发作患者，用于检查或排除反射性晕厥的最好方法。试验前需排除器质性心脏病、心律失常或其他心脏疾病。

（一）直立倾斜试验的步骤

1.基础直立倾斜试验

（1）患者取平卧位于倾斜床上，头部位于可转向高位的一侧，心电、血压监护，建立微泵静脉通道，氧气备用。

（2）休息20分钟后，在5秒内将床倾斜到头高足低位，60°～80°（常用70°）。

（3）保持45分钟，检测血压、心率、心电图。

（4）如出现阳性结果或其他终止试验指征时，立即终止试验。

（5）如45分钟内表现阴性反应，进行多阶段异丙肾上腺素倾斜试验。

2.多阶段异丙肾上腺素倾斜试验　我们通常将1mg异丙肾上腺素稀释至50mL，连接微泵，平卧位以3～9mL/h恒速泵入（相当于2μg/min），20分钟后再次倾斜至上述角度，若20分钟内仍阴性反应，则将患者放平后增加至15mL/h（相当于5μg/min），再次重复上述过程，当试验中出现阳性反应，或阴性反应但患者心率超过150/min时，均结束试验。

（二）直立倾斜试验结果的解读

阳性诊断标准如下。

1.动脉收缩压低于80mmHg或（和）舒张压低于50mmHg或平均动脉压下降25%以上。

2.心率＜50/min或窦性停搏＞3秒。

3.一过性二度以上的房室传导阻滞。

4.交界性心律（包括逸搏心律及加速性自主节律）。

5.出现晕厥前兆。

6.发生晕厥。

凡出现第6条或第5条加上1～4条中任意一条即为直立倾斜试验阳性，诊断血管迷走性晕厥。

心率突然下降≥20%、无血压明显改变者为心脏抑制型；收缩压下降到80.3mmHg（10.7kPa）或平均压下降≥25%、无心率明显变化者为血管抑制型；同时出现心率和血压下降者为混合型。

（三）直立倾斜试验的注意事项

检查者应密切关注患者的生命体征，出现阳性反应时应立即将床放平，吸氧，继续观察，多数患者可以恢复。出现窦缓、窦性停搏、血压下降幅度超过25%时即静推阿托品0.5mg。多阶段异丙肾上腺素倾斜试验时出现阳性反应，应该在床放平后予以阿托品0.5mg、多巴胺10mg稀释后静推。阳性结果的患者应告知今后体位变化时动作应缓慢，并遵医嘱服用β受体阻滞药。

五、长程心电记录

（一）定义

长程心电记录仪是一种可植入胸部皮下的U盘大小的心电活动记录仪，通过循环记忆（Loop）心电图并冻结其识别的心律失常的心电图片段，可记录一段相当长时间内所有出现的心律失常，如果与这段时间患者出现临床症状的时间相吻合，可以用于诊断患者出现心悸、黑朦、晕厥等症状的原因。

（二）长程心电记录仪植入

以美敦力公司（Medtronic）的Reveal XT心电事件记录仪的植入为例。

患者在手术室取平卧位，2%利多卡因第4肋间距胸骨左缘预设切口处行浸润麻醉至皮下。切口方向与术者选择的植入部位有关。当选择植入方向为垂直，且平行于胸骨时，通常在计划制作囊袋的上方部位做一约2cm长的水平切口。切口应深达皮下脂肪组织。创缘通常会有少量出血，但使用电凝能有效止血。即使不使用电凝，也能短时间内自行止血。使用长剪刀制作植入囊袋，将剪刀在闭合状态下插入创口，小心向足向插入，同时移动剪刀分离组织。因植入部位附近无重要器官，这一步操作风险通常不大。但因为剪刀可能触及麻醉不及的区域，制作囊袋时仍需十分小心。如果患者出现疼痛，应追加充分麻醉。可以将Reveal记录仪置于切口附近的皮肤以协助确定制作囊袋的大小。当剪刀到达囊袋底端后，可张开剪刀的刀刃，取出剪刀，这一操作可扩张囊袋，切断皮下的一些结缔组织。应避免锐性切开囊袋。锐性切开可导致出血，且这些出血部位止血难以彻底。囊袋应较紧，使得电极能充分与皮下组织接触。也可以用一手指扩张囊袋。有些切口可能出血较多，可通过在缝合前使用一块敷料加压数分钟止血。仅当囊袋深处出血且压迫无效时方需要专门止血。创缘需要使用1~2道可吸收线皮下缝合，然后使用同样的线皮内缝合。

（三）长程心电记录结果的解读

长程心电记录仪可以记录黑朦、晕厥、心悸等症状发作时的心电活动。特别是对不明原因的晕厥和隐源性卒中的病因有很高的诊断价值。

我们可以在心电记录上看到体表双极心电信号和R-R间期，通过分析可以诊断室性心动过速、心室颤动、心室停搏和阵发性心房颤动等心律失常。

（四）注意事项

植入Loop的患者和医生要进行密切的互动和跟踪随访。以Reveal为例，定期随访为植入后1个月内，后续随访为每3个月2次；如有症状发生，患者应立刻激活患者助手，随后来医院随访，未能即刻来院的，次日必须来院。程控随访时需注意：Loop可记录最多27个事件，每次记录检测成立前30秒以及事件结束前27秒，事件类型包括停搏、心动过缓、心动过速和心房颤动等。储存原则为：同类事件，继续计数；不同事件，先进先出。

六、心内电生理检查

心内电生理检查（EPS）包括两部分，一是通过导管记录心腔内电活动，二是通过导管进行程序刺激获得相应的心电学参数和诱发心律失常。电生理可以提供重要的、不可替代的腔内心电学数据，包括窦房结功能、房室结功能、有无房室旁道、可否诱发室上性和室性心律失常等。

心内电生理检查可以用于不明原因的黑朦、晕厥、心悸等症状的诊断，判断体表心电图已明确的心动过速的性质和确定折返环路，测定窦房结和房室结功能，判断传导阻滞的位点和程度。

第四节　心律失常的治疗

一、抗心律失常药物作用机制

抗心律失常药物主要针对心律失常的三大发生机制：自律性异常、触发活动和折返激动（表3-3）。

异常自律性的产生基础是膜电位由原水平（通常-90～-80mV）降低（绝对值降低）（通常在-70～-30mV），使其出现舒张期自动除极。形成异常自律性的常见病因是心肌缺血。减慢舒张期除极、提高阈电位，都能降低心肌细胞的自律性。

触发活动是指在一个正常动作电位复极相发生膜电位振荡，当达到阈电位时，激活内向离子流，形成1个或多个新的动作电位，也称为后除极。早期后除极（EAD）是发生在正常动作电位复极相的2相或3相，晚期后除极（DAD）是发生在复极化完成或接近完成的4相。形成EAD的基本条件是动作电位延长，体表心电图上表现为QT延长。缩短动作电位或QT间期、抑制除极相关离子通道，可以抑制EAD的发生。DAD的主要机制是肌浆网在动作电位之后异常释放钙离子，使细胞内钙离子浓度发生振荡，激活细胞膜上离子通道，产生一过性内向离子流，形成触发活动，通常发生在细胞内钙离子超负荷时。地高辛中毒、心肌缺血、儿茶酚胺依赖的心律失常是常见的引发DAD的病因。降低细胞内钙离子负荷，能够抑制DAD的发生。

表3-3　针对心律失常产生机制的药物分类

机　制	心律失常	易损参数（效应）	药物（效应）
自律性			
增高	不恰当窦性心动过速	4相除极（减慢）	β受体阻滞药
	某些特发性室性心动过速		Na$^+$通道阻滞药

（续表）

机　制	心律失常	易损参数（效应）	药物（效应）
自律性			
异常	房性心动过速	最大舒张电位（超级化）	M2受体兴奋药
	加速性室性自主心律	4期除极（减慢）	Ca^{2+}或Na^+通道阻滞药；M_2受体兴奋药
		4期除极（减慢）	Ca^{2+}或Na^+通道阻滞药；M_2受体兴奋药
触发活动			
早期后除极（EAD）	尖端扭转型室性心动过速	动作电位时程（缩短）	β受体阻滞药、迷走神经阻断药（增加心率）
		EAD（抑制）	Ca^{2+}通道阻滞药；Mg^{2+}；β受体阻滞药
晚期后除极（DAD）	洋地黄类药诱导的心律失常	钙超载（去负荷）	Ca^{2+}通道阻滞药
		DAD（抑制）	Na^+通道阻滞药
	有心室流出道室性期前收缩	钙超载	β受体阻滞药
		DAD（抑制）	Ca^{2+}通道阻滞药；腺苷
Na^+通道依赖性折返			
长兴奋间期	典型心房扑动	传导和兴奋性（抑制）	Ⅰa、Ⅰc类Na^+通道阻滞药
	WPW心动过速发作	传导和兴奋性（抑制）	Ⅰa、Ⅰc类Na^+通道阻滞药
	持续性单形性室性心动过速	传导和兴奋性（抑制）	Na^+通道阻滞药
短兴奋间期	不典型心房扑动	不应期（延长）	K^+通道阻滞药
	心房颤动	不应期（延长）	K^+通道阻滞药
	WPW心动过速发作	不应期（延长）	胺碘酮、索他洛尔
	多形性和单形性室性心动过速	不应期（延长）	Ⅰa类Na^+通道阻滞药
	束支折返	不应期（延长）	Ⅰa类Na^+通道阻滞药；胺碘酮
	心室颤动	不应期（延长）	Ⅰa类Na^+通道阻滞药；胺碘酮

（续表）

机　制	心律失常	易损参数（效应）	药物（效应）
Ca^{2+}通道依赖性折返			
房室结折返性心动过速	传导和兴奋性（抑制）	Ca^{2+}通道阻滞药	
WPW心动过速发作	传导和兴奋性（抑制）	Ca^{2+}通道阻滞药	
维拉帕米敏感型室速	传导和兴奋性（抑制）	Ca^{2+}通道阻滞药	

对于折返激动，药物治疗的主要机制是改变折返传导的速度和组织不应期，使折返不能形成或打断折返。

二、抗心律失常药物的分类

抗心律失常药物有多种分类方法，广泛使用的是改良的Vaughan-Williams分类，根据药物不同的电生理作用分为4类（见表3-4）。需要注意的是，一种抗心律失常药物可能有多种不同的电生理特性，例如：索他洛尔兼有Ⅱ类与Ⅲ类的特征；胺碘酮兼有Ⅰ、Ⅱ、Ⅲ、Ⅳ类抗心律失常作用，还有阻滞α受体的作用。

三、各类抗心律失常药物的电生理特性

各类抗心律失常药物的电生理特性见表3-5、表3-6。

（一）Ⅰ类

阻滞快钠通道，降低动作电位0相上升速率（V_{max}），延长动作电位（APD），减慢心肌传导，有效终止钠通道依赖的折返。根据药物与钠通道的结合-解离的时间可进一步分为Ⅰa类、Ⅰb类和Ⅰc类。Ⅰa类药物钠通道结合时间通常<5秒；Ⅰb类通常<0.5秒；Ⅰc类通常10～20秒。在病理状态下，严重心功能不全及缺血的状态下，心肌对Ⅰ类药物特别敏感，尤其Ⅰc类药物，易诱发致命性室性心律失常。

（二）Ⅱ类

阻滞β肾上腺素能受体，降低交感神经张力。此类药能降低I_{Ca-L}和起搏电流I_r，因此能减慢窦性心律，减慢房室结的传导。

（三）Ⅲ类

阻滞钾通道，以阻滞I_K为主，偶可增加I_{Na-s}。此类药物能延长心肌细胞APD，延长复极时间和有效不应期（ERP），有效终止各种折返。钾通道种类很多，与复极有关的有I_{Kr}、I_{Ks}、I_{Kur}（超速延迟整流性钾流）、I_{to}等，它们各有相应的阻滞药。

（四）Ⅳ类

阻滞钙通道，主要阻滞心肌细胞I_{Ca-L}。

表3-4　抗心律失常药物分类

类别	作用通道或受体	APD或QT间期	常见药物
Ⅰ类	Ⅰa阻滞I_{Na}＋＋	延长	奎尼丁、丙吡胺、普鲁卡因胺
	Ⅰb阻滞I_{Na}	缩短	利多卡因、苯妥英钠、美西律、妥卡尼
	Ⅰc阻滞I_{Na}＋＋＋	不变	氟卡尼、普罗帕酮、莫雷西嗪
Ⅱ类	阻滞β_1	不变	阿替洛尔、美托洛尔、艾司洛尔
	阻滞β_1、β_2	不变	纳多洛尔、普萘洛尔、索他洛尔
Ⅲ类	阻滞I_{kr}	延长	多非利特、索他洛尔
	阻滞I_{kr}、I_{to}	延长	替地沙米
	阻滞I_{kr}，激活I_{Na-S}	延长	依布利特
	阻滞I_{Kr}、I_{Ks}	延长	胺碘酮
	阻滞I_K、交感神经末梢	延长	溴苄胺
Ⅳ类	阻滞I_{Ca-L}	不变	维拉帕米、地尔硫草
其他	开放I_K	缩短	腺苷
	阻滞M_2	缩短	阿托品
	阻滞Na^+-K^+泵	缩短	地高辛

表3-5　抗心律失常药物在体外的电生理特征

药物	APD	dv/dt	MDP	ERP	CV	4相PF	窦房结自律性	收缩性	慢内向电流	自主神经系统
奎尼丁	↑	↓	0	↑	↓	↓	0	0	0	抗迷走；α受体阻滞药
普鲁卡因胺	↑	↓	0	↑	↓	↓	0	0	0	轻微抗迷走
利多卡因	↓	0↓	0	↓	0↓	↓	0	0	0	0
美西律	↓	0↓	0	↓	↓	↓	0	↓	0	0
氟卡胺	0↑	↓	0	↑	↓↓	↓	0	↓	0	0
普罗帕酮	0↑	↓	0	↑	↓↓	↓	0	↓	0↓	抗交感
莫雷西嗪	↓	↓	0	↓	↓	0	0	0	0	0
普萘洛尔	0↓	0↓	0	↓	0	↓	↓	↓	0↓	抗交感
胺碘酮	↑	0↓	0	↑	↓	↓	↓	0↑	0	抗交感
决奈达隆	↑	0↓	0	↑	↓	↓	↓	0↓	0	抗交感
索他洛尔	↑	0↓	0	↑	0	0↓	↓	↓	0↓	抗交感
依布利特	↑	0	0	↑	0	0	↓	0	0	0
维拉帕米	↓	0	0	0	0	↓	↓	↓	↓↓	阻断α受体增加迷走
腺苷	↑	0↓	0	↑	0	0↓	↓	0	↓	拟迷走

注：APD.（action potential duration），动作电位间期：（dv/dt、rate of rise of the action potential），动作电位上升速率；MDP.（maximum diastolic potential），最大舒张电位；ERP.（effective refractory period），有效不应期（对S_2无反应的最长$S_1 \sim S_2$间期）；CV.（conduction velocity），传导速度；PF.（Purkinje fiber），浦肯野纤维。

表3-6 抗心律失常药物在体外的电生理特征

药物	心电图测量						电生理腔内测量				
	窦性心律	P-R	QRS	QT	JT	ERP-AVN	ERP-HPS	ERP-A	ERP-V	A-H	H-V
奎尼丁	0↑	↓0↑	↑	↑	↑	0↑	↑	↑	↑	0↓	↑
普鲁卡因胺	0	0↑	↑	↑	↑	0↑	↑	↑	↑	0↑	↑
利多卡因	0	0	0	0↓	↓	0↑	0↑	0	0	0↓	0↑
美西律	0	0	0	0↓	↓	0↑	0↑	0	0	0↑	0↑
氟卡胺	0↓	↑	↑	0↑	0	↑	↑	↑	↑	↑	↑
普罗帕酮	0↓	↑	↑	↑	↑	0↑	0↑	0↑	↑	↑	↑
普萘洛尔	↓	0↑	0	0↓	↑	↑	0	0	0	↑	0
胺碘酮	↓	0↑	↑	↑	↑	↑	↑	↑	↑	↑	↑
决奈达隆	↓	0↑	↑	↑	↑	↑	↑	↑	↑	↑	0
索他洛尔	↓	0↑	0	↑	↑	↑	↑	↑	↑	↑	0
依布利特	↓	0↓	0	↑	↑	0	0	↑	↑	↑	0
维拉帕米	0↓	↑	0	0	0	↑	0	0	0	↑	0
腺苷	先↓后↑	↑	0	0	0	↑	0	↓	0	↑	0
地高辛	↓	↑	0	0	↓	↑	0	↓	0	↑	0

注：不同的组织类型、药物浓度、自主神经张力下，上述结果可能不同。A.（atrium），心房；AVN.（AV node），房室结；HPS.（His-Purkinje system），希氏束-浦肯野系统；V.（ventricle），心室；A-H.（Atrio-His interval），心房-希氏束间期（房室结传导参数）；H-V.（His-ventricular interval），希氏束-心室间期（希氏束-浦肯野传导参数）；ERP.（effective refractory period），有效不应期。

药物减慢窦房结和房室结的传导，可用于控制心房颤动的心室率；延长房室结有效不应期，有效终止房室结折返性心动过速；对早后除极和晚后除极电位及参与的心律失常有治疗作用，能终止维拉帕米敏感的室性心动过速。

四、抗心律失常药物的用法与药物代谢特点

抗心律失常药物的用法与药物代谢特点见表3-7和表3-8。

表3-7　抗心律失常药物的临床用法

药　物	常用剂量范围			
	静脉（mg）		口服（mg）	
	负荷剂量	维持剂量	负荷剂量	维持剂量
奎尼丁	6～10mg/kg，0.3～0.5mg/（kg·min）	—	800～1000	300～600，6小时1次
利多卡因	1～3mg/kg，20～50mg/min	1～4mg/min	N/A	N/A
美西律	500mg*	0.5～10g/24小时	400～600	150～300，8～12小时1次
氟卡胺	2mg/kg*	100～200，12小时1次		50～200，12小时1次
普罗帕酮	1～2mg/kg		600～900	150～300，8～12小时1次
普萘洛尔	0.25～0.5mg，5分钟1次，≤0.20mg/kg			10～200，6～8小时1次
胺碘酮	15mg/min，10分钟；1mg/min，3小时；继之0.5mg/min	1mg/min	800～1600，每日1次，7～14天	200～600，每日1次
决奈达隆	S/A	Wa	N/A	400mg，12小时1次
索他洛尔	10mg，1～2分钟n*		80～320，12小时1次	
依布利特	1mg，10分钟	m/A	N/A	N/A
维拉帕米	5～10mg，1～2分钟	0.005mg/（kg·min）		80～120，6～8小时1次
腺苷	6～18mg（快速）	N/A	N/A	N/A
地高辛	0.5～1.0mg	0.125～0.25，每日1次	0.5～1.0	0.125～0.25，每日1次

注：N/A.（not applicable），无；★.静脉应用的调整研究。

表3-8 抗心律失常药物的药物代谢特点

药物	口服达血浆峰浓度时间（h）	有效血清或血浆浓度（μg/mL）	半衰期（h）	生物利用度（%）	主要清除途径	妊娠分类
奎尼丁	15~3.0	3~6	5~9	60~80	肝	C
利多卡因	N/A	1~5	1~2	N/A	肝	B
美西律	2~4	0.75~2	10~17	90	肝	C
氟卡胺	3~4	0.1~1.0	10	95	肾	C
普罗帕酮	1~3	0.2~3.0	5~8	25~75	肝	C
普萘洛尔	4	1~2.5	3~6	35~65	肝	C
胺碘酮	4~7	0.5~1.5	56d	25	肾	D
决奈达隆	3~4	0.3~0.6	13~19	70~90	肝	X
索他洛尔	2.5~4	2.5	12	90~100	肾	B
依布利特	N/A	N/A	6	—	肾	C
维拉帕米	1~2	0.10~0.15	3~8	10~35	肝	C
腺苷	N/A	—				C
地高辛	2~6	0.0008~0.002	36~48	60~80	肾	C

注：N/A.（not applicable），无。不同的剂量、疾病状态、给药途径下，上述结果可能有所不同。妊娠分类：A——对照研究显示对胎儿无影响。B——无对照研究，但没有影响胎儿的证据；损害胎儿的可能性小。C——不排除损害胎儿的风险；药物仅在利大于弊的情况下使用；具有明确损害胎儿的风险；仅在除非危及生命的情况，或没有更安全的选择时使用。X——妊娠期间禁用。

五、抗心律失常药物的适应证与不良反应

（一）Ⅰ类

1. Ⅰa类 奎尼丁（quinidine）是一种广谱的抗心律失常药，用于治疗室上性、室性期前收缩和持续性心动过速。可预防房室结折返性心动过速（AVNRT）的复发、预激综合征的心动过速，减慢心房扑动和心房颤动经旁道的前向传导。可以用于心房颤动与心房扑动的复律和复律后窦律的维持和部分严

重的室性心律失常。奎尼丁可诱发晕厥或尖端扭转型室性心动过速，心脏外不良反应常见的有消化道不良反应、中枢神经系统毒性反应等。由于其不良反应，现已很少应用。

2. Ⅰb类

（1）利多卡因（lidocaine）：用于各种原因引起的室性心律失常，对室上性心律失常基本无效。由于缺乏临床试验证据以及可能存在抑制心肌收缩等潜在风险，不建议心肌梗死后预防性使用利多卡因。利多卡因能快速达到有效血浆浓度，中毒/治疗浓度比很大，很少发生血流动力学并发症和其他不良反应。报道的最常见不良反应为与剂量相关的中枢神经系统毒性反应，包括头晕、感觉异常、精神错乱、谵妄等。

（2）美西律（mexiletine）：有效的抗急性或慢性室性快速心律失常的药物，但对室上性心动过速无效可用于治疗QT间期伴有的室性心律失常。不良反应包括震颤、讷吃（构音障碍）、头晕、感觉异常、复视、眼球震颤、精神障碍、焦虑、恶心、呕吐和食欲减退。美西律的不良反应和剂量相关，血浆浓度仅稍高于治疗水平即可有毒性作用。在使用美西律时，应避免使用利多卡因或减量使用。

3. Ⅰc类

（1）氟卡胺：可用于治疗危及生命的室性心律失常和多数室上性心律失常，可用于房颤的复律和窦律维持。致心律失常作用是氟卡胺最重要的不良反应。

（2）普罗帕酮：适用于治疗室上性心动过速（包括心房颤动的复律和窦律维持）、室性心律失常。普罗帕酮可与美西律联用。约15%的患者出现轻微心血管外不良反应，包括眩晕、味觉障碍、视物模糊等最为常见，胃肠道反应次之。可能使支气管痉挛性肺部疾病恶化。有10%的患者发生心血管系统不良反应，包括传导异常、心力衰竭加重等。

（3）莫雷西嗪：用于治疗和预防室性心律失常。通常耐受性良好。非心血管系统不良反应主要是神经系统毒性和胃肠道不良反应，有3%～1.5%的患者发生致心律失常反应，严重室性心律失常患者更常见。随着年龄增长，不良反应的易感性增加。

（二）Ⅱ类

此类药物为β肾上腺素能受体阻滞药，适用于甲状腺功能亢进症、嗜铬细胞瘤等有关的心律失常，或心脏、肾上腺素能过度兴奋如运动、情绪激动等诱发的心律失常。用于心房扑动和心房颤动的心室率控制。对于折返环包含房室结的折返性心动过速有效。不良反应包括不能耐受的低血压、心动过缓、充血性心力衰竭。其他不良反应包括加重哮喘和慢性阻塞性肺疾病的病情、间歇性跛行、雷诺现象、抑郁、胰岛素依赖型糖尿病患者的低血糖危险性增高、乏力、多梦、失眠、性功能障碍等。常用Ⅱ类药物有艾司洛尔、美托洛尔和卡维地洛。艾司洛尔是超短效（半衰期仅9分钟）的心脏选择性β受体阻滞药，用于快速控制心房扑动或心房颤动的心室率。美托洛尔可降低心肌梗死后的总体病死率和心源性猝死发生率。卡维地洛是α、β受体阻滞药，已经证明可提高中重度心力衰竭的生存率，主要用于心力衰竭患者。

（三）Ⅲ类

1.胺碘酮　胺碘酮适用于多种室上性和室性快速性心律失常，可用于伴有器质性心脏病心功能不全的患者。胺碘酮的有效率等于或超过几乎所有其他抗心律失常药物，对大多数室上性快速性心律失常有效率为60%～80%，对室性快速性心律失常有效率为40%～60%。可用于房颤复律、窦律维持，以及射频消融手术围术期。在复发性心房颤动患者维持窦律方面，胺碘酮优于Ⅰ类药物和索他洛尔。有报道称，使用胺碘酮5年，约75%的患者发生不良反应，18%～37%的患者被迫停药。最常见的需停药原因是肺部和胃肠道症状。大多数不良反应在减量或停药后能逆转。长期和大剂量服药的不良反应较多。在非心血管不良反应中，肺部毒性反应是最严重的，机制不明，可能与高反应性或广泛的磷脂沉积有关。常见症状为呼吸困难、干咳、发热，建议在第一年中每3个月拍摄胸部X线片和肺功能测试，之后1年2次。当服用小于每天300mg的维持量时，肺部毒性不常见。出现肺部病变需要停药，可试用激素。尽管在不少患者中发现无症状的肝酶升高，但除了那些初始肝酶即不正常，服药后又较正常升高了2～3倍的患者，一般不需要停药。胺碘酮还以发生神经功能不全、光敏感、皮肤脱色、胃肠道功能紊乱和甲状腺功能亢进（1%～2%）或甲状腺功能减退（2%～4%）。建议第一年每3个月检测1次甲状腺功能，此后每年1~2次。如有甲状腺功能不全的症状，应停药。无症状的轻微甲状腺功能指标异常，可以继续服药观察。

2.决奈达隆　决奈达隆是一种新型的Ⅲ类药物，是胺碘酮的衍生物，但不含碘，亲脂性较低，因此保持了胺碘酮的疗效，而少有胺碘酮的心外不良反应。在ANDROMEDA研究中，决奈达隆增加了中、重度心力衰竭患者的病死率，因此不建议用于心力衰竭的患者。

3.索他洛尔　索他洛尔是一种非选择性、无内源性拟交感活性的β肾上腺素能受体阻滞药，能延长复极，具有Ⅲ类药特征。用于室上性和室性心律失常的治疗，可用于心房颤动的窦律维持。致心律失常是最严重的不良反应，约有4%的患者出现新的快速性室性心律失常或使室性心律失常加重，其中2.5%是尖端扭转型室性心动过速。应避免与其他延长QT间期的药物联用。

4.依布利特　依布利特用于心房扑动和心房颤动的复律，只能用于终止发作，不能用于预防发作。可延长旁道的不应期，暂时性减慢预激患者心房颤动时的心室率，亦可终止持续性、单形性室速的发作。最常见的不良反应是QT间期延长和尖端扭转型室速，发生率约2%。不良反应发生在用药后4~6小时，此后风险极小。故用药时及用药后8小时内应进行心电监护。

（四）Ⅳ类

此类药为钙通道阻滞药，常用的有维拉帕米和地尔硫䓬。终止持续性窦房结折返、房室结折返或旁道前传的房室折返性心动过速发作时，在应用刺激迷走神经方法和给予腺苷后，下一步可考虑静脉用维拉帕米或地尔硫䓬。对于中止这些心律失常，维拉帕米和腺苷同样有效。维拉帕米和地尔硫䓬可以在数分钟内终止60%~90%以上的阵发性室上性心动过速。适用于控制心房颤动或心房扑动时的心室率，但不能用于心房颤动伴预激的患者。口服维拉帕米或地尔硫䓬能预防房室结折返和预激综合征患者前向性房室折返性心动过速的复发。在血流动力学受损或接受β受体阻滞药治疗的患者，应用维拉帕米应谨慎。异丙肾上腺素、钙剂、高血糖素、多巴胺或阿托品（仅部分有效）或临时起搏可对抗维拉帕米的一些不良反应。

（五）其他抗心律失常药物

1.腺苷　腺苷是存在于全身的一种内源性核苷，是急诊终止室上性心动过速，如房室结或房室折返性心动过速的首选药物。腺苷通常在30秒内可终止92%的室上性心动过速，作用时间非常短。对于曾经使用过β受体阻滞药、心力衰竭代偿不佳或严重低血压的患者，更倾向于使用腺苷而不是维拉帕米。在服用干扰腺苷作用或代谢的药物（如茶碱）的患者，急性支气管收缩和静脉通路不佳的患者则首选维拉帕米。室上性心动过速患者给予腺苷时几乎40%发生一过性不良反应，通常是面部潮红、呼吸困难和胸部压迫感。这些症状迅速消失，一般短于1分钟，可以耐受。当室上性心动过速突然终止时常见室性期前收缩、一过性窦性心动过缓、窦性停搏和房室传导阻滞。有时可发生心房颤动（有研究报道12%的发生率）。在预激综合征患者中诱发心房颤动是个棘手的问题。

2.洋地黄类　可用于控制心房颤动和心房扑动的心室率，尤其适用于合并心功能不全的患者，但不能用于伴有预激综合征的心房颤动患者。口服地高辛的治疗剂量窗很窄，需要监测血清地高辛浓度。洋地黄中毒的心律失常主要由迷走张力增高和触发活动（后除极）所导致，可以用苯妥英钠控制中毒导致的房性心律失常，用利多卡因控制房室结以下部位起源的心律失常，缓慢性心律失常可以用阿托品或临时起搏。洋地黄中毒的心血管外表现常见的有头痛、恶心、呕吐、视觉异常等。

（六）抗心律失常的中成药

中医药治疗心律失常有着悠久的历史。心律失常属于中医"心悸""怔忡""胸痹"等范畴。中医认为心律失常发生的机制属于阳虚血瘀、阴阳两虚，并有心血不足、心阳不振、阴虚火旺等。虽然心律失常的辨证类型复杂多变，但各类心律失常所共有的病机是"心脉瘀阻"和"心脏亏虚"。

1.稳心颗粒　稳心颗粒由党参、黄精、三七、琥珀、甘松组成，具有益气养阴、定悸复脉、活血化瘀之功，主治气阴两虚兼心脉瘀阻所致的心悸不宁、气短乏力、头晕心悸、胸闷胸痛，适用于心律失常，室性或房性期前收缩。基础研究显示稳心颗粒具有多离子通道调节作用，延长心室肌APD和3期复极化，能抑制后除极引起的触发活动，从而发挥抗心律失常作用。稳心颗粒毒副作用极小，依从性和安全性好。常规用法：开水冲服。1次1袋，每日3次。可与各类抗心律失常药物联用。

2.参松养心胶囊　参松养心胶囊由人参、麦冬、山茱萸、丹参、炒酸枣仁、桑寄生、赤芍、土鳖虫、甘松、黄连、南五味子、龙骨组成，具有益气养阴、活血通络、清心安神的作用。用于治疗冠心病室性期前收缩属气阴两虚、心络瘀阻证，症见心悸不安，气短乏力，动则加剧，胸部闷痛，失眠多梦，盗汗，神倦懒言。用法：口服，1次2～4粒（每粒0.4g），每日3次。

3.参仙升脉口服液　参仙升脉口服液由人参、淫羊藿、补骨脂、枸杞子、麻黄、细辛、丹参、水蛭组成，具有温补心肾、活血化瘀之功，主要用于阳虚脉迟证。适用于轻、中度窦性心动过缓和轻度病态窦房结综合征不合并有室上性快速性心律失常的心肾阳虚、寒凝血脉证。有研究表明参仙升脉口服液对窦性心动过缓疗效优于氨茶碱。适用于临床上已有轻微症状但还达不到永久起搏器安装指征的患者，具有一定的临床应用价值。常规用法：口服，1次2支（20mL），每日2次。

第四章　心力衰竭

第一节　急性心力衰竭

急性心力衰竭（AHF）是指心脏在短时间内发生心肌收缩力明显减低或心室负荷急剧加重而至心排血量急剧下降，导致组织器官灌注不足和急性瘀血的临床综合征。急性心力衰竭的起病差异很大，目前尚无统一的限定，症状突然发作/加重从数分钟、数小时到数天、数周不等，急性心力衰竭可分为急性左侧心力衰竭和急性右侧心力衰竭，临床上多数为急性左侧心力衰竭，收缩功能受损者常见，也有收缩功能正常者；急性右侧心力衰竭少见，主要为主肺动脉或肺动脉主要分支栓塞，以及右心室梗死。右心瓣膜病少见。

一、病因

1.缺血性心脏病　急性冠状动脉综合征、急性心肌梗死机械并发症、右心室梗死。

2.瓣膜性心脏病　瓣膜狭窄、瓣膜关闭不全、心内膜炎。

3.心肌疾病　围生期心肌病、急性心肌炎。

4.高血压/心律失常　高血压、急性心律失常。

5.循环衰竭　败血症、甲状腺毒症、贫血、分流、心脏压塞、肺动脉栓塞。

6.慢性心力衰竭失代偿　缺乏依从性、容量过负荷、感染，尤其是肺炎、脑血管损害、外科手术、肾功能异常、哮喘、COPD、滥用药物。

二、发病机制

1.血流动力学障碍　心排血量下降，血压绝对或相对下降及外周组织器官灌注不足，导致脏器功能障碍和末梢循环障碍，发生心源性休克。左心室舒张末压和肺毛细血管楔压（PCWP）升高，可发生低氧血症、代谢性酸中毒和急性肺水肿，为急性左侧心力衰竭的主要病理生理变化。右心室充盈压升高，使体循环静脉压升高，体循环和主要脏器瘀血、水钠潴留和水肿等，也是急性右侧心力衰竭的主要病理生理变化。

2.神经内分泌激活 肾素-血管紧张素-醛固酮系统（RAAS）的过度兴奋是机体保护性代偿机制，然而长期的过度兴奋就会产生不良影响，使多种内源性神经内分泌与细胞因子激活，加剧心肌损伤、心功能减退和血流动力学障碍，并反过来刺激交感神经系统和RAAS的兴奋，形成恶性循环。

3.心肾综合征 心力衰竭和肾衰竭常并存，并互为因果，临床上称为心肾综合征。心肾综合征可分为5种类型（表4-1）。

表4-1 心肾综合征分型

分　　型	特　　点
1型	迅速恶化的心功能导致急性肾功能损伤
2型	慢性心力衰竭引起进展性慢性肾病
3型	原发、急速的肾功能恶化导致急性心功能不全
4型	慢性肾病导致心功能下降和（或）心血管不良事件危险增加
5型	急性或慢性全身性疾病导致同时出现心肾衰竭

注：3型和4型心肾综合征均可引起心力衰竭，其中3型可造成急性心力衰竭。5型心肾综合征也可诱发心力衰竭，甚至急性心力衰竭。

4.慢性心力衰竭急性失代偿 稳定的慢性心力衰竭可以在短时间内急剧恶化，心功能失代偿，表现为急性心力衰竭。其促发因素较多见的为：药物治疗缺乏依从性、严重心肌缺血、重症感染。严重影响血流动力学的各种心律失常、肺栓塞及肾功能损伤等。

三、临床表现

1.症状 急性肺水肿：表现为突发呼吸困难，端坐呼吸，频繁咳嗽，咯粉红色泡沫样痰，烦躁大汗，面色青灰，口唇发绀。

2.体征 典型体征：双肺布满湿啰音和哮鸣音，心尖部闻及舒张期奔马律，心率快、脉搏可呈交替脉，早期可有血压升高，严重者可出现心源性休克，甚至心搏骤停。

四、辅助检查

1.心电图检查 能够检测心率、心律、传导，显示某些病因依据，如心肌缺血改变、ST段抬高或非ST段抬高性心肌梗死，以及陈旧性心肌梗死的病理性Q波等；还能提示心肌肥厚、心房或心室扩大、心律失常的类型及其严重程度，如各种房性或室性心律失常、QT间期延长、房室传导阻滞、束支传导阻滞等。

2.胸部X线检查 可显示肺瘀血的程度和肺水肿，如肺门血管影模糊、蝶形肺门及肺内弥散性阴影等，典型者表现为蝴蝶形大片阴影由肺门向周围扩展。急性肺水肿早期肺间质水肿阶段可无典型肺水肿的X线表现，仅显示肺静脉充盈、肺门血管模糊不清、肺纹理增粗和肺小叶间隔增厚，如果能够及时诊断和治疗，可以避免发展为肺泡性肺水肿。

3.超声心动图检查 可了解心脏的结构和功能、心脏瓣膜状况、是否存在心包病变、AMI机械并发症，以及室壁运动失调；可测定LVEF，检测急性心力衰竭时的心脏收缩/舒张功能相关的数据。超声多普勒成像可间接测量肺动脉压、左右心室充盈压等，一般采用经胸超声心动图检查。如患者疑为感染性心内膜炎，尤其是人工瓣膜心内膜炎，可采用经食管超声心动图检查，能够更清晰地显示瓣膜赘生物、瓣周漏与瓣周脓肿等。

4.实验室检查 初始诊断评估包括全血计数、K^+、Na^+、Cl^-、肾功能、血糖、白蛋白、肝功能和INR等。低钠和肌酐水平高是急性心力衰竭患者预后不良的征象。无急性冠状动脉综合征的急性心力衰竭患者肌钙蛋白可轻度升高。

5.动脉血气分析 所有严重呼吸窘迫的患者都应进行血气分析，了解氧分压、二氧化碳分压和酸碱平衡情况。由于组织灌注不足和二氧化碳潴留引起酸中毒的患者预后较差。无创性脉氧监测常可替代血气分析，但对二氧化碳分压和酸碱平衡状态不能提供有用信息。

6.心力衰竭标记 B型利钠肽（BNP）及其氨基末端B型利钠肽前体（NT-proBNP）是重要的心力衰竭标记，对于心力衰竭的诊断、治疗和预后评估具有重要价值。

7.心肌损伤标记 旨在评估是否存在心肌损伤或坏死及其严重程度。因急性冠状动脉综合征所致的急性心力衰竭多见，并且治疗策略与其他原因引起者显著不同，因此应当尽早检测肌钙蛋白、肌红蛋白和CK-MB。目前建议，可通过床旁快速检测时间窗内高敏肌钙蛋白以尽快诊断。

五、诊断及鉴别诊断

（一）诊断

根据基础心脏病史、心力衰竭的临床表现与心电图和胸部X线改变、血气分析异常（氧饱和度<90%）、超声心动图检查结果可做出初步诊断，并给予初始急救。同时，应当进一步检查BNP/NT-proBNP，如BNP/NT-proBNP明显异常，则可诊断为急性心力衰竭。急性心力衰竭确立后，要进行心力衰竭分级、严重程度评估，并尽快确定病因。如果BNP/NT-proBNP正常或升高不明显，可基本排除急性心力衰竭的诊断。

1.急性左侧心力衰竭的诊断　基础心脏病＋突发呼吸困难或原有呼吸困难加重＋肺瘀血与肺部湿啰音或肺水肿＋LVEF降低＋BNP/NT-proBNP明显异常，可做出急性左侧心力衰竭的诊断。但应与可引起明显呼吸困难的疾病，如支气管哮喘和哮喘持续状态、急性大块肺栓塞、严重肺炎、严重慢性阻塞性肺病伴感染等相鉴别；还应与其他原因所致的非心源性肺水肿（如急性呼吸窘迫综合征），以及非心源性休克等疾病相鉴别。

2.急性右侧心力衰竭的诊断

（1）急性心肌梗死伴急性右侧心力衰竭：常见于右心室梗死，但单纯的右心室梗死少见。如果出现V_1、V_2导联ST段压低，应考虑右心室梗死，当然也有可能为后壁梗死，而非室间隔和心内膜下心肌缺血。下壁ST段抬高性心肌梗死伴血流动力学障碍应观察心电图V_4导联，并做经胸超声心动图检查，后者发现右心室扩大伴活动减弱，可以确诊右心室梗死。右心室梗死伴急性右侧心力衰竭典型者，可出现低血压、颈静脉显著充盈和肺部呼吸音清晰的"三联征"。

（2）急性大块肺栓塞伴急性右侧心力衰竭：典型表现为突发呼吸困难、剧烈胸痛、有濒死感，还有咳嗽、咯血痰、明显发紫、皮肤湿冷、休克和晕厥，伴颈静脉怒张、肝大、肺梗死区呼吸音减弱、肺动脉瓣区杂音。如有导致本病的基础病因及诱因，出现不明原因的发作性呼吸困难、发绀、休克，无心肺疾病史而突发明显右心负荷过重和心力衰竭，都应考虑肺栓塞。

（3）右侧心脏瓣膜病伴急性右侧心力衰竭：主要有颈静脉充盈、下肢水肿、肝瘀血等。急性右侧心力衰竭应注意与肺梗死、肺不张、急性呼吸窘迫综合征、主动脉夹层、心脏压塞、心包缩窄等疾病相鉴别。

（二）鉴别诊断

急性左侧心力衰竭与急性右侧心力衰竭的鉴别，见表4-2。

表4-2　急性左侧心力衰竭与急性右侧心力衰竭的鉴别

鉴别项	急性左侧心力衰竭	急性右侧心力衰竭
病因	急性左侧心力衰竭常见于冠心病、AMI、心脏瓣膜病、扩张型心肌病、重症心肌炎、感染性心内膜炎等	急性右侧心力衰竭的病因比较特殊，多见于急性大块肺栓塞、右心室梗死、右心瓣膜病等
诱因	精神性、劳力性、心肌缺血或坏死性、心律失常、高血压、感染等均可引起，诱因复杂多样	急性右侧心力衰竭尤其是肺栓塞所致者常无明显诱因而突然发病
临床特点	常有肺部湿啰音或明显肺水肿，体循环静脉压常无明显升高。如果为机械并发症引起，常有明显的体征	常无肺部湿啰音或肺水肿，体循环静脉压却显著升高。如果为肺栓塞所致，常具有深静脉血栓形成的危险因素，如较长时间卧床、外科手术等，并具有相应的临床表现。右心室梗死常见于下壁心肌梗死，表现为血压下降、无肺部湿啰音，以及颈静脉充盈的特征性改变。右心心脏瓣膜病引起的急性右心力衰竭多见于右心感染性心内膜炎时，具有相应的临床表现
胸部X线检查	出现肺瘀血、肺水肿的典型影像学改变，同时可排除肺部其他疾病	常无肺瘀血、肺水肿征象，可出现肺栓塞的影像异常，对诊断有重要的提示价值

六、治疗

（一）治疗目的

急性心力衰竭的治疗目的是快速改善症状和稳定血流动力学状况。

1.立即送急诊科/ICU/CCU　措施有改善症状、恢复氧疗改善器官灌注和血流动力学、限制心肌和肾损害、缩短ICU住院期限。

2.暂缓紧急情况（在医院）　措施有稳定病情和制订最佳治疗方案、启动改善预后的药物治疗、选择合适患者进行器械治疗缩短住院日。

3.长期和出院前处理　措施有制订随访计划、指导患者进行合理生活方式调整、提供充分的二级预防、预防再住院、改善生活质量和提高生存率。

（二）处理原则

1.慢性心力衰竭失代偿　推荐祥利尿药联用血管扩张药。肾功能异常者可将利尿药加量，伴低血压和器官低灌注体征时用正性肌力药物。

2.肺水肿　吗啡用于肺水肿，尤其是有疼痛和焦虑伴随的呼吸困难。血压正常或高于正常时使用血管扩张药，容量过负荷或液体潴留的心力衰竭患者用利尿药。伴低血压和器官低灌注体征时用正性肌力药。氧饱和度低的用机械通气和面罩吸氧改善。

3.高血压性心力衰竭　推荐用血管扩张药，若无禁忌证硝普钠为首选，但必须密切监测血压。如果患者有容量过负荷或肺水肿时要用利尿药治疗。

4.心源性休克　收缩压＜90mmHg的患者建议用正性肌力药。如收缩压仍不能恢复同时伴有持续器官低灌注体征的，必须慎用去甲肾上腺素。同时考虑气管插管和主动脉内球囊反搏（IABP）。考虑外科治疗者可使用左心室辅助装置治疗（LVADS）。

5.右侧心力衰竭　补充液体一般无效，避免机械通气。当有器官低灌注体征时要使用正性肌力药物。要考虑肺动脉栓塞和右心室梗死的问题。

6.急性心力衰竭和急性冠状动脉综合征（ACS）　所有伴有心力衰竭症状和体征的ACS患者要做超声心动图评估收缩和舒张功能、瓣膜情况，要除外其他心源性异常或心肌梗死的机械并发症

（三）氧疗

伴有低氧血症患者应尽早使用氧疗，使氧饱和度≥95%（COPD患者＞90%），严密监护严重气道阻塞患者以避免发生高碳酸血症。

1.无创通气的适应证　无创通气可用于无气管内插管的患者。每位急性心源性肺水肿和高血压急性左侧心力衰竭患者应尽早使用呼气末正压通气（PEEP）

以便改善呼吸窘迫症状和相应的临床参数。PEEP无创通气通过降低左心室后负荷改善左心室功能。心源性休克和有心力衰竭患者慎用。

2.无创通气的禁忌证 无意识、严重智力障碍或焦虑患者，进行性危及生命的低氧血症需要立即气管插管的患者，严重阻塞性气道疾病的患者

3.无创通气的使用方法

（1）开始用5～7.5cmH$_2$O的PEEP，逐渐滴定到临床有反应的水平10cmH$_2$O；吸入氧浓度（FiO$_2$）要≥0.40。

（2）持续时间通常为30L/h直到患者气短和氧饱和度得到改善。

4.其他 无创通气可能的不良反应有右侧心力衰竭严重恶化、高碳酸血症、焦虑、气胸、抽吸。

（四）镇静或镇痛

对有气短、呼吸困难、焦虑和胸痛的急性心力衰竭患者早期就应给予吗啡。静脉给予吗啡2.5～5mg，可重复使用，要监测呼吸情况。常有呕吐者可使用镇吐药。伴低血压、心动过缓、进行性房室传导阻滞或二氧化碳潴留患者慎用。

（五）襻利尿药

1.适应证 有肺瘀血和容量超负荷症状存在的急性心力衰竭患者要静脉用利尿药。

2.利尿药的使用方法

（1）推荐初始剂量：静脉推注呋塞米20～40mg，或0.5～1mg布美他尼，或10～20mg托拉塞米。起始阶段应定时监测患者尿量，可插导尿管监测患者尿量以便评价治疗反应。

（2）患者有容量超负荷：呋塞米静脉滴注剂量可依据肾功能和口服剂量情况来增加。也可在给予初始剂量后连续静脉滴注。呋塞米总量在初始6小时要＜100mg，在初始24小时应＜240mg。

（3）与其他利尿药联用：襻利尿药与噻嗪类利尿药合用可预防利尿药抵抗。急性心力衰竭患者如果出现容量过负荷，襻利尿药加用氢氯噻嗪25mg（口服）及螺内酯20～40mg（口服）。小剂量联用比单药大剂量更有效，且不良反应小。

（4）急性心力衰竭利尿药剂量和适应证：见表4-3。

表4-3　常用急性心力衰竭利尿药和剂量

液体潴留	利尿药	日剂量（mg）	注　释
中度	呋塞米	20～40	依据临床症状口服或静脉使用
	布美他尼	0.1～1.0	依据临床反应滴定剂量
	托拉塞米	10～20	监测K^+、Na^+、肌酐、血压
重度	呋塞米	40～100	静脉增加剂量
	呋塞米静脉滴注	（5～40）mg/h	优于大剂量注射
	布美他尼	1～4	口服或静脉使用
	托拉塞米	20～100	口服
对襻利尿药抵抗	加噻嗪类	50～100	联合优于大剂量襻利尿药
	或美托拉宗	2.5～100	如肌酐清除率＜30mL/min效果更强
	或螺内酯	20～40	如无肾衰竭和血钾正常或低钾为最佳选择
对襻利尿药和噻嗪类利尿药抵抗	加多巴胺或多巴酚丁胺		如伴有肾衰竭和低钠时考虑超滤或血液透析

（六）血管扩张药

1.适应证　收缩压＞110mmHg的急性心力衰竭患者推荐静脉应用硝酸甘油和硝普钠。收缩压在90～110mmHg的患者要慎用这些药物可降低收缩压、左心室和右心室充盈压及外周血管阻力，改善呼吸困难。

2.使用方法

（1）初始硝酸甘油静脉推荐剂量10～20μg/min，如果需要，每3～5分钟按5～10g/min增加剂量。注意监测血压，避免收缩压过度降低。

（2）硝普钠，起始剂量0.3μg/（kg·min），逐步滴定到5μg/（kg·min），要建立动脉通路。

3.不良反应　头痛。急性冠状动脉综合征患者慎用硝普钠，因可致血压迅速降低及冠状动脉盗血。

4.常用血管扩张药和剂量　见表4-4。

表4-4 常用血管扩张药和剂量

血管扩张药	适应证	剂 量	主要不良反应	其 他
硝酸甘油	肺瘀血/肺水肿SBP>90mmHg	起始10~20μg/min，可增加至200μg/min	低血压头痛	连续用易产生耐药
三硝酸异山梨醇酯	肺瘀血/肺水肿SBP>90mmHg	起始1mg/h，可增加至10mg/h	低血压头痛	连续用易产生耐药
硝普钠	高血压性心力衰竭、肺瘀血/肺水肿SBP>90mmHg	起始0.3gμg/（kg·min），增加至5g/（kg·min）	低血压氰化物中毒	光敏感
奈西立肽	肺瘀血/肺水肿SBP>90mmHg	2μg/（kg·min）静脉注射，随后（0.015~0.03）g/（kg·min）静脉滴注	低血压	

（七）正性肌力药

1.适应证 正性肌力药仅用于收缩压低或伴有低灌注或肺瘀血体征的低心排血量心力衰竭患者。低灌注体征包括四肢冰冷，皮肤潮湿，肝、肾功能异常，或神志异常。如果需要，正性肌力药要尽早使用。一旦器官灌注得到恢复或肺瘀血减轻要立即停用。

2.使用方法

（1）多巴酚丁胺：它是通过刺激β_1受体兴奋产生剂量依赖正性肌力作用。起始剂量为（2~3）μg/（kg·min）静脉滴注，无负荷剂量。依据临床症状、对利尿药反应和临床状态来调整静脉滴注速度。可调至15μg/（kg·min），同时要监测血压。接受β受体拮抗药治疗的患者，多巴酚丁胺剂量要增加至20μg/（kg·min）才能恢复其正性肌力作用。

（2）多巴胺：它也是通过刺激β肾上腺素能受体来增加心肌收缩力和心排血量。一般使用中等剂量即（3~5）μg/（kg·min）有正性肌力作用。小剂量多巴胺有扩张肾动脉利尿作用，多巴胺和多巴酚丁胺对心率>100/min的心力衰竭患者要慎用。一般情况下，小剂量多巴胺与较高剂量多巴酚丁胺联合使用。

（3）米力农：它是PDE抑制药，可抑制cAMP降解起到正性肌力和周围血管扩张作用。同时增加心排血量和每搏量，而肺动脉压力、肺毛细血管压、总外周及肺血管阻力下降。使用方法可先按25~75μg/kg于10~20分钟静脉推注，然后按0.375～0.75μg/（kg·min）速度静脉滴注。冠心病患者要慎用，因为可增加中期病死率。

（4）左西孟旦：它是钙增敏药，通过ATP敏感K通道介导作用和轻微PDE抑制作用来扩张血管。它可增加急性失代偿心力衰竭患者心排血量、每搏量，降低肺毛细血管楔压、外周血管和肺血管阻力。使用方法：先按3～12μg/kg于10分钟内静脉注射后以（0.05～0.2）μg/（kg·min）连续静脉滴注24小时。病情稳定后滴注速度可增加。如果收缩压＜100mmHg，不需要弹丸静脉注射，可直接先开始静脉滴注以避免发生低血压。

（5）去甲肾上腺素：如果正性肌力药仍然不能将收缩压恢复＞90mmHg、患者处于心源性休克状态时就要使用。使用剂量为0.2～1.0g/（kg·min）。

（6）洋地黄制剂：这类制剂可轻微增加急性心力衰竭患者心排血量和降低充盈压，可用于心室率快的心房颤动患者。

第二节　慢性心力衰竭

慢性心力衰竭（CHF）又称为慢性心功能不全，是指心脏由于收缩和舒张功能严重低下或负荷过重，使泵血明显减少，不能满足全身代谢需要而产生的临床综合征。包括动脉供血不足和静脉系统瘀血甚至水肿，伴有神经内分泌系统激活的表现。慢性心力衰竭是各种病因所致心脏疾病的终末阶段，也是最主要的死亡原因。

一、病因

（一）慢性左侧心力衰竭

1.先天性或获得性心肌、心脏瓣膜、心包或大血管、冠状动脉结构异常导致的血流动力学异常，是慢性心力衰竭的基础病因。

2.冠心病、高血压、心脏瓣膜病和扩张型心肌病是成人慢性心力衰竭的常见病因。较为常见的病因有心肌炎、肾炎、先天性心脏病。较少见和易被忽视的病因有心包疾病、甲状腺功能亢进症与减退症、贫血、脚气病、动静脉瘘、心房黏液瘤、其他心脏肿瘤、结缔组织疾病、高原病、少见的内分泌病。

（二）慢性右侧心力衰竭

任何导致慢性心血管结构和（或）功能异常，损害右心室射血功能和（或）充盈能力的因素都可引起慢性右侧心力衰竭。右心室容量或压力负荷过重及右心室心肌的严重病变是其主要原因。

1.右心室超负荷

（1）压力超负荷：肺动脉高压是引起右心室压力超负荷的常见原因，右心室流出道梗阻（如双腔右室、漏斗部肥厚、肺动脉瓣狭窄），肺动脉狭窄，体循环化右心室等比较少见。

（2）容量超负荷：三尖瓣关闭不全、肺动脉瓣关闭不全等右心瓣膜病。房间隔缺损、肺静脉异位引流、瓦氏窦瘤破入右心房、冠状动脉–右心室或右心房瘘等先天性心脏病。其他疾病如类癌晚期，尤其是合并肝转移时，类癌细胞分泌并释放生物活性物质累及心脏时常引起右侧心脏瓣膜和心内膜病变，导致右心室容量超负荷和右侧心力衰竭。

（3）先天性心脏病：三尖瓣下移畸形、法洛四联症、右心室双出口合并二尖瓣闭锁、大动脉转位等。

2.右心室心肌自身病变

（1）右心室心肌梗死：右室心肌梗死很少单独出现，常合并左心室下壁梗死，患病率为20%～50%，其中约10%的患者可出现明显的低血压。右心室心肌缺血、损伤坏死均可引起右心室功能降低，导致右侧心力衰竭。

（2）右心室心肌疾病：限制型心肌病累及右心室时也可使右心室舒张功能下降，导致右侧心力衰竭。心肌炎累及右心室时也可以引起右侧心力衰竭。

（3）严重感染：可引起心肌损伤，约50%的严重败血症和脓毒性休克患者同时伴随左心室收缩功能低下，部分患者出现右心室功能障碍。

二、发病机制

1.原发性心肌收缩力受损　心肌梗死、炎症、变性、坏死、心肌病等。

2.心室的后负荷（压力负荷）过重　肺或体循环高压、左心室或右心室流出道狭窄、主动脉瓣或肺动脉瓣狭窄等，使心肌收缩时阻力升高，后负荷过重，引起继发性心肌舒缩功能障碍而出现心力衰竭。

3.心室的前负荷（容量负荷）过重　瓣膜关闭不全、心内或大血管之间左向右分流等，使心室舒张期容量增加，前负荷加重，也可引起心力衰竭。

4.高动力性循环状态　主要发生于贫血、体循环动静脉瘘、甲状腺功能亢进症、脚气病性心脏病等。由于周围血管阻力降低，心排血量增多，以及心室容量负荷加重而发生心力衰竭。

5.心室前负荷不足　二尖瓣狭窄、缩窄性心包炎、心脏压塞和限制型心肌病等引起心室充盈受限，导致体、肺循环瘀血，由此发生心力衰竭。

三、临床表现

（一）症状

1.呼吸困难　左侧心力衰竭的主要表现之一，随着心力衰竭程度的加重，依次表现为劳力性呼吸困难、端坐呼吸、夜间阵发性呼吸困难、静息呼吸困难和急性肺水肿。

2.运动耐量降低　运动耐量降低表现为劳力时或日常活动时气促、乏力、活动受限。疲乏或无力的患者常常伴有肢体的沉重感。采集病史时应记录运动受限的程度，如爬楼梯、走平路、日常家务活动或生活自理的能力等。

3.体循环瘀血　右心力衰竭相关的症状，淤血性肝大伴随的不适，如腹胀、腹部钝痛、右上腹沉重感等，以及胃肠道瘀血的症状，如食欲下降、恶心、胃部气胀感、餐后不适及便秘等。

4.其他　低心排血量相关的症状，如神志模糊、软弱、肢体冰冷。心力衰竭早期可以出现夜尿增多。少尿则是心力衰竭加重的一种征兆，它与心排血量严重降低导致尿液生成受到抑制相关。长期慢性的肾血流减少可出现肾功能不全的表现，即心肾综合征。心力衰竭的患者可有贫血的症状，除了与慢性肾功能不全（导致促红细胞生成素生成减少、促红细胞生成素抵抗、尿毒症性肠炎及出血、离子吸收减少）有关外，有些药物如阿司匹林可引起的胃肠道出血重度心力衰竭的老年患者，可出现反应迟钝，记忆力减退，焦虑，头痛，失眠，噩梦等精神症状。

（二）体征

心力衰竭患者的体征主要包括3个方面：容量负荷的状况，心脏的体征，相关病因、诱因及并发症的体征。

1.容量负荷的状况

（1）体循环静脉高压：颈静脉充盈反映右心房压力增高。三尖瓣反流时，颈静脉搏动明显。正常吸气时，颈静脉压下降，但是心力衰竭的患者是升高的，类似于缩窄性心包炎，称之为Kussmaul征。轻度的右侧心力衰竭患者，静息时颈静脉压力可以正常，但是肝颈静脉反流征阳性，提示腹部充血和右心无法接受和射出增多的血容量。

（2）肺部啰音：肺底满布湿啰音是左侧心力衰竭至少中度以上的特征性体征，通常出现在双侧肺底，如果单侧出现，则以右侧常见可能与一侧的胸膜渗出有关。急性肺水肿时，双肺满布粗糙的水泡音和哮鸣音，可伴有粉红色泡沫痰。未闻及啰音并不能排除肺静脉压的显著升高。支气管黏膜充血，过多的支气管分泌物或支气管痉挛可引起干啰音和喘鸣。

（3）肝大：肝大常常出现在水肿之前。如果近期内肝迅速增大，由于包膜被牵拉可出现触痛，长期心力衰竭的患者触痛可消失。严重的慢性心力衰竭患者，或三尖瓣疾病及缩窄性心包炎引起严重淤血性肝大的心力衰竭患者，也可以出现脾大。

（4）水肿：心力衰竭患者水肿的特征为首先出现于身体低垂的部位，常为对称性和可压陷性。可走动的患者首先表现为下午踝部水肿，经过夜间休息，清晨水肿消失；长期卧床的患者表现为骶尾部的水肿。终末期心力衰竭的患者，水肿严重且呈全身性，伴有体重增加，此时查心电图可见QRS波群振幅的降低。长期的水肿可以导致下肢皮肤色素沉着、红化和硬结等。合并营养不良或肝功能损害，低蛋白血症时，也可出现全身水肿。

（5）胸腔积液：胸腔积液的出现表明体静脉或肺静脉压力增高，以双侧多见，如为单侧则以右侧更多见。一旦出现胸腔积液，呼吸困难会进一步加重，这是因为肺活量进一步降低，同时激活了受体的缘故。随着心力衰竭的改善，胸腔积液可以逐步吸收，偶尔叶间包裹性渗出液可持续存在，需要胸腔穿刺治疗。

2.心脏和血管体征

（1）心脏扩大：心脏扩大见于大多数慢性收缩性心力衰竭的患者，但此体征无特异性，一部分患者没有此体征，如单纯舒张期心力衰竭、慢性缩窄性心包炎或限制型心肌病、急性心力衰竭的患者等。

（2）奔马律：儿童或年轻患者可以听到生理性第三心音，40岁以上的患者极少听到这种心音。一旦出现通常是病理性的，称为舒张早期奔马律或第三心音奔马律，多数来自左心室，可见于任何年龄的心力衰竭患者。第三心音奔马律是预测死亡或住院的独立危险因素。

（3）肺动脉瓣区第二心音亢进和收缩期杂音：随着心力衰竭的发展，肺动脉压力增高，肺动脉瓣区第二心音逐渐增强（$P_2 > A_2$）并且广泛传导。收缩期杂音在心力衰竭患者中很常见，多继发于心室或瓣环的扩张所引起的功能性二尖瓣或三尖瓣反流，治疗后杂音可以减轻。

3.病因、诱因及并发症的体征　器质性心脏病病因的体征，如风湿性瓣膜性心脏病的心脏杂音等；心力衰竭诱因和并发症相关的体征，如肺部感染、甲状腺肿大血管杂音、皮疹、黄疸和栓塞征象等。

四、辅助检查

（一）影像学常规检查

1.心电图　心力衰竭常并发心脏电生理传导异常，导致房室、室间或室内运动不同步（不协调），房室不协调表现为心电图中PR间期延长，使左心室充盈减少；左右心室间不同步表现为左束支传导阻滞，使右心室收缩早于左心室；室内传导阻滞在心电图上表现为QRS时限延长（＞120毫秒）。以上不同步现象均严重影响左心室收缩功能。

2.胸部X线片　胸部X线片显示心脏大小的外部轮廓，肺瘀血、肺水肿、胸腔积液、肺动脉高压、大血管病变、肺部疾病等，侧位片能够反映右心室的大小。

3.超声心动图和多普勒超声心动图　两者在左心室射血分数正常或代偿的心力衰竭诊断方面具有较大的价值。通常将其分为松弛异常、假性正常化、可逆性限制型和不可逆限制型四级。主要通过二尖瓣流速E/A，减速时间DT，Valsalva

动作时E/A的变化，舒张早期二尖瓣流速/二尖瓣环间隔处心肌舒张的速度E/e'，二尖瓣A波的时间减去肺静脉回流的A波时间等指标进行评估。

（二）影像学选择性应用检查

1.放射性核素心室显影及核素心肌灌注显像　当超声心动图不能提供足够的功能信息时或者透声窗小，图像显示不清楚时，可选择放射性核素心室显影，能准确测定心室容积、射血分数及室壁运动。核素心肌灌注显像可诊断心肌缺血和心肌梗死（MI），并对鉴别扩张型心肌病或缺血性心肌病有一定帮助。

2.心脏磁共振显像　是评估右心结构和功能最好的方法，需要操作者手动选取多重切面，解剖节段的截取需要人工编辑。本法有助于评价左右腔室容积、局部室壁运动、心肌厚度，尤其适用于检测先天性缺陷（如右心室发育不良、心肌致密化不全）及肿物或肿瘤、心包疾病等，同时评价心功能，区别存活心肌或瘢痕组织。

3.冠状动脉造影　适用于有心绞痛或心肌梗死需血管重建或临床怀疑冠心病的患者；也可鉴别缺血性或非缺血性心肌病，对65岁以下不明原因的心力衰竭可行冠状动脉造影。

4.心内膜活检　有助于明确心肌炎症性或浸润性病变的诊断，评估癌症患者继续服用抗癌药物的危险性，拟行心脏移植前证实心脏病性质，权衡心脏移植可行性；发现巨细胞性心肌炎，这种迅速致死的疾病，从而为选择机械循环支持或心脏移植提供依据。

5.有创性血流动力学检查　主要用于严重威胁生命，并对治疗无反应的泵衰竭患者，或需对呼吸困难和低血压休克做鉴别诊断的患者。

6.动态心电图　用于怀疑心力衰竭诱因与心律失常有关时；陈旧性心肌梗死患者怀疑心动过速拟行电生理检查前；拟行ICD治疗前。评估T波电交替、心率变异性。

7.心肺运动试验　当无法确定运动耐量降低是否与心力衰竭有关时，为明确诊断可行心肺运动试验。心肺运动试验能够客观反映患者的运动耐量，同时也能显示患者心脏的储备功能。制订患者的运动处方。

（三）实验室检查

实验室检查可证实导致或加重心力衰竭的病因和诱因，初诊心力衰竭患者应当完成血常规、尿常规、血清电解质（钙、镁）、肾功能（BUN、Cr）及空腹血糖（糖化血红蛋白）、血脂、肝功能和甲状腺功能的测定。随诊时应常规监测血清电解质和肾功能。

五、诊断及鉴别诊断

（一）慢性心力衰竭的阶段

1.心力衰竭易患阶段　即前心力衰竭阶段，此阶段存在发生心脏病和心力衰竭的高危因素，没有明显的心脏结构异常，没有心力衰竭的症状和体征，危险因素包括高血压、动脉粥样硬化、糖尿病、肥胖、代谢综合征、酗酒及服用对心脏有毒害作用的物质、风湿热史、心肌病家族史等。这些危险因素造成心脏初始损伤，也可称为心脏重构的启动阶段。

2.无症状心力衰竭阶段　此阶段存在心脏重构，有器质性心脏病，无心力衰竭的症状和体征，实验室检查存在心功能不全的征象；无症状的瓣膜性心脏病；陈旧性心肌梗死等，也可称为心脏重构阶段。从这一阶段起，临床诊断进入心力衰竭范围。

3.有症状心力衰竭阶段　此阶段有器质性心脏病，近期或既往出现过心力衰竭的症状和体征。可以分为左侧心力衰竭、右侧心力衰竭和全心力衰竭。根据左心室射血分数（LVEF<45%或>45%），又可以分为LVEF下降的心力衰竭（HFnEF或收缩性心力衰竭）和LVEF正常或代偿的心力衰竭（HFnEF或舒张性心力衰竭）。

4.顽固性或终末期心力衰竭阶段　此阶段器质性心脏病严重，即使合理用药，静息时仍有心力衰竭的症状，需特殊干预，如长期或反复因心力衰竭住院治疗；拟行心脏移植；需持续静脉用药缓解症状；需辅助循环支持等。

（二）诊断标准

1.主要条件

（1）阵发型夜间呼吸困难和或睡眠中憋醒。

（2）颈静脉曲张或搏动增强。

（3）有湿啰音和（或）呼吸音减弱，尤其双肺底。

（4）心脏扩大。

（5）急性肺水肿。

（6）第三心音奔马律。

（7）交替脉。

（8）颈静脉压升高＞15cmH$_2$O。

（9）胸部X线片示中、上肺野纹理增粗，或见Kerley线。

2.次要条件

（1）踝部水肿和（或）尿量减少而体重增加。

（2）无上呼吸道感染的夜间咳嗽。

（3）劳力性呼吸困难。

（4）淤血性肝大。

（5）胸腔积液。

（6）肺活量降低至最大的1/3。

（7）心动过速。

（8）按心力衰竭治疗5天内体重减少＞4.5kg。

3.判断标准　具有2项主要条件或具有1项主要条件及2项次要条件即可诊断。

（三）鉴别诊断

1.舒张性与收缩性心力衰竭的鉴别　见表4-5。

表4-5　舒张性心力衰竭与收缩性心力衰竭的鉴别

项　目	特　点	舒张性心力衰竭	收缩性心力衰竭
临床特点	症状（如呼吸困难）	有	有
	充血状态（如水肿）	有	有
	神经内分泌激活	有	有
左心室结构和功能	射血分数	正常	降低
	左心室质量	增加	增加
	相对室壁厚度	增加	增加
	舒张末容积	正常	增加
	舒张末压	增加	增加
	左心房	增大	增大
运动	运动能力	降低	降低
	心排血量变化	降低	降低
	舒张末压	增加	增加

2.慢性心力衰竭与其他疾病的鉴别

（1）支气管哮喘：该病以年轻者居多，常有多年病史，查体心脏正常，双肺可以闻及哮鸣音，胸部X线示肺野清晰，心脏正常。

（2）心包积液、缩窄性心包炎所致肝大、下肢水肿：可以根据病史、心脏及周围血管体征及超声心动图可以鉴别。

（3）肝硬化腹腔积液伴下肢水肿与有心室衰竭鉴别：基础病有助鉴别，且仅有心源性肝硬化才有颈静脉怒张。

六、治疗

（一）治疗原则

根据慢性心力衰竭发生发展的4个阶段，治疗原则或目标分别有所不同。

1.心力衰竭易患阶段　控制或消除各种导致心力衰竭和心脏重构的危险因素，早期阻断心室重构的始动环节，预防心室重构的发生。

2.无症状心力衰竭阶段 逆转或减缓心脏重构的进展，治疗心脏病的病因，防止进展到有症状心力衰竭，减少不良事件。

3.有症状心力衰竭阶段 改善或消除心力衰竭的症状和体征，逆转或减缓心脏重构，降低心力衰竭的病死率或致残率。

4.顽固性或终末期心力衰竭阶段 提高患者生存质量，降低心力衰竭住院率。

（二）早期干预

1.降压目标 一级目标血压＜140/90mmHg；高危人群（糖尿病，或肾功能不全，或脑卒中/TIA史）血压＜130/80mmHg；肾功能不全，尿蛋白＞1g/d，血压＜125/75mmHg。

2.调脂治疗目标 积极的调脂治疗将减少冠心病和动脉粥样硬化的发生，慢性心力衰竭患者的调脂治疗目标为：

（1）极高危人群：LDLC＜2.07mmol/L。

（2）高危人群：LDLC＜2.6mmol/L。

（3）中危人群：LDLC＜3.41mmol/L。

（4）低危人群：LDLC＜4.14mmol/L。

3.慢性心力衰竭患者糖尿病的治疗目标 餐前血糖5.6mmol/L（次级目标5.0mmol/L、7.2mmol/L），餐后2小时血糖＜7.8mmol/L（次级目标＜10mmol/L），糖化血红蛋白HbAlc＜7%，LDL＜100mg/dl，TG＜150mg/dl，HDL＞40mg/dl。

4.动脉粥样硬化的治疗 一旦肯定冠心病的诊断和存在外周动脉粥样硬化的依据，推荐抗动脉粥样硬化的治疗，建议采用ABCDE方案。

（1）A：抗血小板聚集或抗凝，抗RAS系统，推荐阿司匹林和血管紧张素转换酶抑制药，不能耐受ACEI的患者选用ARB，心肌梗死后患者加用醛固酮受体拮抗药，特殊情况选用其他抗血小板聚集药物或抗凝。

（2）B：控制血压，使用β受体拮抗药。

（3）C：调脂治疗，戒烟及不暴露在吸烟环境。

（4）D：健康饮食，治疗糖尿病。

（5）E：运动和健康教育。

5.早期发现和干预心脏重构 定期随访和评估高危人群，包括明确心肌病家族史或接受心脏毒性物质的人群。

6.心力衰竭易患阶段药物 血管紧张素转换酶抑制药应用于动脉粥样硬化性疾病、糖尿病、高血压合并心血管危险因素的患者。在这些高危人群中，ACEI能够减少新发的心力衰竭，有效干预心脏重构的始动过程，血管紧张素受体拮抗药也有类似的作用（Ⅱa级推荐）。

（三）药物治疗

1.无症状心力衰竭阶段的治疗

（1）逆转心脏重构的治疗：一旦明确存在左心室重构，推荐使用ACE抑制药和β受体拮抗药。大规模的临床研究证实，慢性左心室射血分数下降而无症状的患者长期应用ACEI可延续心力衰竭症状的发生，降低心力衰竭病死率和住院的联合终点。心肌梗死的患者联合应用ACEI和β受体拮抗药可以降低再梗死和死亡的危险，延缓心力衰竭的进展。

（2）针对病因治疗：冠心病、心肌梗死和心绞痛的患者应遵循相应的指南进行冠脉血供重建，挽救缺血和冬眠的心肌，逆转和阻断心室重构。瓣膜性心脏病，如严重的主动脉瓣或二尖瓣狭窄或关闭不全，即使没有心力衰竭的症状也应考虑行瓣膜修复（球囊扩张）或置换术。

（3）无症状心力衰竭阶段的药物推荐：除非存在禁忌证，推荐使用血管紧张素转换酶抑制药（ACED和β受体拮抗药，逆转心脏重构，延缓无症状心功能不全进展到有症状心力衰竭。不能耐受ACEI者，可选用ARB。

2.左室功能下降，有症状心力衰竭的治疗

（1）一般治疗

去除诱发因素：监测体重，每日测体重，以早期发现液体潴留非常重要。调整生活方式，限钠：轻度心力衰竭患者钠盐摄入应控制在2～3g/d；中到重度心力衰竭患者应<2g/d；限水：严重低钠血症（血钠<130mmol/L），液体摄入量应<2L/d；营养和饮食：宜低脂饮食，肥胖患者应减轻体重，严重心力衰竭伴明显消瘦（心脏恶病质）者，应给予营养支持，包括给予人血白蛋白，戒烟戒酒。

休息和适度运动：失代偿期需卧床休息，多做被动运动以预防深部静脉血栓形成。临床情况改善后应鼓励在不引起症状的情况下进行体力活动，以防止肌肉的"去适应状态"，但要避免长时间的用力运动。较重患者可在床边围椅小坐。

其他患者可每日步行多次，每次5~10分钟，并酌情逐步延长步行时间。

心理和精神治疗：压抑、焦虑和孤独在心力衰竭恶化中有很大的作用，也是心力衰竭患者死亡的主要预后因素。综合性情感干预包括心理疏导可改善心功能状态，必要时可考虑酌情应用抗抑郁或焦虑的药物。

治疗中避免使用的药物：下列药物可加重心力衰竭症状，应尽量避免使用①非甾体类抗炎药和COX-2抑制药，可引起钠潴留、外周血管收缩，减弱利尿药和ACEI的疗效，并增加其毒性；②皮质激素，生长激素或甲状腺激素等激素疗法；③Ⅰ类抗心律失常药物；④大多数CCB，包括地尔硫䓬、维拉帕米、短效二氢吡啶类制剂；⑤"心肌营养"药，包括泛癸利酮（辅酶Q_{10}）、牛磺酸、抗氧化药等，因疗效尚不确定，且和治疗心力衰竭的药物之间可能有相互作用，不推荐使用。

氧疗：氧气用于治疗急性心力衰竭伴有的低氧血症，单纯慢性心力衰竭并无应用指征，但对心力衰竭伴夜间睡眠呼吸障碍者，夜间给氧可减少低氧血症的发生。

（2）常规药物治疗：左心功能下降，有症状心力衰竭阶段的常规药物治疗主要包括利尿药、血管紧张素转换酶抑制药（ACEI）或血管紧张素Ⅱ受体拮抗药（ARB）和β受体阻滞药，必要时加用地高辛。

3.左室功能正常，有症状心力衰竭（HFnEF）的治疗

（1）针对病因治疗：进行基础心脏病的规范化治疗，对高血压伴有HFnEF的患者强化降压治疗，达标血压宜低于单纯高血压患者的标准，即收缩压<130mmHg、舒张压<80mmHg；冠心病的高危患者，推荐血供重建；治疗糖尿病；纠正贫血、甲状腺功能亢进、动静脉瘘等高动力学状态；有可能转复为窦性心律的心房颤动患者，恢复窦律并维持窦律等。

（2）缓解症状：有液体潴留征象的患者选用利尿药，可以选用噻嗪类利尿药或袢利尿药；噻嗪类利尿药无效时，改用袢利尿药过度的利尿，有可能影响血压，使肾功能恶化，应该避免；快速心房纤颤的患者控制心室率，可选用β受体拮抗药或非二氢吡啶类钙拮抗药。

（3）逆转左心室肥厚，改善舒张功能：推荐使用ACEI、ARB、B受体拮抗药等。维拉帕米有益于肥厚型心肌病。对心肌肥厚或纤维化疾病的患者，如高血压、糖尿病等，可以应用醛固酮受体拮抗药。

（4）其他：地高辛不能增加心肌的松弛性，不推荐使用地高辛。

4.难治性或终末期心力衰竭阶段的治疗　顽固性或终末阶段心力衰竭的诊断需排除因治疗不当或可逆性心力衰竭诱因未纠正等因素，确认所有常规心力衰竭治疗均得到合理应用，而患者仍有静息或轻微活动时气促，极度无力，常有心源性恶病质，需反复住院甚至无法出院。此期的心力衰竭患者病死率高，治疗目的是改善症状，提高生活质量，减少病死率和病残率。

（1）液体潴留：顽固性终末期心力衰竭的治疗，最重要的是如何使利尿药的应用最佳化，在水盐代谢、肾功能、电解质之间寻求平衡。每日限盐2g或更少，入液量<2000mL。每日测体重，若体重增加超过每日1kg，应考虑有隐性水肿。顽固性心力衰竭患者低钠血症常常是血管加压素系统高度激活和（或）肾素-血管紧张素醛固酮系统抑制不充分的结果。血管加压素受体拮抗药可减轻体重和水肿，使低钠血症患者的血钠正常化，有望减少低钠血症的发生。另外，可考虑增加对肾素-血管紧张素-醛固酮系统的抑制或使用重组B类利钠肽。出现低钠血症时，应鉴别缺钠性或稀释性低钠血症，前者发生于大量利尿后，属容量减少性低钠血症，患者可有直立性低血压，尿少而比重高，治疗应予补充钠盐；后者又称难治性水肿，见于心力衰竭进行性恶化者，此时钠、水有潴留，而水潴留多于钠潴留，故称高容量性低钠血症，患者尿少而比重低，治疗应严格限制入水量，并按利尿药抵抗处理。伴有低钠血症的顽固性水肿可选用新型利尿药托伐普坦。

（2）神经内分泌拮抗药：顽固性终末期心力衰竭的患者常常仅能耐受小剂量的神经内分泌抑制药，或者完全无法耐受。对血压<80mmHg或呈外周低灌注状态的患者不要使用ACEI，对能够耐受小剂量神经内分泌抑制药的患者则应坚持使用。有液体潴留或正在使用正性肌力药的患者不宜用β受体阻滞药。终末期心力衰竭的患者常常血压偏低、肾功能不全，合用ACEI易诱发低血压和肾衰竭，加用B受体阻滞药后心力衰竭可进一步加重，此时应权衡利弊，个体化处理。

（3）血管扩张药和正性肌力药物：在临床症状恶化期可选用血管扩张药（硝普钠、硝酸甘油和奈西立肽）和持续静脉滴注正性肌力药物缓解症状，作为姑息治疗手段。不主张常规间歇静脉滴注正性肌力药，可试用钙增敏药左西孟旦。

（4）心力衰竭的非药物治疗：优化的内科药物治疗无效，应考虑非药物治疗，包括心脏移植、左心室辅助装置、超滤等。

（5）临终关怀：主张尽力缓解患者的痛苦，以减轻症状为目的，包括使用麻醉药、频繁使用利尿药、持续静脉滴注正性肌力药等。避免不必要的检查和干预，与患者和家属协商终末期的支持治疗。在生命弥留之际是否进行心肺复苏，应征询家属意见，当进行积极的操作（气管插管、应用ICD）也无法改变最终的结局时，不推荐这些操作。

（四）慢性心力衰竭的非药物治疗

1.心脏再同步化治疗 心脏失同步的慢性心力衰竭患者常规药物治疗效果不佳，可应用心脏再同步化治疗（CRT），不仅提高CHF患者生活质量、增加日常生活能力，缓解临床症状，而且使CHF患者住院率、病死率明显下降。心脏再同步化治疗的适应证如下

（1）I类：①缺血或非缺血性心肌病；②充分抗心力衰竭药物治疗后，心功能仍在Ⅲ级及不必卧床的Ⅳ级；③窦性心律；④左心室射血分数（LVEF）≤35%；⑤左心室舒张末期内径（LVEDD）≥55mm；⑥QRS时限≥120毫秒伴有心脏运动不同步。

（2）Ⅱa类：①充分药物治疗后心功能好转至Ⅱ级，并符合I类适应证其他条件；②慢性心房颤动患者，符合I类适应证其他条件可行CRT治疗，部分患者结合房室结射频消融以保证有效夺获双心室。

（3）Ⅱb类：①符合常规心脏起搏适应证并心室起搏依赖患者，合并器质性心脏病或心功能Ⅲ级以上；②常规心脏起搏并心室起搏依赖患者，起搏治疗后出现心脏扩大，心功能Ⅲ级及以上；③QRS时限<120毫秒并符合Ⅰ类适应证的。

2.左心室辅助装置（LAVD） LAVD是将人工制造的机械装置植入体内，从左心房或左心室引出血液，通过植入的机械装置升压后将血液泵入主动脉系统，起到部分或全部替代心脏泵血功能，以维持全身组织、器官血液供应；此外LAVD免除左心室负荷，可改善心力衰竭患者症状；同时通过正常化心室压力容积，使肥大的心室逐渐缩小，发挥逆转左心室重塑、降低病死率的作用。

LAVD适用于心脏手术后心功能不全恢复前辅助治疗，心脏移植术前临时支持，终末期心力衰竭长久支持。

3.基因治疗 当前采用的药物治疗虽能控制心力衰竭症状，减轻左心室扩张，改善功能，延缓死亡，但不能使其治愈。心力衰竭的实质是心肌细胞基因异常表达，造成心肌细胞膜上受体、细胞内信号传导系统、钙离子（Ca）调节及细胞生长和凋亡调控机制等发生一系列改变，从而出现以心肌舒缩功能不全为特征的临床综合征，最终导致心肌储备能力耗竭。基因治疗通过对引起心力衰竭的相关基因进行调整和修补，从而达到获得、替代或放大目标蛋白组、改善心功能目的。

4.心脏移植 心脏移植可作为终末期心力衰竭的一种治疗方式，主要适用于无其他可选择治疗方法的重度心力衰竭患者。

（1）心脏移植适应证：①药物及其他治疗均无法治愈的终末期心力衰竭的患者；②顽固性心力衰竭引起血流动力学障碍；③难治性心源性休克；④长期依赖正性肌力药来维持器官灌注；⑤运动峰耗氧量<10mL/kg伴无氧代谢；⑥严重心肌缺血，即使冠状动脉搭桥或经皮冠状动脉血供重建也无法缓解症状；⑦顽固性恶性室性心律失常，各种干预措施无效。

（2）心脏移植的禁忌证：①严重的外周及脑血管疾病；②其他器官（肾、肝、肺）不可逆损害（除非考虑多器官移植）；③有恶性肿瘤史及恶性肿瘤复发；④无法或不能耐受术后的药物综合治疗；⑤不可逆的肺动脉高压（肺血管阻力>6Wood单位）；⑥全身感染（HIV、播散性肺结核等）；⑦胰岛素依赖的糖尿病伴有终末器官损伤；⑧吸毒；⑨精神状态不稳定；⑩高龄。

第三节　难治性心力衰竭

难治性心力衰竭又称顽固性心力衰竭，是指NYHA心功能Ⅲ～Ⅳ级的充血性心力衰竭患者，在严格卧床休息的基础上，经适当而完善的强心治疗、利尿治疗、血管扩张药治疗和血管紧张素转换酶抑制药（ACEI）治疗及消除并发症和诱因后，临床症状仍未得到改善，甚至恶化，被称为难治性心力衰竭，是心力衰竭患者死亡的主要原因。

一、病因

（一）心脏疾病

1.心肌梗死 心肌梗死导致心肌收缩单位的减少，心脏构型的改变。收缩功能的障碍，在心肌梗死后的重构过程中，心肌的肥厚。心肌的缺血又使得舒张功能明显障碍，从而导致难治性心力衰竭。

2.心脏炎症疾病

（1）风湿性心脏炎、病毒性心肌炎等引起心肌弥漫性病变时，由于大面积的心肌炎症、损伤，易导致难治性心力衰竭的发生。

（2）感染性心内膜炎等感染性疾病，若不能及时控制感染，常常导致难治性心力衰竭的发生。

（3）缩窄性心包炎因周围机械限制的存在，药物治疗常常疗效欠佳，而手术剥离后常发生急性心脏扩张，若处理不当，均易导致难治性心力衰竭。

3.心肌病

（1）肥厚型心肌病：因心室肥厚和（或）心肌缺血或梗死，收缩有余而舒张不足，使得舒张功能严重障碍，若高血压未能有效控制，常常导致难治性心力衰竭。

（2）扩张型心肌病：因其心腔极度扩张，同时又受到心包的制约，使得收缩和舒张功能均发生障碍。

（3）限制型心肌病：由于心内膜增厚，左心室对称性肥厚，部分患者出现心包积液，均使得心脏收缩与舒张功能显著下降，出现难治性心力衰竭。

4.风湿性心瓣膜病变与先天性心脏病 某些心瓣膜病，如重度二尖瓣狭窄、三尖瓣腱索断裂等，其相关杂音常因心率变化、心律失常或心力衰竭而变得不明显，造成诊断困难。三尖瓣腱索断裂可发生明显的三尖瓣反流，由于其发生在低阻力的小循环系统，临床表现不明显，病变进展隐袭，往往造成漏诊。某些先天性心脏病，如房间隔缺损、三尖瓣下移畸形等，其症状、体征较轻，常规体检时易被忽视，而出现严重心力衰竭时，原有的特征性杂音常变得不明显，甚至消失，易于漏诊。若处理不当，易导致难治性心力衰竭。

5.其他

（1）心肌浸润性病变（肿瘤、淀粉样变性、血色病等）。

（2）心内的血栓。

（3）赘生物等。

（二）水、电解质代谢紊乱

1.低钠综合征　低盐饮食，所有利尿药均可导致低钠综合征。随着细胞外液中钠离子及阴离子丢失，细胞外液渗透压降低，水液遂向细胞内转移，有效循环血量减少，可致低血压、休克，升压药对此类休克常常无效，使得心力衰竭加重，出现难治性心力衰竭。

2.低钾血症　除保钾利尿药（如氨苯蝶啶、螺旋内酯等）外，大多数利尿药均可引起钾离子的排泄，若长期、过量应用，钾离子的补充不足或吸收障碍等均可发生严重的低钾血症。患者血钾浓度若＜3mmol/L，往往伴有血浆氯离子浓度的降低。低钾血症临床症状较少，但常诱发心律失常或洋地黄中毒，使得心力衰竭难以治疗。

3.低氯性碱中毒　随着血钾和血氯的排泄过多，患者常常发生低氯性碱中毒，若血浆氯离子浓度降至9mmol/L以下，尿检pH常趋于酸性，利尿药此时往往失效。若伴随血浆钙离子的丢失，血钙浓度降低，患者还可出现搐搦或昏迷，使得心力衰竭难以治疗。

4.水过多综合征　慢性心力衰竭患者因过度的低钠饮食、饮水过多或抗利尿激素（ADH）分泌过多，可引起水液的潴留，称之为"水过多综合征"（水中毒或稀释性低钠血症）。尤其当水过多综合征缓慢发生时，患者常无特殊临床表现，或有厌食、恶心、少尿、水肿等症状，易于忽视。若不能很好地处理低钠、呼吸性碱中毒，患者常因血钠过低（＜110mmol/L）而出现抽搐、昏迷而使心力衰竭难以治疗。

（三）治疗不当

1.低氧血症　氧疗的不正确或不足均会产生低氧血症，血氧分压的降低会刺激机体交感神经系统，导致儿茶酚胺类物质的大量分泌，儿茶酚胺类物质既可诱发心律失常，又会降低洋地黄的疗效，使心力衰竭难以治愈。

2.利尿药使用不当 对心力衰竭前负荷过重、心包积液、肺源性心脏病及右心室心肌梗死者，利尿药的使用应严格掌握适应证，如果利尿过度，会导致血容量不足或静脉压下降。由于心脏充盈不足，心排血量下降，使心力衰竭难以治愈。

3.洋地黄使用不当 过量的洋地黄和（或）中毒量的洋地黄均可导致心肌收缩力的降低，并能引起各种类型的心律失常，使得心排血量减少，心力衰竭顽固难治。

4.心肌抑制药 治疗过程中使用了某些抗心律失常药（如钙离子通道拮抗药等）或其他能引起心肌收缩力下降的药物，使得心力衰竭难以治疗。

（四）间发性疾病

1.感染 任何感染，尤其是伴有发热时，由于机体新陈代谢的增强，交感神经的兴奋，以及毒素的刺激，既可增加心率，增加耗氧量，又可直接累及心肌，若感染不能及时控制，则心力衰竭难以治愈。

2.严重心律失常 严重缓慢性心律失常、顽固的心动过速、病态窦房结综合征等心律失常因为心排血量明显下降，若不能进行正确、有效的干预，则心力衰竭难以治愈。

3.肺栓塞 小而反复的肺动脉栓塞或多发性栓塞，常常仅表现为右侧心力衰竭进行性加重，导致难治性心力衰竭。

4.甲状腺功能亢进 由于T_3和T_4的升高，基础代谢率随之增加，可并发高排量心力衰竭。而心脏病合并甲状腺功能亢进症者，则易出现快速性房性心律失常，心室率难以用常规方法控制，心力衰竭成为难治。

5.贫血 严重贫血可诱发高排量心力衰竭。器质性心脏病发生心力衰竭时，若合并贫血则对心力衰竭常规治疗往往无效。

6.脚气病 多见于机体维生素B_1需要量增加，体内维生素B_1相对缺乏或消耗过多者，如长期发热、长期腹泻、妊娠、长期服用碱性药物者，经常出现高输出量右侧心力衰竭，心脏扩大而心律整齐，明显下肢水肿，周围神经炎，常规心力衰竭治疗效果欠佳。

二、临床表现

（一）症状

患者休息或轻微活动即感气急、端坐呼吸、极度疲乏、发绀倦怠、四肢发冷，运动耐量降低伴呼吸困难，骨骼肌萎缩，心源性恶病质，顽固性水肿，肝进行性增大伴右上腹疼痛。

（二）体征

心尖冲动向左下扩大，可闻及第三心音奔马律，肺动脉瓣第二心音亢进，继发于二尖瓣关闭不全的收缩早期或全收缩期杂音；右心室第三心音奔马律；三尖瓣反流时，沿着胸骨左下缘可闻及收缩早期及全收缩期杂音。

三、辅助检查

1.血压　患者血压常显著升高。

2.胸部X线片　心影增大（左心室或左房扩大），可出现肺瘀血、间质性肺水肿、肺泡性肺水肿等肺静脉压增高的表现。

3.心电图　可有心肌劳损、左心室肥厚、陈旧性心肌梗死及各种心律失常。

4.有创血流动力学监测　漂浮导管检查示CI减低，PCWP增高。

5.超声心动图检查（UCG）　左心室收缩功能减低，左心室功能（LVEF）<40%。

6.血氧饱和度监测　可有血氧饱和度减低。

四、诊断

难治性心力衰竭往往兼有左侧心力衰竭和右侧心力衰竭，有心率增快、顽固性水肿、倦怠、四肢厥冷、发绀、脉压小、少尿、低血钾或稀释性低钠血症等。血流动力学检查示左心室充盈压明显升高，心脏指数常低于2.0L/（min·m^2），周围血管阻力升高。

五、治疗

难治性心力衰竭不同于治疗措施不力或方法不当所致的严重心力衰竭，有进行性结构性心脏病，是严重器质性心脏病终末期的表现，虽经内科治疗，通过休息、限钠、限水，给予利尿药和强心药后，心力衰竭仍难以控制，仍需应用扩张血管药、ACE抑制药、非洋地黄类正性肌力药物及改善心肌顺应性、不能安全出院、反复住院、等待心脏移植、应用心脏机械辅助装置来控制心力衰竭者预后极差。

治疗原则首先是明确造成难治性心力衰竭的原因，并对病情进行全面评估；治疗加重心力衰竭的因素和并发症；明确有无可以手术纠正的心脏疾病；重新复核以往的治疗方案；采取增强心肌收缩力和减轻心脏前、后负荷的措施。

（一）常规药物治疗

由于难治性心力衰竭患者常合并肾功能不全，ACEI或血管紧张素Ⅱ受体拮抗药（ARB）的临床使用受到限制；β受体阻滞药因其负性变时和变力作用，在难治性心力衰竭中的使用受到限制；地高辛对于难治性心力衰竭治疗效果比较差。而利尿药是目前唯一不受限制并且是改善容量负荷过重的良好药物，恰当使用利尿药是治疗难治性心力衰竭的关键。

在使用利尿药过程中，既要避免用量不足，又要避免利尿过度。因难治性心力衰竭患者的活动严重受限，检测体重有时不易实施。对于严重水、钠潴留的患者每日监测其出入量（尤其是尿量）是最为可行的方法，对指导利尿药的使用具有较大的帮助。原则上在严格控制入量的基础上（1000～1500ml），每日出量与入量平衡或每日体重降低0.5～1.0kg较为适宜，两种方法联合使用评估利尿药的效果和水、钠潴留状况更为准确。

利尿药抵抗是难治性心力衰竭的常见原因。改善利尿药抵抗的措施如下。

1.加大利尿药剂量，如增加呋塞米剂量，每日3～4次服用。

2.采用作用机制不同的利尿药联用，如袢利尿药联用氢氯噻嗪，或再加用醛固酮受体拮抗药，可明显改善利尿药的抵抗和增强利尿效果。

3.静脉滴注呋塞米100～200mg，以0.5～1mg/min持续静脉滴注，每次剂量＜300mg。

4.利尿药联合使用正性肌力药物如儿茶酚胺类、钙增敏药。

5.利尿药联合应用提高渗透压的药物如甘露醇或人血白蛋白等。

（二）静脉制剂的应用

1.正性肌力药物　分为洋地黄类，儿茶酚胺类（多巴胺、多巴酚丁胺），磷酸二酯酶抑制药（氨力农、米力农）和钙增敏药（左西孟旦），适用于低灌注伴或不伴有肺瘀血的患者。

（1）不主张难治性心力衰竭患者常规间断地静脉使用除洋地黄类之外的正性肌力药物，因其使用对于无低灌注的患者无益甚至有害。低血压和诱发心律失常是限制正性肌力药物应用的首要问题。洋地黄类药物静脉使用时最好停用地高辛，并且在高龄、心肌缺血、肾功能不全患者酌情减量。

（2）多巴酚丁胺很少引起低血压，但用量过大可引起心率加快和心律失常。

（3）米力农引起低血压的概率较多巴酚丁胺明显增多，在伴有低血压的患者中不宜使用米力农；米力农与β受体阻滞药联用治疗心力衰竭有协同作用，能够预防米力农引起的QT间期延长，可进一步降低病死率。

（4）左西孟旦与其他正性肌力药物不同的是，不增加心肌耗氧量，低血压、心律失常发生率低，可用于难治性心力衰竭。给予利尿药、ACEI和β受体阻滞药最佳标准治疗的基础上，患者心力衰竭症状持续存在，可以考虑联用硝酸酯类和肼屈嗪。

虽然正性肌力药物不能改善预后，但对严重心力衰竭患者短期使用能够明显改善血流动力学，缓解临床症状，延缓病程的进展，提高生存率。

2.血管扩张药　仅适用于低灌注伴有外周阻力升高伴或不伴肺瘀血的患者。血管扩张药按照扩张动脉、静脉的不同效应分为以扩张动脉为主（如乌拉地尔）、以扩张静脉为主（如硝酸酯类）和混合型血管扩张药（如硝普钠），分别根据临床特点（低心排血量、心室充盈压升高、水钠潴留，以及肺瘀血的程度）合理选用。若使用不当反而会加重病情。使用血管扩张药常需要有创血流动力学监测。使用硝普钠时要注意控制剂量和使用时间，以防氰化物中毒，尤其是心力衰竭伴有肝、肾功能不全者。

3.重组人脑利钠肽　既具有扩张血管又具有显著的利尿作用，能够有效降低心室充盈压和改善水钠潴留，迅速改善症状，适用于低灌注伴有外周阻力升高以及明显水钠潴留的患者。重组人脑利钠肽治疗重度心力衰竭的疗效优于正性肌力药物和其他血管扩张药，且不良反应较少。因半衰期（18分钟）较硝酸甘油长，使用中应避免低血压的发生。

（三）顽固性水肿的处理

治疗顽固性水肿的关键是识别低钠血症的类型，即稀释性低钠血症还是缺钠性低钠血症（真性低钠血症）。稀释性低钠血症是心力衰竭的严重表现，与患者预后密切相关，纠正极为困难。因低钠血症的类型不同，治疗原则也截然不同，需要临床上加以鉴别。

1.稀释性低钠血症性水肿　临床特点为水、钠潴留显著，利尿药效果差，心力衰竭症状明显加剧，而血钠水平降低而尿钠水平升高是其显著特点。治疗重点是提高血浆渗透压和积极利尿。若合并低蛋白血症可静脉输入人血白蛋白基础上应用利尿药，提高胶体渗透压，目前指南建议应用新型利尿药托伐普坦（苏麦卡）。

2.缺钠性低钠血症性水肿　胃肠道和肝瘀血导致患者食欲差，长期使用利尿药和限制钠盐摄入容易引起缺钠性低钠血症的发生。临床特点为精神神经症状如嗜睡等显著，多发生于应用利尿药且水肿逐渐消退后，利尿尤其是渗透性利尿引起低钠血症更为明显，而血钠水平降低与尿钠水平也降低是其特点。由于同样可出现显著的水钠潴留，容易误诊为稀释性低钠血症。治疗的关键是静脉补充高渗盐水，根据血浆钠的水平决定补钠浓度和补钠量，一般补钠浓度为1.4%～4.6%。当血钠水平＜125mmol/L时，盐水浓度为4.6%；血钠水平为126～135mmol/L时，盐水浓度为3.5%；轻度低钠多主张口服补盐液纠正。补盐量（g）（142mmol/L—实测血浆钠）×0.2×体重（kg）/17，首日补充总补盐量的1/3～1/4，根据次日血钠检测结果决定随后的补盐量。需特别提醒的是，严重低钠血症时补充等渗盐水不但难以提高血钠水平，而且会加重水、钠潴留，导致心力衰竭恶化，甚至死亡。注意血钠上升速度不宜过快，以免造成脑细胞脱髓鞘改变。

3.心肾综合征　心肾综合征是严重心力衰竭患者临床症状不能缓解的较为常见的原因。具有基础肾损害的患者尽管使用利尿药后症状缓解，但肾功能仍呈进行性减退。主要见于严重右侧心力衰竭和显著水、钠潴留的患者。其发生的原因主要是低心排血量引起肾脏低灌注，部分原因为低血容量。血肌酐水平越高，心力衰竭越重，患者再住院率和病死率增高，与患者预后显著相关。低心排血量引起的肾功能不全的临床特点为低血压、少尿，对利尿药和血管扩张药反应差，心力衰竭好转后肾功能不全可明显缓解。治疗的关键是静脉应用正性肌力药物，提高心排血量，改善肾脏低灌注，提高利尿药的效果。常联合使用毛花苷C和（或）多巴胺＋利尿药。利尿药联合氨茶碱有利于增加尿量和减轻水肿，可能与氨茶碱增加肾血流量有关。遇有心力衰竭伴有肾功能不全的患者，也应认真区别肾前性、肾性和肾后性，以决定不同的治疗方案。对于低血容量引起的肾功能不全，患者既往无基础慢性肾病史，过度限制钠水的摄入或过度利尿，心力衰竭好转后肾功能不全反而加重，主要以尿素氮水平升高比较显著，与肌酐升高不成比例。此类患者合理补充血容量是治疗的关键。需要注意的是，肾功能不全患者应当根据血肌酐水平及时调整或停用ACEI或ARB，以免肾功能的恶化。

（四）贫血的处理

1.对于轻度贫血患者（血红蛋白≥100g/L）可暂时不予处理。

2.重度贫血患者可考虑采取以下治疗措施。

（1）铁剂补充：难治性心力衰竭口服铁剂吸收差，不良反应多，而静脉补充铁剂是较为安全有效的方法，能够改善患者的心功能，提高6分钟步行距离。在补充铁剂的同时，注意补充叶酸和维生素B$_{12}$。

（2）EPO及其合成刺激剂：EPO及铁剂补充联合应用是临床常用手段，能够明显提高血红蛋白浓度，改善心功能，降低心血管病患者的住院率，但明显增高血黏度，血栓形成的风险升高。

（3）输血治疗：当血红蛋白浓度<60～80g/L时可考虑输血治疗，但应注意输血并发症、输血后心力衰竭加重，以及血栓形成的风险升高。

（五）抗栓治疗

1.抗凝治疗　合并栓塞或阵发、持续性心房颤动病史的患者需要抗凝治疗，患有淀粉样变性、左心室致密化不全、家族性扩张型心肌病或一级亲属有血栓栓塞病史的患者应考虑抗凝治疗。

2.抗血小板治疗　阿司匹林能够降低心力衰竭患者的病死率，尤其对缺血引起的心力衰竭患者保护作用更为明显。

（六）循环辅助装置治疗

循环辅助装置主要有反搏装置（IABP）、心肺辅助装置（CPS）、心室辅助装置（VAD）。

1.反搏装置（IABP）　患者存在明显心肌缺血证据，药物治疗或其他治疗效果不佳，或血压无法维持时采用IABP治疗。操作简易迅速，成功率高，费用低，需要的监护人员少，不足之处是使用时间不宜过长。IABP的禁忌证为存在严重的外周血管疾病、主动脉瘤、主动脉瓣关闭不全、存在活动性出血或其他抗凝禁忌者（如严重血小板减少症）。

2.心肺辅助装置（CPS）　提供充分的包括血流动力学及静脉血氧合在内的心肺支持，类似于外科手术中的体外循环，短期使用可改善预后，对技术人员要求高。体外人工膜肺氧合器也属于心肺支持装置，主要用于成人急性呼吸衰竭和急性心力衰竭，短期使用能够达到左心室辅助装置的效果，主要用于心脏移植和心肺联合移植的过渡阶段。

3.心室辅助装置（VAD）　根据泵装置和心腔的连接部位分为左心室辅助装置（LVAD）、右心室辅助装置（RVAD）和双心室辅助装置（BIVAD），根据泵装置的置入部位分为体外型（非置入型）和体内型（置入型）。

（七）非药物治疗

1.心脏再同步化治疗　适宜于房室和左、右心室及室内传导不同步患者，可显著改善心力衰竭症状，降低心力衰竭病死率。严重心力衰竭常存在传导的不同步现象，是病情持续恶化和药物治疗效果不佳的重要原因，实施心脏再同步化治疗是一种合理的选择。

2.血供重建治疗　对于缺血性心肌病患者，血供重建术是改善心肌供血和心力衰竭加重的最有效的方法。经充分评估后确定患者确实存在心肌缺血，经药物治疗不能缓解者，采用积极的血供重建治疗，可显著改善患者的心力衰竭症状，改善生活质量，提高生存率。对于心肌梗死患者，应当评估坏死心肌和存活心肌，以决定是否进行血供重建的治疗策略。

3.血液超滤　适用于对利尿药治疗反应差的难治性心力衰竭患者，血液超滤可促进排钠、减轻容量负荷，改善症状，与静脉应用利尿药比较可缩短住院时间。

4.干细胞移植　对心肌梗死后心功能低下患者向冠状动脉内注入骨髓干细胞，结果显示不能够提高LVEF。缺血性心肌病自体成肌细胞移植初步显示可改善左心室功能，防止心力衰竭发展。

5.心脏移植

（1）绝对适应证：心力衰竭生存积分（HFSS）为高危，同时具有以下情况。①难治性心源性休克；②只有通过静脉使用正性肌力药物才能维持外周器官的灌注；③最大运动氧耗量<10mL/（kg·min），合并无氧代谢存在；④严重的缺血症状持续存在，患者日常活动受限，且不能耐受CABG和PCI；⑤无法控制的反复发作的室性心律失常，药物、ICD和外科手术效果差。

（2）相对适应证：HFSS评分中危，同时具有以下情况。①最大运动氧耗量在11～14mL/（kg·min），并且日常活动受限；②反复发作的不稳定性心肌缺血，且不能耐受PCI；③药物无法控制的体液失衡反复发作，药物种类和剂量不断增加。

第五章　心肌病

第一节　扩张型心肌病

扩张型心肌病（DCM）是一种遗传因素和非遗传因素共同作用下产生的复合型心肌病，特征包括左心室、右心室或双心腔扩大和收缩功能障碍等，诊断依据通常为二维超声心动图。DCM会造成左心室收缩功能降低、进行性心力衰竭、室性和室上性心律失常、传导系统异常、血栓栓塞，甚至猝死。DCM是比较常见的心肌疾病，在造成心力衰竭的原因中排第三位，是最常见的原发性心肌病类型。

一、发病机制

扩张型心肌病患者均是由不同原因和病理过程共同造成的病症，通常患者的心功能损伤程度用异常负荷或者缺血损伤的情况解释时具有很大的局限性。早期认为扩张型心肌病的患者多数存在肠道病毒、腺病毒、肝炎病毒等感染因素，且伴感染后容易造成免疫损伤及免疫紊乱。T淋巴细胞免疫对扩张型心肌病的发病尤为重要。CD_4^+T淋巴细胞为心肌炎的一种启动因子，可促扩张型心肌病发病。研究表明，扩张型心肌病患者外周血中CD_8^+T淋巴细胞减少，CD_4^+T淋巴细胞相对增多，淋巴细胞比例失调显著，同时CD_4^+、CD_{25}^+调节性T细胞数目明显减少，使体内免疫系统不能有效下调对自身心肌抗原的免疫反应。扩张型心肌病可能是机体促炎/抗炎反应免疫失调造成，继而造成患者体内免疫调节功能降低，且影响心脏功能。扩张型心肌病患者体内常见的5种自身抗体分别为抗线粒体腺嘌呤核苷异位酶（ANT）抗体、抗肾上腺素能β1受体（β1AR）抗体、抗胆碱能M2受体（M2R）抗体、抗肌球蛋白重链（MHC）抗体和抗L型钙通道（L-CaC）抗体。其水平长时间处于较高状态时，则患有扩张型心肌病的风险越大。自身抗体对受体有激动剂样的效应，可能干扰受体的正常调节功能，使细胞代谢发生紊乱，引起心脏功能改变。扩张型心肌病患者病发较长时间后，便会出现心脏显著扩张且重量加重的情况。扩张型心肌病患者中约有60%存在家族遗传倾向，且现已证实400多个突变位点上的60个致病性基因与扩张型心肌病有关，其中致病基因大都是编码心脏结构和功能方面的基因，比如心肌收缩力产生、传导基因，心肌细胞骨架基因和细胞核膜基因、线粒体基因等。扩张型心肌病的产生是获得性/失用性突变导致氨基酸编码序列被改变，继而导致核糖核酸（RNA）合成、转录被阻断，生成异常结构的蛋白质，比如心肌细胞肥大、凋亡、心肌组织纤维化等，常见患者存在心肌收缩力产生、传导障碍离子稳态破坏等情况，造成患者心肌收缩产生不同程度的障碍，心室随之出现扩张而发病。

二、临床表现

（一）症状

DCM在原发性心肌病中最为常见，多发于30～50岁人群，男性发病率高于女性，起病过程缓慢，可多年维持无症状的心脏扩大，或表现出各类型心律失常，逐渐发展为心力衰竭。也可先发生左侧心力衰竭、心悸、气短、不能平卧等症状，继而右侧心力衰竭，出现肝大、水肿、尿少等情况，也有患者起病即为全心衰竭。胸部有隐痛或钝痛感，典型心绞痛并不多见。心排血量减少，脑供血不足，容易产生头晕、头痛，甚至晕厥。心脏内的附壁血栓可能会造成肺部、脑部、肾部四肢等动脉栓塞，比较常见的症状是心律失常，其中多数情况为异位心律，特别是室期前收缩，心房颤动发生的概率为10%～30%，还可能出现不同类型不同程度的传导阻滞。患者表现出来的病症可能只有心律失常，或因心律失常或动脉栓塞猝死。

（二）体征

最为常见的是心脏扩大，心尖部的第一心音减弱，因为二尖瓣相对性的关闭不全，心尖处时常会出现收缩期杂音，偶尔会听到舒张期杂音，杂音随心力衰竭加重而增强，随心力衰竭减轻而减弱，甚至消失，有75%的患者能够听到第三心音或者第四心音。有10%的患者会出现血压升高，很大程度上是受到了心力衰竭时儿茶酚胺分泌增多、水钠潴留的影响。心力衰竭得到控制后，血压逐渐恢复到正常水平，但会出现并存高血压。

三、诊断

（一）病史问诊要点

询问病史时主要围绕诱发气短和下肢水肿的因素、发作特点、伴随症状，基础型心脏疾病及高血压、糖尿病和血脂异常等相关危险因素，过去有没有肝、肾或呼吸系统疾病及过敏史等，以排查造成呼吸困难或下肢水肿的原因。

（二）常规检查

1.胸部X线检查 心脏造影范围扩大明显，心胸比超过60%，肺部常有淤血。

2.心电图 主要筛查心房颤动、传导阻滞及各类型心律失常，其他需要关注的方面有ST-T异常、低电压、R波减低和病理性Q波，大多数情况下是由心肌广泛纤维化造成的，但是Q波异常需要与心肌梗死进行区分。

3.心音图 测试可发现第三心音和或第四心音及肺动脉瓣区第二心音增强，血流动力学改变可造成以上结果。部分情况下会在心尖区或三尖瓣区监测到全收缩期杂音，这是因为相应的瓣膜环扩大造成了相对性二尖瓣或三尖瓣关闭不全，检查时需要与风湿性心脏瓣膜病区分。

4.超声心动图 图像会呈现左心室扩张，流出道扩大，室间隔、左心室后壁运动能力下降，提示心肌收缩能力降低。二尖瓣瓣体没有发生变化，但是前叶与后叶可以发生镜面像，并伴随振幅减小。

5.心导管检查和心血管造影 图像会显示左心室舒张末期压、左心房压和肺毛细血管契嵌压升高，每搏量、心脏指数降低。心室造影显示左室扩大，弥漫性室壁活动减弱，心室射血分数低下。冠状动脉图像一般没有异常，能够帮助区分冠状动脉性心脏病。

6.心内膜心肌活检 可以发现心肌细胞肥大、变性、间质纤维化等情况，一般性检查，不作为关键性诊断依据，但对病变程度和预后评估有一定的参考价值。

7.心脏核素检查 结果显示舒张末期和收缩末期心脏左心室容积提升、每搏量减少，心肌显影不完整。

（三）鉴别诊断

鉴于此病没有关键性诊断依据，诊断仍需以排除为主，需要与下列疾病进行区分。

1.冠心病 出现胸痛、胸闷、心律失常的症状，心电图显示ST–T改变及Q波的情况下，两种病症不易区分。特别是对于40岁以上的患者，误诊为冠心病的概率较高。

能够帮助鉴别的条件有：

（1）年龄：冠心病的患者多高于40岁，心肌病高发人群为中年人。

（2）病史：冠心病既往病史多为心绞痛或心肌梗死，心肌病既往病史则多为心力衰竭、心悸、气短、下肢水肿，胸部可有刺痛或胸闷不适，有典型心绞痛者约占10%。

（3）心脏扩大：冠心病在反复心力衰竭后引起心脏扩大，心肌病时心脏扩大为主要表现，心脏扩大而搏动弱。

（4）超声心动图：冠心病时，心脏扩大不明显，心脏呈局限性搏动减弱，而心肌病心脏显著扩张，心室壁搏动幅度普遍减弱。

（5）冠心病易患因素：如高血压、高脂血症、高血糖、心肌病少见。

（6）同位素检查：同位素心肌灌注显影，心肌病大多双侧心室均扩大，而冠状病以左心室扩大为主，右心室扩大者较少。

（7）冠状动脉造影：是两者鉴别的最可靠条件，扩张型心肌病时，冠状动脉无＞50%的狭窄。

2.高血压性心脏病 心肌病时血压可正常、偏低或升高，心肌病心力衰竭时，由于水钠潴留，血容量增多，组织缺氧，动脉痉挛及儿茶酚胺分泌增多，可导致血压暂时性升高，以舒张压升高为主，心力衰竭纠正后，血压多于数日内降到正常。但是心肌病与高血压性心脏病也有并存的可能性。

心肌病并存高血压与高血压性心脏病的主要鉴别依据如下。

（1）高血压病程。排除急进型高血压，高血压病往往需要数年的发病时间才可能发展成高血压性心脏病心力衰竭。

（2）高血压严重程度。需要有较为严重的血压升高才能由高血压引发高血压性心脏病心力衰竭。

（3）高血压性心脏病发病时左心室肥厚扩张，同时主动脉发生宽度增加。

（4）高血压发病时，伴随的症状是高血压性眼底改变和肾改变。

四、治疗

（一）治疗原则

1.抑制心力衰竭调控心律失常，预防栓塞并发症的发生，维护心肌代偿能力正常工作。

2.规定体力劳动的强度和限度，避免疲劳，做好感染预防，忌烟酒，宜清淡饮食。

3.发生心力衰竭时，与一般心力衰竭采取一致的治疗方案。使用洋地黄、利尿药的同时，从小剂量选择性给药β受体阻滞药、血管扩张药、血管紧张素Ⅱ转换酶抑制药、血管紧张素Ⅱ受体阻滞药，依据症状、体征变化改变用量，长期口服。

4.患者发生心律失常，需要先消除心肌缺血、电解质紊乱等各种心律失常致病因，并提高抗心力衰竭的治疗力度。快速室性心律与高度房室传导阻滞的症状可以采用心脏起搏器进行治疗。如果最佳治疗后，患者仍处于LVEF≤35%、心功能NYHAⅢ～Ⅳ、窦性节律时心脏失同步（当前定义值是QRS间期＞0.12毫秒）的状态，可实行心脏再同步化治疗，以达到改善血流动力学的目的，从而增加运动耐量、改善生活质量。

5.对预防栓塞并发症可口服抗凝药与抗血小板聚集药其中之一。

6.经过长时间心力衰竭内科治疗，仍无效者可考虑心脏移植。

（二）药物治疗

1.β受体阻滞药　小剂量初始给药选择性β受体阻滞药，美托洛尔1次6.25mg，每日1～2次；或比索洛尔1次0.125～0.25mg，每日1次，每2周递增1次；或卡维地洛1次12.5～25mg，每日1次。

2.ACE抑制药　卡托普利1次6.25～25mg，每日1～2次；依那普利1次5～10mg，每日2次；贝那普利1次5～20mg，每日1次；一平苏1次2.5～5mg，每日1次；培哚普利1次4～8mg，每日1次。

3.抗血小板用药　阿司匹林肠溶片1次75～100mg，每日1次。

4.患者发生心腔显著性增大并伴有射血分数低下、NYHAⅣ级、长期卧床、既往有血管栓塞史或深静脉血栓形成史的情况下，可给药华法林抗凝，并随时监控凝血酶原时间，保证国际标准化比值（INR）保持在2～3之间。

5.心肌代谢改善类药物　泛癸利酮（辅酶Q_{10}）胶囊10mg，每日3次；二磷酸果糖10g，每日1次静脉滴注，7～10天为1个疗程。

第二节　肥厚型心肌病

肥厚型心肌病（hypertrophiccardiomyopathy，HCM）表现为左心室或右心室及室间隔呈现不对称肥厚，其中左心室肥厚最为常见，典型病患多发室间隔非对称性肥厚或向心性肥厚，往往伴随心室腔缩小，也有左心室流出道（LVOT）狭窄和左室收缩期压力阶差等症状出现。肥厚心肌的顺应性会降低，心室充盈程度受限。HCM形态学上的变化还有心肌细胞肥大、排列紊乱和纤维化，以LVOT狭窄与否、是否梗阻为依据，肥厚型心肌病被划分为梗阻性和非梗阻性两类。这种病为常染色体显性遗传性疾病，患者往往有家族病史。

一、发病机制

HCM在普通人群中患病率约为0.2%，中国至少有100万HCM患者，家族性HCM占60%～70%，无论是家族性还是散发性HCM均具有同样的致病基因。种族不同，突变谱也不同，不同基因受累，同一基因不同突变受累，临床表型和预后也不同。10%的HCM患者携带复合基因突变，可能导致严重的临床表型。目前，有研究认为，编码肌小节结构蛋白的基因突变与HCM有关。其中，β肌球蛋白重链基因（betamyosinheavychain，MYH7）是最常见的致病基因之一，占全部

HCM致病基因突变的30%以上，绝大多数表现为错义突变。据统计，15%~20%家族性HCM与肌球蛋白结合蛋白C基因（myosinbindingproteinC，MYB-PC3）突变有关。另外，肌钙蛋白T（cardiactroponin-T，TNNT2）也是比较常见的致病基因，高加索人群中约有15%家族性HCM与该基因突变相关，而在中国仅占家族性HCM的2%。

二、临床表现

HCM起病多缓慢，约13%有家族史，症状大多开始于30岁以前，男女同样罹患，临床表现多样，可从无症状至严重的心源性猝死。

（一）主要症状

1.呼吸困难　90%以上有症状的HCM患者出现劳力性呼吸困难，阵发性呼吸困难、夜间发作性呼吸困难较少见，是由于左心室顺应性减低，舒张末期压升高，继而肺静脉压升高，肺淤血之故与室间隔肥厚伴存的二尖瓣关闭不全可加重肺淤血。

2.心前区疼痛　13%的HCM患者出现劳力性胸痛，但冠状动脉造影正常，胸痛可持续较长时间或间发，或进食过程引起。HCM患者胸痛与以下因素相关：心肌细胞肥大、排列紊乱、结缔组织增加、供血、供氧不足、舒张储备受限；心肌内血管肌桥压迫冠状动脉；小血管病变。

3.头晕、乏力和晕厥　15%~25%的HCM患者发生过至少1次晕厥；约20%的患者主要表现为黑矇或瞬间晕眩。多发于活动过程中，因心率过快造成舒张期充盈欠佳的左心室情况恶化，舒张期进一步缩短，充盈不足加剧，心排血量减少而造成。活动或情绪波动较大时，交感神经会作用于肥厚的心肌，使其收缩增强，加重流出道梗阻，心排血量骤减从而造成头晕、乏力甚至晕厥。

4.心律失常　HCM患者往往多发各种形态室上性心律失常、心室颤动、心房颤动、室性心动过速、心房扑动等，房性心律失常也较为常见。

5.心力衰竭　晚期患者多发，因心肌顺应能力降低，心室舒张末期压明显升高，造成心房压升高，并且往往合并心房颤动。晚期患者普遍具有心肌纤维化现象，心室收缩能力下降，易发生心力衰竭。

6.猝死　HCM是青少年和运动员猝死的主要原因，占50%，主要的危险因素包括恶性心律失常、室壁过厚、流出道压力阶差＞50mmHg等。

（二）常见体征

1.心浊音范围向左侧延伸，心尖冲动位置向左下方偏离，有抬举性冲动，或者发生心尖双搏动，这是心房向顺应性降低的心室排血时触发在心尖冲动之间的搏动。

2.右心室流出道梗阻患者多于胸骨左缘下段心尖内侧出现收缩中期或晚期杂音，呈喷射性，向心尖传播，可伴随收缩期震颤发生。杂音可随增加心肌收缩力或减轻心脏负荷的措施，如给药洋地黄类、异丙肾上腺素（2μg/min）、亚硝酸异戊酯、硝酸甘油，或做Valsalva动作、体力劳动，甚至期前收缩等增强，反之，通过给药血管收缩类、β受体阻滞药、下蹲、紧握拳等使心肌收缩力减弱或心脏负荷增加时，杂音相应减弱。约有50%的患者能够同时听到二尖瓣关闭不全的杂音。

3.第二心音会因为左心室喷血受阻，主动脉瓣关闭延迟而发生反常分裂。伴有二尖瓣关闭不全的病患则多有第三心音。

三、诊断

（一）病史问诊要点

病史询问主要是围绕胸痛的诱因、发作时的部位、性质、发病时长等特征、缓解和加重的因素、有无放射痛等，过去有没有基础心肺疾病、消化系统疾病，有无高血压、糖尿病、高脂血症等危险因素及药物治疗史，筛查胸痛的发病原因。此外，还要围绕晕厥发生的前驱症状、诱因、病发时的伴随症状、发作后的表现、过去有没有心血管及脑血管疾病史等，寻找晕厥的病因。

（二）常规检查

1.心电图检查

（1）ST-T改变：超过80%的患者会发生，普遍冠状动脉无恙，少数患者心尖区局限性心肌肥厚，会因冠状动脉异常而有巨大倒置的T波。

（2）左心室肥大：约60%的患者有这种表现，会因心肌肥大的程度和部位不同而发生变化。

（3）存在异常Q波：V_5、V_6、aVL、I导联上的Q波会表现出深而不宽的状态，反映的是不对称性的室间隔肥厚，不考虑心肌梗死的可能。Ⅱ、Ⅲ、aVF、V_1、V_2导联上也可出现Q波，频率不会太高，或因左心室肥厚后心内膜下与室壁内心肌中冲动不规则和延迟传导造成。

（4）左心房波形异常：可能出现于25%的患者。

（5）部分患者合并预激综合征：I、aVL、V_4、V_5、V_6导联均发生Q波异常，是室间隔肥厚造成的较大的向右的心室起始除极向量造成的，V_1、V_2为RS波型，R波较高，是Q波在上述各导联中的相应变化。

2.超声心动图检查

（1）室间隔肥厚不对称。室间隔厚度与左室后壁厚度之间的比例＞1.3：1，该比例重要性有所降低，高血压、主动脉瓣狭窄等也可出现这种情况，二维法在左心室增厚程度的测量中更有说服力。

（2）二尖瓣前叶发生收缩期前移。

（3）左心室腔缩小，流出道狭窄。

（4）左心室舒张功能障碍，表现为顺应能力下降，快速充盈时长增加、舒张速度减缓。多普勒法可用于了解杂音的起源和梗阻前后压力差的计算。

3.X线检查　普通胸部X线片结果可能显示左心室增大，也可能显示正常。X线或核素心血管造影则显示室间隔增厚，左心室腔缩小。核素心肌扫描可以表明心肌肥厚的部位和程度。

4.心导管检查　病症表现为心室舒张末期压升高。左心室流出道梗阻患者的心室腔与流出道之间存在收缩期压力差。

（三）鉴别诊断

需要注意区分的病症是左心室收缩或舒张期负荷过重造成的左心室肥厚及其导致的心绞痛、晕厥等疾病。非对称室间隔肥厚是诊断HCM的重要依据之一，但由于主动脉瓣狭窄、高血压性心脏病、心肌梗死及会造成右心过负的先天性心脏病都具有该特征，因此，不能成为特异性依据。

1.轻型患者常需与运动员心脏的鉴别　"运动员心脏"的表现是心脏增大，有人称为运动员心脏综合征，有人认为这种现象介于生理与病理之间，有人认为这是运动员训练后的生理适应结果，或病理性征象。运动员心室肥厚严重者可达到左心室壁16mm的程度，再加上运动员心脏往往具有窦性心动过缓、房室传导阻滞、ST-T变化及S_3和S_4，因此会出现难以区分的情况。

2.梗阻性肥厚型心肌病与主动脉瓣狭窄的鉴别　两者的相似性表现为主动脉瓣区有杂音，心电图显示左心室肥厚或劳损性改变，胸部X线片也有类似之处。但两种病症的病因和治疗方法都有较大差别，因此需注意区分。主动脉瓣狭窄的病症表现如下。

（1）病变发生在主动脉瓣，主要表现为左心室对称性肥厚。

（2）非遗传，不具备家族史。

（3）胸骨右缘第二肋间和胸骨左缘第二、三肋间杂音开始较早、持续较久、声音最响，且向颈部和心尖放射。

（4）立位、坐位前倾呼气将尽时，杂音减轻。

四、治疗

（一）治疗原则

HCM治疗的主要目标在于缓解症状、改善运动耐力和预防猝死，主要包括药物治疗、外科治疗、心肌化学消融治疗及预防猝死治疗。其治疗手段主要包括药物治疗和非药物治疗。

（二）药物治疗

HCM的药物治疗主要是改善症状，除非不能耐受有效的药物治疗或虽经药物治疗后仍存在严重的症状，否则药物治疗应是HCM的首选治疗手段。对无症状的HCM患者是否用药存在分歧，部分学者主张无症状不用药；亦有学者建议服用β受体阻滞药及非二氢吡啶类钙离子拮抗药。药物治疗的主要目的如下。

第一，控制心率，使心室充盈及舒张末容量最大化。

第二，减低心室收缩力，改善心肌顺应性。

第三，控制心律失常。

主要治疗药物包括以下几种。

1.β受体阻滞药　β受体阻滞药通常是首选药物，使心肌收缩减弱，从而减轻流出道梗阻，减少心肌耗氧，增加舒张期心室扩张，且减慢心率，增加心排血量，并降低运动过程中的流出道压差。初始治疗对60%~80%的患者有效，如按体重给药普萘洛尔1mg/（kg·d）[最大剂量3~4mg/（kg·d）]，每日3次，最近使用较为普遍的β受体阻滞药有阿替洛尔、美托洛尔、比索洛尔等。

2.钙离子拮抗药　可以同时发挥负性肌力作用和改善心肌顺应性的作用，一次性达到减弱心肌收缩和利于心肌舒张的目的，常用于β受体阻滞药疗效不佳者或哮喘病患者。给药维拉帕米3~5mg/（kg·d），每日3次，可以长期延缓症状，但血压过低、窦房功能或方式传导阻滞者用药需格外谨慎。地尔硫草的治疗效果也比较明显，用药量为1次30~60mg，每日3次。

3.抗心律失常药　主要作用于快速性心律失常和心房颤动的控制，比较常用的是胺碘酮。药物治疗无效的情况下可以考虑采用电复律。

4.其他　对因为心室收缩功能损害而造成充血性心力衰竭的晚期患者，治疗方案与其他原因引发的心力衰竭一致。

（三）非药物治疗

重症患者可将DDD起搏器治疗、室间隔化学消融治疗（借助导管向左冠状动脉注射无水乙醇（酒精），使相应的室间隔心肌脱水、坏死，达到降低收缩功能的目的，暂时减轻流出道梗阻）或手术治疗（利用手术切除肥厚的病变部分）纳入考虑范围。

第三节　限制型心肌病

限制型心肌病（restrictive cardiomyopathy，RCM）又称心内膜心肌纤维化、缩窄性心内膜炎、闭塞性心肌病、限制型心肌疾病。是一种由于心肌僵硬度升高导致以舒张功能严重受损为主要特征的心肌病，表现为心室舒张末容积正常或缩小，心室壁厚度 正常或轻度增加而收缩功能大多正常或仅有轻度受损。1995年世界卫生组织及国际心脏病学会（WHO/ISFC）工作组将其归类为原因不明性心肌病（原发 性心肌病中的一种类型）。2006年美国心脏病协会（AHA）提出心肌病新的定义和分类中，首次将其 归类为原发性心肌病中混合性原发性心肌病之一。2008年欧洲心脏病学会的定义为在收缩容积正常或降低（单/双心室）、舒张容积正常或降低，以及室壁厚度正常的情况下发生的限制性左心室生理学异常。限制性左心室生理异常的特点为由心肌僵硬度增加所致的左心室充盈状态，表现为心室压力显著升高而心 室容积仅轻度增加。

一、发病机制

（一）遗传性因素

有数据表明，约30%病例有家族发病倾向，提示遗传因素参与RCM的发病。家族性RCM与常染色体显性遗传有关。现已发现编码心脏肌节蛋白（包括肌 钙蛋白I和肌钙蛋白T）的基因突变是RCM的重要原因；而另一些家族中，RCM与编码结蛋白基因突变有关，患者通常合并有肌肉的受累。需要注意的是，一些继发性的RCM也与遗传相关，如家族性心肌淀粉 样变、糖原贮积症等。

（二）特发性

很多患者找不到任何原因，称为特发性限制型心肌病。

（三）继发性

RCM最常继发性全身性疾病。全身因素累及心肌（包括浸润性和贮积性疾病）、心内膜（心内膜纤维化、嗜酸细胞性心内膜炎、心内膜弹力纤维增生症），以及心肌和心内膜同时受累（放射线损害）均可导致RCM。RCM的病因在成人和儿童有一定区别，成人病因多为心肌淀粉样变及心内膜纤维化，另外特发性和（或）遗传性也不少见。在儿童常见的仍然是特发性 和遗传性。

二、临床表现

高发病区主要包括非洲、南亚和南美在内的热带和亚热带地区，我国的病例也多散发在南方地区。此病起病比较缓慢，早期可有发热，逐渐出现乏力、头晕、气急。病变以左心室为主者有左侧心力衰竭和肺动脉高压的表现，如气急、咳嗽、咯血、肺基底部啰音、肺动脉瓣区第二音亢进等；病变以右心室为主者有左心室回血受阻的表现，如颈静脉怒张、肝大、下肢水肿、腹水等。心脏搏动常减弱，浊音界轻度增大，心音轻，心率快，可有舒张期奔马律及心律失常。心包积液也可存在，内脏栓塞不少见。

三、诊断

（一）常规检查

X线检查示心影扩大，可能见到心内膜心肌钙化的阴影。心室造影见心室腔缩小。心电图检查示低电压、心房或心室肥大、束支传导阻滞、ST-T改变、心房颤动，也可在V_1、V_2导联上有异常Q波。超声心动图可见心内膜增厚，心尖部心室腔闭塞，心肌心内膜结构超声回声密度异常，室壁运动减弱。原发性患者室壁不会增厚；在浸润性患者室壁可能增厚，充盈速度在舒张早期快，中后期极慢，心包膜一般情况下不会增厚。心导管检查会显示心室的舒张末期压呈上升趋势，形成下陷后的平台波型，以左心室为主的患者肺动脉压有可能升高，以右心室为主的患者右心房压升高，右心房压力曲线中明显的表现为v波取代a波。收缩时间间期测定结果异常。

（二）鉴别诊断

缩窄性心包炎与限制型心肌病的区分难度较高，两种病症的表现都是与心室收缩功能不全或瓣膜功能异常不成比例的右侧心力衰竭，区分要点参见表5-1。

表5-1　限制型心肌病与缩窄性心包炎鉴别要点

项　目	限制型心肌病	缩窄性心包炎
病史	多发生在热带或潮湿地区有病毒或寄生虫感染	结核性或化脓性
心脏听诊	二尖瓣和三尖瓣关闭不全杂音，S3奔马律	心包叩击音
胸部X线片	心内膜钙化	心包钙化，肺纹理减少
超声心动图	心内膜增厚、有房室瓣反流	心包增厚，无房室瓣反流
CT	心内膜增厚、钙化	心包增厚
MRI	心房内血液滞留症	心包增厚

（续表）

项　目	限制型心肌病	缩窄性心包炎
心导管检查		
PCWP	>RAP	等于RAP
RVSP	>50mmHg	<50mmHg
RVEDP/RVSP	<0.33	>0.33
VEDP/LVEDP差值	>5mmHg	<5mmHg
RAP	<15mmHg	<15mmHg
心肌活检	异常	异常

四、治疗

（一）治疗原则

1.洋地黄对于治疗心力衰竭往往没有明显的疗效，利尿药和血管扩张药在发生明显充血性心力衰竭时可采取谨慎使用的态度参与治疗，因为维持适当的每搏量需要心室充盈压的适当升高。预防栓塞并发症，使用抗凝药物，如阿司匹林。

2.利用手术剥除肥厚的心内膜，同时对房室瓣受损的患者进行人造瓣膜置换，是近年来比较有效的治疗方式。

3.手术治疗方案不适用于心源性肝硬化患者。

（二）药物治疗

1.抗凝药物　肠溶阿司匹林，0.1g，每晚1次。

2.针对心力衰竭药物治疗　呋塞米0.02g，每日1～2次，螺内酯0.02g，每日1～2次，地高辛0.125～0.25mg，每日1次，依那普利5～20mg，每日2次。

第四节　缺血性心肌病

缺血性心肌病（ICM）为冠状动脉病变特别是粥样硬化病变引起心肌供氧和需氧不平衡而导致的心肌细胞变性、坏死、心肌纤维化及心肌瘢痕形成，出现心脏僵硬、心脏扩大，逐步发展为以心力衰竭和心律失常为主要表现的临床综合征。

一、病因及发病机制

缺血性心肌病主要由冠状动脉粥样硬化性狭窄、闭塞、痉挛和毛细血管的病变引起。主要发病机制如下。

第一，慢性缺氧、缺血导致心肌细胞逐渐凋亡，心肌细胞数量减少，存活心肌细胞代偿性肥大。

第二，冠状动脉急性闭塞导致心肌细胞坏死、室壁运动异常。

第三，心肌发生纤维化、纤维瘢痕形成。

第四，心肌细胞之间基质异常，特别是胶原沉积。病理变化的结果为：①室壁张力异常和僵硬度增高，影响心肌舒张功能，主要为左心室舒张功能不全；②病情进一步发展，心脏逐渐扩大，出现收缩功能不全；③可伴发多种心律失常，容易发生心源性晕厥，甚至猝死。患者的心功能状态和临床症状受多种因素的影响，包括冠状动脉病变的程度、心肌缺血的范围、心肌的存活性、心肌梗死后左心室重构的程度及其他重要的临床因素。

二、临床表现

心肌缺血和心肌梗死或坏死对心室的不同作用，使缺血性心肌病具有各种不同的临床表现。根据患者的不同表现，可以将缺血性心肌病划分为充血型缺血性心肌病和限制型缺血性心肌病。

（一）充血型缺血性心肌病

充血型缺血性心肌病占缺血性心肌病的绝大部分，以左心室扩大为主，严重者双心室均扩大。此病的临床特点是以心绞痛心力衰竭和心律失常为主要临床表现。患者有心绞痛或心肌梗死的病史，但有些老年患者从一开始就可能没有心绞痛和心肌梗死的病史。心力衰竭的表现多逐渐发生，症状呈进行性进展，由劳力性呼吸困难发展至夜间阵发性呼吸困难及端坐呼吸，常有倦怠和乏力，周围性水肿和腹水出现较晚。此类患者可出现各种心律失常，心律失常一旦出现，常持续存在，其中以室性期前收缩心房颤动、病态窦房结综合征、房室传导阻滞多见。由于心脏扩大、心房颤动，心腔内易形成附壁血栓，故缺血性心肌病患者发生心力衰竭时血栓和栓塞较常见。

（二）限制型缺血性心肌病

限制型缺血性心肌病少数患者的临床表现主要以左心室舒张功能异常为主，而心肌收缩功能正常或轻度异常，心脏大小可以正常但左心室常有异常的压力-容量关系，类似于限制性心肌病的症状和体征，故被称为限制型缺血性心肌病或硬心综合征。患者常有劳力性呼吸困难和心绞痛，并因此使活动受限。即使在急性心肌梗死期间，有一部分患者虽然发生了肺瘀血或肺水肿，却可以有接近正常的左心室射血分数，说明这些患者的心功能异常是以舒张期心功能障碍为主。

三、辅助检查

（一）心电图检查

心电图检查主要表现为左心室肥大、ST段压低、T波改变、异常Q波及各种心律失常，如窦性心动过速、房性期前收缩、室性期前收缩、室性心动过速、心房颤动及心脏传导阻滞等，且出现ST-T改变的导联，常按病变冠状动脉支配区域分布，具有定位诊断价值。

（二）胸部 X 线检查

充血型缺血性心肌病患者胸部 X 线检查可显示心脏全心扩大或左心室扩大征象，可有肺瘀血、肺间质水肿、肺泡水肿和胸腔积液等。限制型缺血性心肌病胸部 X 线片有肺间质水肿、肺瘀血及胸腔积液，心脏多不大，也无心腔扩张，有时可见冠状动脉和主动脉钙化。

（三）心脏超声检查

充血型缺血性心肌病可见心脏普遍性扩大，常以左心室扩大为主，收缩末期和舒张末期容量增加，左心室射血分数下降，室壁呈多节段性运动减弱、消失或僵硬，有时可见到心腔内附壁血栓形成。限制型缺血性心肌病超声心动图常表现为舒张受限，心室肌呈普遍性轻度收缩力减弱，无室壁瘤局部室壁运动障碍。

（四）放射性核素心肌显影

心肌显像示灌注缺损，如发现固定性灌注缺损超过左心室壁的40%，高度提示缺血性心肌病。

（五）冠状动脉造影

可确立对本病的诊断。它既可判断冠状动脉狭窄的程度和受损的部位，也可明确有无其他冠状动脉疾病。患者常有多支血管病变狭窄在70%以上。

（六）心导管检查

左心室舒张末压、左心房压和肺动脉楔嵌压增高，左心室射血分数显著降低，左心室腔扩大和多节段、多区域性室壁运动障碍。冠状动脉造影常有多支冠状动脉病变。

四、诊断及鉴别诊断

（一）诊断

既往有心绞痛或心肌梗死病史是缺血性心肌病重要的诊断线索。可根据临床查体及各种辅助检查对有下列表现者进行诊断。

1.心脏有明显扩大，以左心室扩大为主。

2.超声心动图有心功能不全征象。

3.冠状动脉造影发现多支冠状动脉狭窄病变。

但是必须除外由冠心病和心肌梗死后引起的乳头肌功能不全、室间隔穿孔及由孤立的室壁瘤等原因导致心脏血流动力学紊乱引起的心力衰竭和心脏扩大。

（二）鉴别诊断

1.扩张型心肌病　老年人缺血性心肌病与扩张性心肌病在心力衰竭时很难鉴别，两者之间有很多相似之处，但是充血型缺血性心肌病的发病基础是冠心病，与病因未明的扩张型心肌病有本质上的不同。因此，有冠心病危险因素的存在，如糖尿病、高血脂、高血压、肥胖等，特别是有心绞痛或心肌梗死病史者，有利于充血型缺血性心肌病的诊断。

2.甲状腺功能减退心脏病　临床上多有明显的甲状腺功能减退的表现，如怕冷、表情淡漠、动作迟缓、毛发稀疏并有黏液性水肿，可有劳累后呼吸困难、乏力和心绞痛，心脏浊音界扩大，心尖冲动弥散，心音低弱。心电图示窦性心动过缓，P波和QRS波群低电压，T波在多导联中低平或倒置，累及传导系统时可引起束支传导阻滞或房室传导阻滞。超声心动图提示心脏扩大、搏动减弱，常有心包积液。

3.高血压性心脏病　高血压是冠心病的主要危险因素，老年患者常同时合并有高血压和冠心病，可出现心绞痛、心肌梗死等症状，晚期可出现心力衰竭。但在缺血性心肌病时血压增高者少见，多数正常或偏低。原发性高血压的心脏损害主要与血压持续升高加重左心室后负荷，导致心肌肥厚，继之可引起心脏扩大和反复心力衰竭发作有关。

五、治疗

（一）药物治疗

限制型缺血性心肌病的治疗重点是应用改善心脏舒张功能的药物，可用硝酸酯类、β受体阻滞药和钙离子通道拮抗药来治疗，也可考虑对合适病例施行手术治疗。该类患者不宜使用洋地黄和拟交感胺类正性肌力药物。

在控制冠心病易患因素的基础上，给予硝酸酯类药物、β受体阻滞药缓解心绞痛，改善心肌缺血症状。以心力衰竭为主要表现，应给予利尿药、血管紧张素转换酶抑制药（ACEI）或血管紧张素受体拮抗药（ARB）、醛固酮受体拮抗药。对所有缺血性心肌病患者，除非有禁忌证或不能耐受，均应无限期终身使用ACEI，应用从小剂量开始，逐渐递增至最大耐受量或靶剂量。必要时予正性肌力药（洋地黄）以控制心力衰竭，病情较稳定者应尽早给予β受体阻滞药，从小剂量开始。合并心房颤动的患者应长期抗凝治疗，合并室性或室上性心律失常患者，胺碘酮、β受体阻滞药应用较多，胺碘酮负性肌力作用较小，对室性心律失常治疗效果好，但与安慰剂相比，不降低患者病死率。

（二）冠状动脉介入治疗

因缺血性心肌病患者冠状动脉病变多为累及多支血管的弥漫性病变，并且左心室功能差，大多数患者不宜接受冠状动脉介入治疗（PCⅠ）。如冠状动脉造影发现2支血管病变伴左前降支近端严重次全狭窄（≥95%）和左心室功能损害；显著冠状动脉病变患者出现下列情况：药物不能稳定病情，复发的自发性或低水平的心绞痛或心肌缺血，心肌缺血合并充血性心力衰竭症状和第三心音奔马律，新发的或恶化的二尖瓣反流，或明确的ECG变化，可行PCI治疗。

（三）外科治疗

冠状动脉旁路手术（CABG）可明显改善心绞痛患者术后的症状，对充血性心力衰竭患者，手术对症状的改善作用不大。因此，该手术适用于以缺血性心绞痛症状为主的患者。冠状动脉造影发现左主干病变（≥50%）或显著3支病变（70%）伴左心室功能受损（EF<50%），狭窄的远端血管腔比较通畅并适合外科血管旁路手术，且存活的心肌数量充分时，可施行CABG。对于难以用药物控制的晚期心力衰竭患者，而无其他严重的全身性疾病和器官损害者可考虑心脏移植。

第五节　致心律失常性右室心肌病

致心律失常性右室心肌病（ARVC）是一种以心律失常、心力衰竭及心源性猝死为主要表现的非炎性非冠状动脉心肌疾病，主要表现为右心室功能与结构异常，以右室心肌被纤维脂肪组织进行性替代为特征，多为常染色体显性遗传。

一、病因

本病多见于家族性发病，为常染色体显性遗传。有9种不同的染色体显性遗传与本病相关，确定5种基因突变与致心律失常性右室心肌病发病有关，包括心肌雷诺丁受体基因、desmoplakin（致心律失常性右室心肌病8）、plakophilin（致心律失常性右室心肌病9）、盘状球蛋白及β型转化生长因子。

二、发病机制

仅根据目前已知的致心律失常性右室心肌病基因突变尚不能完全解释致心律失常性右室心肌病发病机制。目前有多种理论解释其发病机制，包括基因发育不良、炎症反应及细胞凋亡理论等。

（一）心肌发育不良理论

心肌萎缩从出生时即可出现并呈进行性进展。病变开始于心内膜、中膜，最后累及心外膜，从而导致右心室室壁变薄，可为局灶性或弥散性。这是目前比较公认的致心律失常性右室心肌病发病机制。

（二）炎症反应理论

炎症反应可能在致心律失常性右室心肌病发病中起到较大作用，致心律失常性右室心肌病中炎症浸润的检出率达65%，患者心肌细胞存在散在或弥散性炎症细胞浸润，纤维脂质浸润可能是慢性心肌炎症的修复现象。病毒类型多为肠道病毒、腺病毒巨细胞病毒、丙型肝炎病毒、细小病毒B_{19}。

（三）细胞凋亡理论

心肌细胞损伤与凋亡有密切关系。在致心律失常性右室心肌病中至少部分心肌细胞和成纤维细胞发生凋亡，并导致具有特征性的病理改变，即心肌萎缩、缺失。凋亡过程并非由心肌缺血引起。

三、病理

（一）典型病理改变

不同的致病基因导致不同类型的ARVC，但有相似的组织和电生理改变。典型的病理变化为透壁的脂肪或纤维脂肪组织替代右心室心肌。脂肪或纤维脂肪组织主要位于心外膜和心室肌，主要集中于右心室流出道、心尖或前下壁，即所谓的"发育不良三角区"，而心内膜结构正常。病变脂肪组织呈条索状或片块状浸润，穿插入心肌层。孤立的脂肪浸润较为罕见。病理表现主要分为单纯脂肪组织和纤维脂肪组织。由于右心室心肌中存在着无传导特性的脂肪和纤维脂肪组织，从而易与邻近的正常心肌之间产生折返现象，致使室性心动过速反复发作。同时由于右心室心肌薄弱，导致右心室形态异常和收缩功能降低，引起右侧心力衰竭的临床表现。右心室室壁可以出现瘤样扩张或膨胀、瘢痕及室壁变薄等异常，右心室可呈球形扩大。

（二）ARVC累及左心室

虽然ARVC主要累及右心室，但也会有与年龄呈正相关的左心室受累。病变通常限于左心室后外侧游离壁，室间隔受累较少。一般为局灶性和室壁瘤形成，也可表现为左心室扩大和收缩力降低。

四、临床表现

（一）病程分期

临床表现与右心室病变范围有关，病程可分为4个时期，见表5-2。

表5-2　ARVC病程分期

病程分期	临床表现
隐匿期	少数患者在常规X线检查时发现右心室扩大。有些患者右心室结构仅有轻微改变，室性心律失常可以存在或不存在，突发心源性猝死可能是其首发表现，多见于剧烈活动或竞争性体育比赛的年轻人群
心律失常期	以右心室折返性室性心动过速多见，反复晕厥或猝死为首发征象。心律失常患者可诉心悸、胸闷、头晕。少数病例有窦结功能障碍、房室传导阻滞和室内传导阻滞等心律失常。症状性右室心律失常可以导致猝死，同时伴有明显的右心室结构功能异常
右心功能障碍期	多见于右心室病变广泛者。由于进行性及迁延性心肌病变导致症状进一步加重，而左心室功能相对正常。临床表现为颈静脉怒张，肝颈静脉回流征阳性，淤血性肝大，下垂性水肿和浆膜腔积液等体循环瘀血征象
终末期	由于累及左心室，导致双室泵功能衰竭，终末期患者易与双室扩大的DCM相混淆。左心室受累与年龄、心律失常事件及临床出现的心力衰竭相关。病理研究证实，大多数患者均存在不同程度左心室内脂质纤维的浸润现象

（二）体征

ARVC的主要体征为右心室增大，部分病例出现肺动脉瓣听诊区S_2固定性分裂、相对性三尖瓣关闭不全收缩期杂音、右心室性S_2。

五、辅助检查

（一）心电图检查

1.除极异常的心电图表现

（1）不完全性右束支传导阻滞/完全性右束支传导阻滞.

（2）无右束支传导阻滞患者右胸导联（V_1、V_2、V_3）QRS波群增宽，超过110毫秒，此项标准由于具有较高的特异性，已作为主要诊断标准之一。

（3）胸导联R波降低，出现率较低。

（4）部分患者常规心电图右胸导联的QRS波群终末部分可以出现epsilon波，是由部分右心室纤维延迟激活形成，使用高倍放大及校正技术心电图可以在75%的患者中记录到epsilon波。

2.复极异常的表现 右胸导联（V_1、V_2、V_3）出现倒置的T波，且与右束支传导阻滞无关（多见于12岁以上患者）。

（二）超声心动图检查

二维超声作为疑似患者的筛查手段，对小的局限性病变特异性和敏感性较低，对中度以上的病变效果最佳。通过测量三尖瓣环流速定量评估右心室功能可增加二维超声诊断的敏感性。对疑似病例需要反复多次检查，除右心室局部运动异常、局限性扩张及瘤样膨出提示有致心律失常性右室心肌病的可能，右心室流出道增宽（＞30mm）在诊断中具有较高的敏感性和特异性。三维超声成像可以立体显示心脏的空间形态，更为直观地观察病变的部位和形态，因而有助于发现极小的异常，提高早期诊断率。

（三）心脏 CT 检查

较早并广泛用于ARVC的诊断，可显示右心室流出道扩张室壁厚薄程度、舒张期膨隆及左心室、右心室游离壁心肌的脂质浸润，能够准确描述诊断标准中各种形态及功能异常。但在诊断ARVC中也有局限性：对于脂质浸润特别是孤立性脂肪组织的判断需谨慎，50%以上的健康老年人也可出现类似表现；对微小室壁运动异常的判定较为困难；存在心律失常如频发室性期前收缩时可使图像质量降低。因此，影像检查结果正常时并不能完全排除ARVC。多排CT比电子束CT空间清晰度更高，可以减少移动伪差。

（四）心脏 MRI 检查

可发现轻微和局灶性的病变，是临床可疑及早期阶段的ARVC患者检查和随访的最佳手段。MRI检查能很好显示节段性右心室室壁运动及形态学异常，能对扩张的右心室进行量化，能提供组织的特性如显示取代心肌的脂肪组织及纤维组织信号，因此MRI检查被认为是现今诊断ARVC的金标准。心脏MRI能更好地对病例连续评估，对于无症状患者的亲属（高危人群）也可作前瞻性评价。与超声心动图检查相比，MRI检查不受声窗的限制。与心脏CT相比，心脏MRI检查避免了电离辐射，更适合定期随访及家族筛查。心脏MRI检查在较大程度上可替代右心室造影，成为ARVC的常规检查。

（五）心内膜心肌活检

心内膜心肌活检的病理结果对ARVC具有确诊价值，检测的敏感性为67%，特异性为92%。活检结果敏感性较低的原因：活检取样常在少有病变累及的室间隔，病变常累及的右心室游离壁。因右心室活检易引起穿孔和心包压塞而不常采用，并且活检取样常不宜采集到小的脂肪纤维组织。右心室心内膜心肌活检诊断ARVC的标准应满足心肌组织<59%、脂肪组织>31%及纤维组织>22%，主要原因是排除肥胖和老年人出现类似于ARVC的病理改变，避免由此而导致的误诊。

（六）心内电生理检测

心内电生理检查可用于检测心律失常发生机制、形态特征诱发与终止条件及对心律失常起源病灶进行精确定位，对明确诊断、选择治疗方式有重要价值。但心内电生理检查不是诊断ARVC的常规检查。程序性心室刺激对ARVC的风险评估并无价值，在诱发室性心动过速的患者中，50%以上置入ICD的患者在3年的随访中未电击治疗，而未诱发室性心动过速的患者置入ICD的正确电击比例与可诱发室性心动过速者相同。

（七）基因检查

基因筛查并非金标准，发现基因突变并不能完全预测预后或确诊ARVC，因为有些致病基因携带者可能终身不发病，尤其是错义突变者。但是基因筛查相对于临床诊断有很好的时效性，可以在发病前或发生严重临床事件前及时采取预防措施降低猝死率。建议先筛查桥粒成分基因。首先筛查比例最高的PKP-2，然后再筛查DSG-2或DSP，再次是筛查相对比较罕见的基因型DSC-2、盘状球蛋白。

六、诊断及鉴别诊断

（一）诊断

早期诊断标准由于致心律失常性右室心肌病临床表现无特异性，早期可能仅有右心室的轻度改变，影像学检查也常无异常发现，并且没有单一检查可确诊致心律失常性右室心肌病，因而给早期诊断带来困难。目前主要基于心脏结构、组织形态学改变、心电图特征、心律失常类型和遗传基因突变等方面进行诊断。

1.1994年国际专家组致心律失常性右室心肌病诊断标准 当满足以下2项主要标准，或1项主要标准和2项次要标准或4项次要标准，即可诊断致心律失常性右室心肌病（表5-3）。

表5-3 1994年国际专家组致心律失常性右室心肌病诊断标准

诊断内容	主要标准	次要标准
家族史	家族成员尸检或手术中证实的致心律失常性右室心肌病患者	可疑的致心律失常性右室心肌病导致过早（年龄<35岁）死亡家族史，或家族史（符合目前诊断标准的临床诊断）
心电图除极/传导异常	Epsilon波或右胸前导联（V1、V2、V3）QRS波增宽（>110毫秒）	信号平均心电图上晚电位阳性
心电图复极异常	无	年龄>12岁，右胸前导联（V2或V3）T波倒置而无右束支传导阻滞（RBBB）
心律失常	无	12导联心电图、24小时动态心电图监测及运动试验中证实的持续性或非持续性左束支传导阻滞型室性心动过速，或者频发室性期前收缩（24小时动态心电图监测>1000次/24小时）
整体或局部功能障碍和结构改变	右心室严重扩张或射血分数降低，无或轻度左心室受累；局部右心室室壁瘤（伴舒张期膨出的无运动或运动减低区）；右心室严重的节段性扩张	整个右心室的轻度扩张或射血分数降低，左心室正常；右心室轻度节段性扩张；右心室局部运动减低
室壁组织学特征	心内膜心肌活检心肌纤维、脂肪替代	无

2.2002年国际专家组家族性致心律失常性右室心肌病诊断标准 致心律失常性右室心肌病一级亲属具有下列条件之一可以诊断家族性致心律失常性右室心肌病。

（1）心电图：胸前导联（V_2或V_3）T波倒置。

（2）信号平均心电图：心室晚电位阳性。

（3）心律失常：在心电图、Holter监测或运动试验中出现左束支传导阻滞型室性心动过速，或24小时室性期前收缩200/min。

（4）右心室结构或功能异常：整个右心室轻度扩张和（或）射血分数减低，左心室正常，或右心室轻度节段性扩张，或右心室局部运动减低。

3.2006年修正的致心律失常性右室心肌病诊断标准　具有以下2项主要指标，或1项主要指标＋2项次要指标，或4项次要指标，即可诊断（表5-4）。

表5-4　2006年修正的致心律失常性右室心肌病诊断标准

诊断内容	主要指标	次要指标
心律失常	单形性左束支传导阻滞型室性心动过速	频发室性期前收缩、心动过速（或传导阻滞）导致的晕厥、室上性心动过速、多形性室性心动过速
心电图	为Epsilon波、右胸导联S波升支≥55毫秒、右胸导联QRS延长：QRS时程（V1＋V2＋V3）/（V4＋V5＋V7）≥1.2	V1、V2、V3导联T波倒置ST段自发性抬高
心室造影	右心室局部无运动、运动减低或室壁瘤	无
家族史	尸检或心内膜心肌活检证实家族中有致心律失常性右室心肌病患者	临床检查发现家族中有致心律失常性右室心肌病患者，家族中有不明原因的年龄<35岁的死亡病例
心内膜心肌活检	残留心肌细胞<45%，纤维脂肪组织取代心肌细胞	残留心肌细胞为45%～70%，纤维脂肪组织取代心肌细胞

（二）鉴别诊断

1.高度疑似致心律失常性右室心肌病的临床情况

（1）家族中有年轻猝死者。

（2）有室性心律失常及晕厥的青年人。

（3）有室性心律失常及心力衰竭的青年人。

（4）有心律失常及家族猝死史的青年人，心电图出现右室V_1、V_2、V_3导联除极异常者。

（5）有右心室起源心律失常的成年人也要考虑到AVRC的可能，结合12导联心电图中Epsilon波和右胸导联QRS间期延长可提高诊断敏感性和特异性，有助于致心律失常性右室心肌病的筛选和诊断。

2.特发性右心室流出道室性心动过速

（1）与致心律失常性右室心肌病的相似点为多发于青年男性，运动时诱发。

（2）与致心律失常性右室心肌病的不同点为无家族猝死史，多数预后良好很少晕厥、猝死；心电图无V_1、V_2、V_3导联T波倒置，右胸导联S波<55毫秒；信号平均心电图、超声心动图及心脏MRI检查正常。

3.Brugada综合征　与致心律失常性右室心肌病的相似点为多发于青壮年男性，反复发作，V_1、V_2、V_3导联ST段抬高，T波倒置，致命性室性心动过速、心室颤动。与致心律失常性右室心肌病的不同点为多见于东南亚地区，常于睡眠中发作，心电图ST段穹隆样抬高，可见J波，超声心动图与心脏组织学检查无异常。

4.特发性心室颤动　与致心律失常性右室心肌病的相似点为多发于男性，年龄<40岁者可发生晕厥和猝死。心电图检查显示V_1、V_2、V_3导联ST段抬高，多形性室性心动过速或心室颤动与致心律失常性右室心肌病的不同点为无情绪或运动诱因，40%~60%伴有J波，发作前室性期前收缩联律间期短。超声心动图及心脏MRI检查无心脏形态异常。

5.扩张型心肌病　左心室功能障碍为主，左心室扩大明显，影像学检查无脂肪组织浸润、室壁瘤和节段性扩张、局限性室壁运动减弱等。结合病史及病程进展较易鉴别。

七、危险性分层评估

主要是评估ARVC患者心源性猝死的危险度。以下情况属于高危情况：

第一，既往有心源性猝死事件的发生。

第二，存在晕厥或者记录到伴有血流动力学障碍的室性心动过速。

第三，QRS波离散度增加。

第四，经超声心动图或心脏MRI证实的严重右心室扩张。

第五，累及左心室，如局限性左心室运动异常或扩张伴有收缩功能障碍。

第六，疾病早期即有明显症状，特别是有晕厥先兆症状者。

对高危患者应当密切随访并予以治疗。关于相关检查指标在ARVC危险分层中的价值，不少研究表明，心室晚电位、右心室流入道内径增大、右心室射血分数低是高危ARVC的主要预测指标；T波倒置也是ARVC的特征性心电图表现，T波超过$V_1 \sim V_3$导联提示左心室受累的可能性，可能在ARVC的危险分层中具有较大作用，但无论T波倒置是否超过V_1、V_2、V_3导联，均可能与高危AVRC相关。

八、治疗

（一）基础治疗

劳累是ARVC患者出现恶性室性心律失常、猝死的重要促因素。一旦诊断为AVRC，应当避免剧烈运动尤其是竞技性体育运动，限制运动可显著降低ARVC患者的猝死率。目前主要是针对右侧心力衰竭进行治疗，发生心律失常可根据心律失常类型选择抗心律失常药物。

1.抗心力衰竭治疗　对有孤立性右侧心力衰竭或者表现为全心衰竭的患者，治疗与一般心力衰竭相同，包括使用利尿药、ACEI或ARB、正性肌力药物及抗凝治疗等。

2.抗心律失常治疗　主要目的在于消除症状，如频发室性期前收缩导致的反复性心悸。药物选择主要是根据临床经验。室性心律失常常由交感神经兴奋引起，β受体阻滞药减少猝死危险已被证实。如果β受体阻滞药无效，可以选用或联用胺碘酮。索他洛尔治疗室性心律失常效果较好，或许优于胺碘酮及β受体阻滞药，但需要监测Q-T间期。目前单独使用索他洛尔或联合使用胺碘酮和β受体阻滞药是最有效的治疗方案，能够控制并预防室性心动过速复发。少数患者可能需要Ⅰ类抗心律失常药物或联用药物。

3.抗凝治疗　致心律失常性右室心肌病合并心房颤动、显著心室扩大或心室室壁瘤者需要长期抗凝治疗。

（二）特殊治疗

1.置入ICD　是目前唯一明确的有效预防心源性猝死的有效措施。对于发生过持续性室性心动过速或心室颤动的致心律失常性右室心肌病患者，应当置入ICD（推荐类型Ⅰ类）；对存在广泛病变、阳性家族史或不明原因的晕厥患者，考虑置入ICD（推荐类型Ⅱa类）。

2.射频消融治疗　射频消融用于治疗室性心动过速，成功率＜50%，且易复发或形成新的室性心动过速，不作为首选，仅作为姑息性治疗或ICD的辅助治疗。

3.外科手术 对于右心病变弥散、不能耐受ICD或射频消融治疗的情况下，可选择右心室分离术。不过由于术后电兴奋无法下传至右心室，容易出现右侧心力衰竭。也有实施右心室局部病变切除术、心内膜电灼剥离术的报道，但效果难以肯定。

4.心脏移植 作为各种临床治疗措施无效后的选择，存在着供体困难及排斥反应等问题。

第六章　心内科重症

第一节　高血压急症

高血压急症是指原发性或继发性高血压患者，在某些诱因作用下，血压突然显著升高（＞180/120mmHg），同时伴有进行性心、脑、肾等重要靶器官功能不全的表现。高血压急症常引起靶器官的功能严重障碍，甚至衰竭。因此，治疗高血压急症的当务之急是采取迅速有效的措施，在数分钟至1小时内将血压降至安全范围（急性卒中除外），使衰竭的脏器功能得到改善或恢复。

一、病因

在高血压急症中，原发性高血压患者占40%～70%，继发性高血压患者占25%～55%。高血压急症的继发性原因如下述。

第一，肾实质病变：约占继发性高血压的80%，常见于急慢性肾小球肾炎、慢性肾盂肾炎、间质性肾炎。

第二，累及肾的系统性疾病：如系统性红斑狼疮、硬皮病、血管炎等。

第三，肾血管病：如结节性多动脉炎，肾动脉粥样硬化等。

第四，内分泌疾病：如嗜铬细胞瘤、库欣综合征、原发醛固酮增多症。

第五，药物和毒物：如可卡因、苯异丙胺、环孢素、苯环立定等。

第六，主动脉狭窄。

第七，子痫和先兆子痫。

二、发病机制

不同病因的高血压急症的发病机制有所不同。

（一）交感神经和 RAS 过度激活

各种应激因素（严重精神创伤、情绪过于激动等）→交感神经活性亢进→缩血管物质显著增多（儿茶酚胺类＋肾素-血管紧张素）→血压急剧升高。

（二）局部或全身小动脉痉挛

1.脑动脉主动痉挛继之被动扩张，可导致高血压脑病。

2.冠状动脉痉挛引起心肌缺血、损伤甚至坏死，可发生急性冠状动脉综合征。

3.肾动脉痉挛引起肾缺血和肾内压力增高，可出现急性肾功能不全。

4.视网膜动脉痉挛引起视网膜内层组织变性，坏死，可发生视网膜出血、渗出和视盘水肿。

5.全身小动脉痉挛通过多种病理机制引起组织器官损伤。

（三）脑动脉粥样硬化

在脑血管压力、血流改变及痉挛状态下，粥样硬化斑块不稳定，并且微血管瘤形成后易破裂，最终可导致脑卒中。其他机制如下。

1.神经反射异常（神经源性高血压急症）、内分泌异常，心血管受体功能异常（降压药物骤停）、细胞膜离子转移功能异常（如烧伤后高血压急症）均在不同的高血压急症中发挥重要作用。

2.内源性生物活性肽、血浆敏感因子（如甲状旁腺高血压因子、红细胞高血压因子）、胰岛素抵抗、一氧化氮合成或释放不足、原癌基因表达增多及遗传性升压因子等，可能起到一定作用。

三、体格检查

全面体格检查非常重要，除仔细测量血压外，还应检查下述内容。

1.血压标准化测量及身高体重的测量　以诊室水银血压表测量为准，初次应测量两侧肱动脉血压。同时测量身高和体重，计算体质指数（BMI）。

2.心脏、血管检查　检查心率、节律、心音、杂音及附加音。检查颈部、腹部、背部脊肋角有无血管杂音，注意有无四肢脉搏异常搏动。

3.眼底检查　根据Keith-Wagener眼底分级法将眼底病变分为4级。

四、临床表现

1.血压水平　血压＞210～220/130～140mmHg。

2.眼底检查　动脉变细、出血、渗出、视盘水肿。

3.神经系统　头痛、视觉异常、精神错乱、意识障碍、局灶性感觉缺失。

4.心肺检查　心尖搏动增强、心脏扩大、心力衰竭、肺部湿啰音、肺水肿。

5.肾脏改变　少尿、蛋白尿、肌酐清除率下降、氮质血症。

6.胃肠道症状　恶心、呕吐。

五、辅助检查

（一）常规检查

1.血常规及血生化检查　包括血钾、血钠、空腹血糖、血脂（血清总胆固醇、三酰甘油、高密度脂蛋白胆固醇、低密度脂蛋白胆固醇）、尿酸、肌酐。

2.尿液分析

（1）包括尿蛋白、尿糖、尿沉渣镜检、微量清蛋白尿或尿清蛋白、肌酐。

（2）必要时可进一步进行24小时尿蛋白定量测定。

3.心电图

（1）高血压患者易形成左心室肥厚，还易发生心肌缺血及心房颤动。

（2）心电图检查简单易行，常用于临床筛查及诊断高血压左心室肥厚、识别心肌缺血及诊断心律失常。

（二）推荐检查

1.超声心动图

（1）可检测有无左心室肥厚、心脏扩大及心功能异常。

（2）应注意几个重要的指标，如E/A比值、左心房大小、左心室舒张末内径及射血分数和左心室重量指数。

2.颈动脉超声

（1）高血压是引起颈动脉病变的最重要因素之一，颈动脉病变可通过颈动脉超声检查做出诊断。

（2）检查指标主要包括测量颈动脉内膜中层厚度、探查有无动脉粥样硬化性斑块，当有斑块形成时测量动脉狭窄比值等。颈动脉内膜中层厚度≥0.9mm为动脉壁增厚。

3.高敏C-反应蛋白　高敏C-反应蛋白对心血管事件有预测价值，伴随高敏C-反应蛋白浓度的增高，心血管事件的风险增大。

（三）特殊检查

对疑诊继发性高血压的患者及伴有高血压心、脑、肾并发症的患者，依据病情选择以下特殊检查。

1.血浆肾素活性、血浆醛固酮。

2.血、尿儿茶酚胺及其代谢产物。

3.皮质激素。

4.动脉造影。

5.肾及肾上腺超声、CT及MRI。

6.睡眠呼吸监测。

（四）动脉功能检测

临床上通过检测高血压的动脉功能可识别早期血管病变。早期筛查有助于早期干预，以延缓或阻抑动脉粥样硬化病变的进展。目前，欧洲高血压指南中常用的2个动脉功能的指标如下。

1.脉搏波传导速度（PWV）

（1）目前，多采用颈动脉-股动脉.

（2）PWV是反映动脉僵硬度的早期指标，有较广泛的临床价值。

（3）当颈动脉-股动脉PWV＞12m/s，视为大动脉僵硬度增加、血管功能异常。

2.踝肱指数（ABI）

（1）通过测量上臂与踝部血压，计算踝臂血压比值得出。

（2）ABI用于评价下肢动脉血管病变简单、无创。

（3）一般认为ABI＜0.9为异常。

六、诊断及鉴别诊断

当怀疑高血压急症时，应进行详尽的病史采集、体格检查和实验室检查，评价靶器官功能是否受累及受累的程度，以尽快明确是否为高血压急症。

（一）高血压急症的范围

1.范围　在血压升高特别是显著升高的基础上，发生高血压脑病、颅内出血（脑出血、蛛网膜下腔出血）、脑梗死、急性心力衰竭、肺水肿、急性冠状动脉综合征、主动脉夹层、子痫等。

2.鉴别　高血压急症与亚急症的标准不是血压升高的程度，而是有无新近发生的急性进行性靶器官损害。急性靶器官损害是诊断高血压急症的首要条件。

（二）高血压急症的血压状况

1.血压状况

（1）高血压急症的发生不取决于高血压的类型，其可发生于原发性高血压患者，而继发性高血压也不少见，如妊娠高血压、急性肾小球肾炎、嗜铬细胞瘤等。

（2）既往有无高血压病史，不是高血压急症诊断的必要条件，部分高血压急症既往并无高血压病史，新近才发现血压显著升高。

（3）血压水平的高低与急性靶器官的损害程并非呈正比。多数高血压急症的血压水平显著升高，但少数并未显著升高，如并发于妊娠期或某些急性肾小球肾炎的患者，血压未及时控制在合理范围内，会对脏器功能产生严重影响，甚至危及生命。

（4）并发急性肺水肿、主动脉夹层动脉瘤、心肌梗死者，即使血压为中度升高，也应视为高血压急症。

2.鉴别点　高血压亚急症虽有血压显著升高引起的症状，如头痛、头晕、心悸、胸闷、无力、鼻出血和烦躁不安等，但无急性靶器官损害或慢性靶器官损害的急性加重。

（三）高血压急症的靶器官损害

1.靶器官损害

（1）确立高血压急症，血压升高是基础因素，重要把器官的急性损害是必要件。

（2）多数患者患有慢性靶器官的损害，应当根据临床表现、实验室及其辅助检查，评价是否出现高血压基础上急性靶器官损害，这对治疗很有价值。

2.鉴别点

（1）对于高血压伴发高血压脑病、急性脑卒中、急性冠状动脉综合征、主动脉夹层、子痫等，临床诊断并不困难。

（2）对于慢性心力衰竭急性失代偿、慢性肾功能不全急性加重的患者，究竟属于高血压急症还是亚急症，需要进行鉴别。

（3）急性左侧心力衰竭多发生于慢性心力衰竭基础上，除血压升高外，感染、快速心律失常、容量负荷过重、过度体力活动、妊娠等多种诱发因素，均可使心力衰竭由慢性转为急性，特别是其早期常表现为血压显著升高，给诊断造成困难。

（4）诊断时应当排除高血压以外的诱发因素，如肾功能的急性损害加重高血压，特别是在高血压合并慢性肾功能不全时，诊断是否属于高血压急症颇为困难。对于此类患者，应当密切监测血压水平和肾功能损害的实验室指标，分析与判定两者的关系。

七、治疗

高血压急症的患者应进入急诊抢救室或加强监护室，持续监测血压。尽快应用适合的降压药物。酌情使用有效的镇静药以消除患者的紧张心理、焦虑与恐惧。针对不同靶器官的损害给予相应的处理。

（一）实施分段渐进降压注意事项

1.实施分段渐进降压是高血压急症的首要治疗措施。

2.治疗前要明确用药种类、用药途径、血压目标水平和降压速度等。

3.在起始降压阶段，降压的目标不是使血压降至正常，而是渐进地将血压调控至合理水平，最大限度地减轻心、脑、肾等靶器官的损害。

4.在临床应用时需考虑药物的药理学、药动学作用，对心排血量、全身血管阻力和靶器官的灌注等血流动力学的影响，以及可能发生的不良反应。

5.在严密监测血压、尿量和生命体征的情况下，应视不同的临床情况使用短效静脉降压药物。

6.降压过程中要严密观察靶器官功能状况，如神经系统症状和体征的变化、胸痛是否加重等，因患者已存在靶器官的损害，过快或过度。

7.降压容易导致组织灌注压降低，诱发缺血事件。

8.在处理高血压急症的同时，要根据患者靶器官疾病进行相应处理，争取最大限度地保护靶器官，并针对既往的基础危险因素进行治疗，无论血压正常者还是高血压患者，脑血管的自动调节机制下限约比静息时的平均动脉压低25%。

9.初始阶段（数分钟至1小时）血压控制的目标为平均动脉压的降低幅度不超过治疗前水平的25%。随后的2～6小时将血压降至安全范围，一般为160/100mmHg左右。

10.如果可耐受这样的水平，临床情况稳定，此后24～48小时逐步将血压降至正常水平。

11.在治疗的过程中，要充分考虑患者的年龄、病程、血压升高的程度、靶器官的损害和合并的临床情况，因人而异制订具体方案。

（二）具体药物应用

1.硝酸甘油

（1）本药可扩张周围血管及冠状动脉，尤适用于伴有心绞痛或胸闷者。

（2）静脉应用，开始5～10μg/min速度静脉滴注，根据血压调整滴速。

2.硝普钠

（1）能直接扩张动脉和静脉，降低前后负荷，适用于各种高血压急症。

（2）开始以50mg/500mL浓度每分钟10～25μg速度静脉滴注，根据血压情况调整滴速。

（3）不良反应轻微，长期应用可能发生硫化物中毒。

3.尼卡地平

（1）二氢吡啶类钙拮抗药，作用迅速，持续时间短，降压同时改善脑血流。

（2）适用于高血压急症及手术时异常高血压的短期急救处理，尤其急性高血压伴基底动脉供血不足者、冠状动脉供血不足等患者。

（3）开始以每分钟0.5pg/kg静脉滴注，逐步增加到每分钟6μg/kg。

（4）不良反应有面部潮红，心动过速等。

4.地尔硫草

（1）非二氢吡啶类钙拮抗药，降压同时具有改善冠状动脉血流和控制快速室上性心律失常作用。

（2）通常配制成50mg/500mL浓度，以每小时5～15mg速度静脉滴注，根据血压变化调整滴速。

（3）不良反应有头痛，面部潮红。

5.拉贝洛尔

（1）兼有α受体作用的β受体阻滞药。起效迅速（5～10分钟），而持续时间较长（3～6小时）。

（2）开始可静脉缓慢注射50mg，以后每隔15分钟重复注射，总剂量不超过300mg，也可以每分钟0.5～2mg速度静脉滴注。

（3）主要用于妊娠或肾衰竭时高血压急症。

（4）不良反应有头晕、直立性低血压、心脏传导阻滞等。

第二节　预激综合征

预激综合征是指心房的冲动使整个心室或心室的某一部分提前激动，或心室的冲动使整个心房或心房的某一部分提前激动。

一、病因及发病机制

（一）先天性心脏病

1.先天性心脏病患者预激综合征的发生率为0.27%～0.86%，显著高于普通人群的平均发生率（0.1%～0.2%）。

2.预激综合征患儿有32%～46%与先天性心脏病有关，其中最常见的是Ebstein畸形。预激综合征中有Ebstein畸形者占4%～29%，高于预激综合征合并其他先天性心脏病者。

3.房室环发育缺陷可导致先天性心脏病与预激综合征并存。

4.其他合并预激综合征的先天性心脏疾病有冠状静脉窦瘤、冠状静脉瘤、室间隔缺损、大动脉错位、房间隔缺损、法洛四联症、纠正性房室移位、房室沟（管）缺陷、单心室、三尖瓣闭锁、复杂的主动脉缩窄、镜面右位心、伴有二尖瓣关闭不全、房间隔缺陷的马方综合征。

（二）获得性心脏疾病

5%～10%的肥厚型心肌病患者存在预激综合征，局部肥大的心肌扰乱了房室环处正常心肌，电生理的不连续性可能是其基本的发病机制。其他与预激综合征发生有关的获得性心脏疾病有风湿性心脏病（0.76%）、冠心病（0.5%）、高血压性心脏病（5.15%）、扩张型心肌病（1.04%）、病态窦房结综合征（0.25%）、甲状腺功能亢进性心脏病等，发生机制可能与心脏负荷、心脏形态、心肌纤维化、自主神经功能失调有关。

（三）外科手术

外科手术导致的房室连接是产生预激综合征的形态学基础。

1.给予术前无预激综合征的三尖瓣闭锁患者行Fontan手术，术后患者出现预激综合征，电生理检查显示房室旁路位于手术后的心房和心室吻合部位，外科手术分离或冷冻消融可消除。

2.心脏同种移植后发生的预激综合征几乎均为供体心脏本身存在引起预激综合征的房室旁路，因其房室旁路多位于左侧，且前传不应期较长，因此术前不易发现。

（四）肿瘤性疾病

1.横纹肌瘤　最常见的心脏表现是预激综合征，其瘤细胞具有类似于浦肯野细胞的传导能力，通过三尖瓣叶从右心房延伸至右心室，构成了预激综合征发生的细胞学基础。

2.大嗜酸性细胞瘤　实际是多灶性浦肯野细胞肿瘤的变异型，也易伴发预激综合征。

3.嗜铬细胞瘤　因分泌儿茶酚胺影响心肌细胞结构和代谢的完整性，使其心电生理不稳定，引起房室旁路传导加快而引发预激综合征，尤其是存在非对称性心肌肥厚时。

（五）妊娠

妊娠作为诱发预激综合征的诱因是肯定的。可能的机制如下。

1.妊娠时血容量增加，容量负荷过重，心率加快而诱发折返通道上的单向阻滞。

2.紧张、焦虑、恐惧等通过脑垂体肾上腺轴激活交感神经系统，具有潜在性产生心律失常的效应。

3.妊娠期内分泌的改变，如雌激素水平增高，可通过增强肾上腺素受体的数目及亲和力，使肾上腺素能神经的敏感性增高，进而改变折返环上的不应期与传导速度而引发预激综合征。

（六）遗传病

1.线粒体病常合并预激综合征，如Leber遗传性视神经病，尤其是3460线粒体DNA突变者，预激综合征发生率高达11%，线粒体病MELAS综合征患者预激综合征的发生率高达14%。

2.结节性硬化症是一种常染色体显性遗传病，也可产生预激综合征，但临床上少见。

3.家族性肥厚型心肌病并存预激综合征常见。

（七）代谢因素

1.代谢障碍是引起预激综合征心动过速的常见原因。

2.水、电解质、酸碱平衡紊乱也可能是引发预激综合征的因素，可使不完全性或隐匿性预激综合征转化为典型预激综合征，发生机制与心肌电生理特性的变化有关。

（八）其他因素

1.类风湿关节炎引起心脏损害。

2.新生儿心脏发育不完善。

3.运动（运动后预激综合征消失）。

4.身体姿势改变房室结不应期等。

（九）病史采集

1.主诉　预激并无症状，发生室上性心动过速时有心悸、胸闷、气短、乏力、头晕、晕厥。

2.病史　大多无器质性心脏病，也见于某些先天性心脏病和后天性心脏病，如三尖瓣下移畸形、二尖瓣脱垂等。

二、体格检查

室上性心动过速发作时心室率增快、规则，伴心房颤动、心房扑动发作时心室率不规则，血压减低，持续时间长，心功能差者可有奔马律、心力衰竭。

三、临床表现

预激本身并无症状，但可导致房室折返性心动过速、心房扑动与心房颤动等快速性室上性心律失常发作。

第一，并发房室折返性心动过速时，可呈发作性心悸。

第二，并发心房颤动与心房扑动时，若冲动经旁道下传，由于旁道前传不应期短，但不似房室结有减慢传导的特性，故可产生极快的心室率，可达每分钟220～360次，甚至变为心室颤动，发生休克、晕厥与猝死。运动、焦虑、乙醇（酒精）等刺激交感神经可能进一步缩短旁道不应期，加快心室率。

四、辅助检查

（一）房室旁道

1.P-R间期（实质上是P-δ间期）缩短至0.12秒以下，大多为0.10秒。

2.QRS波群时限延长达0.11秒以上。

3.QRS波群起始部粗钝，与其余部分形成顿挫，即所谓预激。

4.继发性ST-T波改变。A型的预激波和QRS波群在V₁导联均向上，而B型V₁导联的预激波和QRS波群的主波则均向下；前者提示左心室或右心室后底部心肌预激，而后者提示右心室前侧壁心肌预激。

（二）房结、房希旁道

P-R间期少于0.12秒，大多在0.10秒；QRS波群正常，无预激波。这种心电图表现又称为短P-R综合征、正常QRS综合征或L-G-L综合征。

（三）结室、束室连接

P-R间期正常，QRS波群增宽，有预激波。

（四）预激综合征

室上性心动过速发作时，预激表现大多消失，心电图表现为QRS波群形态正常的室上性心动过速。并发心房扑动或心房颤动时，QRS保持预激特征的不少见，心电图表现为QRS波群畸形宽大的心房扑动或心房颤动；心室率大多超过每分钟200次，甚至可达每分钟300次。心房扑动时可呈1：1房室传导，并可能辨认心房扑动波。心房颤动时心室律不规则，长间歇之后可见到个别QRS波群形态正常（可能为旁路不应期延长，房室结内隐匿传导作用消失后，冲动全部或大部经房室结传导所致），并可能辨认心房颤动波。心室率极快时，还可伴有频率依赖性心室内传导改变。

五、诊断

预激综合征诊断根据心电图变化、心脏超声及心脏电生理检查可做出诊断。

六、鉴别诊断

（一）束支传导阻滞心室肥大或心肌梗死

预激综合征的心电图图形应与其进行鉴别。鉴别要点是注意PR间期是否缩

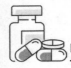

短，其他导联上是否存在有预激波。

（二）房室结折返性

预激综合征并发顺向型房室折返性心动过速时，要心动过速与房空结折返性鉴别。

（三）室性心动过速

预激综合征并发逆向型房室折返性心动过速时，其QRS波群也宽大、畸形，要与室性心动过速鉴别。

七、治疗

（一）药物治疗

依据对旁路及房室结作用的不同，将抗心律失常药物分为以下几类。

1.主要作用于房室结的药物　包括β受体阻断药、洋地黄、钙离子拮抗药等，通过延长房室结的不应期，终止心动过速，适用于OAVRT，即规则的窄QRS波心动过速，禁用于非束支传导阻滞所致的宽QRS波心动过速和旁路下传为主的心房颤动或心房扑动。

2.主要作用于旁路的药物　主要为Ⅰa、Ⅰb类药物，共同特点是延长旁路的有效不应期，主要用于经旁路前传的快速性心律失常如AAVRT等。

3.同时作用于房室结和旁路的药物　主要包括胺碘酮与Ⅰc类药物（普罗帕酮、氟卡尼等），既适用于OAVRT，又适用于AAVRT，还可用于心房颤动或心房扑动。

（二）电学治疗

1.直流电复律　对于伴有血流动力学障碍，如低血压、休克、心绞痛、心力衰竭加重、肺水肿等，应当首选直流电复律；对于药物治疗无效者，也应采用直流电复律。治疗前应做好气管插管和临时起搏的基础准备工作。

2.食管心房起搏　用以终止房室折返性心动过速，但不能根治，以超速起搏最为有效。

3.射频消融治疗 目前常用的WPW根治方法，成功率高。随着射频消融技术的不断开展和技术的成熟，并发症显著降低，严重并发症如冠状窦破裂，心脏压塞等已非常少见。射频消融是成人有症状WPW的首选治疗。对于无症状WPW的处理仍有争议，主要在于射频消融的并发症问题，即高风险患者可明显改善预后，而低风险患者因存在潜在的消融并发症，仍需要谨慎选择。

第三节　感染性心肌损伤

感染性心肌损伤是指感染直接或间接引起的心肌损害，严重时可导致心肌抑制甚至心功能不全，进展为脓毒症心肌病。

脓毒症和感染性休克是常见病、多发病。已有资料显示，每年全球脓毒症患者超过1800万，且每年以1.0%的速度增加，同时发病率与急性心肌梗死相当，而病死率却高于急性心肌梗死，达到30%～60%，成为院内最常见的死亡原因之一，其中早期出现心功能异常的患者预后更差，有国外研究提示若脓毒症和感染性休克表现为低心排血量（CO）时，病死率>80%，另有相关的研究提示合并出现心血管损害的脓毒症患者，病死率由20%升至70%～90%。所以尽管在临床上脓毒症和感染性休克时，目前，较为重视的早期表现是血管功能不全，即血管麻痹，但有研究表明在感染性休克患者，虽然心排血量大多是不变或增加的，而心肌功能却是不全的，且这种心肌功能不全也多出现于感染性休克的早期。因此，脓毒症和感染性休克时心功能不全和血管功能不全一样重要。严重感染和感染性休克常见的临床现象包括：出现明显的血管功能不全合并"隐性的"心功能不全，即在这些患者可能是适应细胞代谢的要求，CO保持较高，此时不必应用正性肌力药物；以及那些心功能不全需要应用正性肌力药物的"显性的心功能不全"，即临床上认识的感染性休克合并心功能不全。

一、严重全身感染和感染性休克相关心肌损伤的机制

（一）超细胞水平假说

相关研究经历了不同的阶段，在1990年之前，"超细胞水平假说"如减少的冠状动脉血流及循环的心肌抑制因子作用始终被认为是脓毒症诱导的心肌损伤的主要机制，内容如下。

1.减少的冠状动脉血流　由于冠状动脉血流减少导致心肌的弥散缺血几十年来一直认为是感染性心脏抑制的主要原因。然而，1980年来冠状动脉血流的直接测量和之后心脏代谢研究的结果均除外了此种假说。近年来的一些研究报道，在严重全身感染和感染性休克时，血浆肌钙蛋白升高与心肌抑制严重程度有密切的关系。但是，很多研究在那些死于感染性休克的患者却没有发现任何心肌或骨骼肌的坏死。因此，血浆肌钙蛋白的升高好像不是由于细胞死亡本身，更有可能是由于在炎症细胞因子的作用下，心肌细胞膜通透性增加的结果。

2.循环心肌抑制因子　在1971年，首次有学者提出心肌抑制的原因是循环心肌抑制因子。之后Parrillo等研究发现早期感染性休克患者的血浆可以抑制新生小鼠心肌细胞的收缩速度和程度，从而确认了人类心肌抑制因子的存在。由于细胞因子TNF-α和IL-1β在脓毒症早期释放入血，同时研究发现两者在体外具有直接的尽管是短期的心肌收缩抑制作用，因此被认为是"循环心肌抑制因子"。然而，尽管如此细胞因子的作用可以解释在脓毒症早期心肌抑制，同时可以解释Parrillo等的研究结果，但却无法解释脓毒症时后期的心肌抑制。事实上正如文前所述，无论人类还是动物，心脏功能改变发生在病程的7～10天内，而TNF和IL-1的血浆水平却在脓毒症发生后48小时即已恢复正常。进而更有几个研究发现在脓毒症的早期取出的小鼠心肌细胞在体外存在与体内测量一样的心肌收缩功能抑制，尽管在体外心肌并不直接与含有细胞因子的血浆直接接触。

总之，上述的一些研究驳斥了循环心肌抑制因子的主要作用，从而支持心肌内在改变的概念，并且认为其才是脓毒症相关心功能不全的主要机制。但客观上，尽管循环心肌抑制因子不能解释持续的心肌抑制，但他们应该参与了促使出现内在心肌抑制的细胞事件。因此，在1990年以后相关研究都集中在了细胞水平研究脓毒症相关心功能不全的机制。

（二）内在的细胞水平机制

1.CD14受体，Toll样受体的信号传导机制及细胞因子作用　CD14是一种T细胞分化抗原，在LPS诱导单核巨噬细胞产生TNF-2α的过程中起重要作用，故被认为是LPS受体。在单核巨噬细胞膜上CD14有2种表达形式：膜结合CD14（mCD14）和可溶性CD14（SCD14）。其中，mCD14通过糖基磷脂酰肌醇（GPI）附着单核巨噬细胞、中性粒细胞等成熟的髓性细胞膜表面，介导这类细胞对LPS的反应。目前，认为sCD14产生于mCD14直接脱落和（或）单核巨噬细胞合成分泌，介导内皮细胞、上皮细胞、平滑肌细胞及树突状细胞等对LPS的反应。CD14不但能与溶解的LPS相互作用，也能与完整的革兰阴性菌结合。CD14与LPS结合完成信号转导发挥其生物学效应。有研究者在血清中发现了一种急性期蛋白LBP，通过传导和催化等信号放大作用，促进LPS与CD14的结合，显著增强激活细胞的作用。LBP传导LPS信号至靶细胞方式有以下2种途径：①LPS与LBP结合形成LPS-LBP复合物，复合物与髓性细胞膜上mCD14作用，形成LPS-LBP-CD14复合物；②LPS-LBP复合物中的LPS与sCD14结合形成LPS-sCD14复合物。尽管LBP-CD14系统在LPS的信号传导过程中起重要作用，但并不是唯一的途径。此外，CD14和CD11-2CD18都无跨膜信号传导功能，要将LPS信号传导至细胞内，需要Toll样受体的共同作用。通过上述途径的信号跨膜传导，促丝裂原激活的蛋白激酶（MAPK）途径和蛋白酪氨酸激酶（PTK）途径得以活化，在转录和翻译水平上调控NO合酶及其他蛋白激酶等的合成和分泌，诱导和释放多种炎症性细胞因子和免疫调节因子直接损伤心肌细胞感染性休克时产生的多种细胞因子（如TNF-2α、IL-21、IL-26、IL-28及NO等），对心肌细胞有广泛的损害作用。特别是IL-28的释放，可激活中性粒细胞释放溶菌酶，导致心肌细胞受损。

Toll蛋白最早是从果蝇中分离得到，可诱导成熟个体的抗真菌免疫反应。迄今为止，果蝇体内已分离出的Toll蛋白有11种，现已确认的人类发现单核巨噬细胞表面的Toll样受体（TLR）家族成员有TLR1～10的10个种类。其中，TRL2和TLR4已证实有传导LPS信号的功能活性。已经证明心肌细胞有CD14和TLR4表达，人类TLR由胞外区、跨膜段和胞内区3部分组成，属于Ⅰ型跨膜受体。已经确定LPS、TNF等是激活TLR4的天然配体。现在认为受LPS刺激后，TLR4与

mCD14相互作用导致TLR4寡聚化并与IRAK形成信号传导复合物，进一步启动胞内的信号传导过程。LPS激活TLR4需要细胞膜表面同时存在MD2分子，MD2分子能够增加TLR4在细胞膜上的表达并且在TLR4发挥信号传导功能中起重要作用。作为LPS的位点识别受体，TLR4与CD14受体所介导的胞内信号传导机制相似，都促使合成一系列的细胞因子和炎性递质，直接损伤心肌细胞。

总之，与病原微生物接触后，激活的免疫细胞产生或释放的细胞因子可以抑制心肌功能，因此，心肌细胞本身首先担当受害者的角色。

2.心肌细胞凋亡　一般存在2条细胞凋亡途径。

（1）线粒体途径：主要由心肌细胞内线粒体释放细胞色素C到细胞质而诱发。

（2）死亡受体途径：最常见就是TNF-2α与受体结合启动细胞凋亡，它主要由LPS诱导产生。许多细胞膜上包括心肌细胞存在2种TNF结合蛋白（P55受体和P75受体），P55受体可以介导TNF引起心肌细胞凋亡，而P75受体却无此介导作用。P55TNF受体具有所谓的凋亡区域，P55在胞质内的部分称为TNF受体相关凋亡区域（TRADDs），TRADDs的过度表达将引起细胞凋亡。TRADDs也可使细胞内半胱氨酸蛋白酶caspase家族活化。caspase系统活化构成了TNF引起细胞凋亡信息传递的又一途径。因此，在感染性休克发生的过程中，TNF-2α不但起到了启动其他炎性细胞因子大量生成的连锁反应作用，更重要的是TNF-2α本身就可以引起心肌细胞功能发生异常。

但遗憾的是，关于心肌细胞死亡的许多研究发现，仅仅有很少动物研究在那些没有液体复苏的脓毒症模型，在心内膜可以见到心肌细胞坏死，而更多研究仅仅见到可以忽略的细胞坏死和凋亡，尤其一些感染性休克的患者尸检，在心肌发现了明显的炎性细胞浸润，但同时发现即便有也是很少的细胞死亡。另外，尽管有研究发现，抑制细胞凋亡（caspase系统抑制药）可以轻度减轻心肌抑制的程度，但总的认为，心肌细胞死亡包括凋亡在内的脓毒症可能不是引起心肌功能抑制的主要因素。

3.重要因子NO对心肌细胞舒缩功能的影响　感染性休克时，血管张力减低，内皮衍生性舒张因子（EDRF）明显增加，此因子就是NO。NO可直接或间接对心功能产生影响。Gunnett等发现，缺乏诱导型NO合成酶（iNOS）基因的小鼠，LPS引起感染性休克的病死率较低，提示iNOS在感染性休克中起关键作用。

有报道显示，感染性休克时，iNOS活性增强，而心功能下降。有研究证实，iNOS的存在是感染性休克时心脏收缩和舒张功能减弱的原因之一。NO的负性肌力作用是由cGMP介导的，并且与冠状动脉自主调节功能的减弱和氧利用能力降低有关。cGMP是三磷酸鸟苷在鸟苷酸环化酶（GC）作用下水解的产物，NO是GC的主要激活物，在Mg^{2+}和ATP参与下，促进cGMP合成。cGMP通过激活环核苷酸磷酸二酯酶途径来降低cAMP浓度，抑制心肌舒缩功能，使心肌细胞受损。cAMP由心肌细胞膜上腺苷酸环化酶（AC）活化后催化胞质中的ATP而形成，作为第二信使把各种调节信息带到细胞内特定的部位。cAMP激活其依赖的蛋白激酶（APK），使靶蛋白磷酸化而传递信号，同时，cAMP通过激活糖原磷酸化激酶，使12磷酸葡萄糖增加，抑制糖原合成并催化1，6二磷酸果糖生成，为心肌细胞提供能量，起保护心肌细胞的功能。以NO为代表的细胞因子在感染性休克时抑制肾上腺素介导的心肌细胞cAMP产生，从而使心肌细胞受到损害。

4.心肌收缩功能不全

（1）肾上腺素能信号通路 对β肾上腺素受体短期的刺激可以增加心肌收缩力和心率。然而，长时间或过度的刺激会导致钙超载从而引起心肌细胞损害乃至细胞坏死。在脓毒症患者或动物，许多研究已经证明存在升高的儿茶酚胺水平。循环的儿茶酚胺类物质可以被超氧化物自动氧化而失活。在感染性休克的小鼠模型，给予超氧化物歧化酶mimetic可以增加血浆的儿茶酚胺浓度及β肾上腺素能受体的反应性。在心肌细胞水平，对儿茶酚胺水平增高不同的适应性机制已经被研究明确。在感染性小鼠，心肌β肾上腺素受体的密度发现是适应性减低的；另外有些研究在那些小鼠心肌β肾上腺素受体的密度正常情况下，给予细胞因子刺激后，心肌的收缩反应明显钝化；不同的是，心肌细胞对细胞外高的钙浓度反应却是正常的。还有研究认为，潜在的机制是经过细胞膜的信号传导受到干扰。在内毒素血症兔，刺激性G蛋白是减低的，同时，在死亡的感染性休克患者和感染性动物，两者的抑制性G蛋白是增加的。以上所述的改变最终导致腺苷环化酶活性减低及cAMP水平减低。总之，在脓毒症时，β肾上腺素能的刺激因为在信号传导接连反应过程中发生不同水平的改变从而被钝化。在左心室功能不全患者或感染小鼠，β肾上腺素能反应的下调是与NO水平的升高相关的。

（2）钙：心肌细胞细胞膜去极化后，L-钙通道开放，导致细胞外钙离子内流，从而引起肌质网的RyR钙离子诱导钙离子的大量释放，细胞内钙离子浓度增加。细胞内钙离子浓度高低决定心肌收缩力大小。心肌舒张的发生取决于钙离子通过能量依赖肌质网钙–ATP酶（心肌细胞肌质网Ca^{2+}–ATPase）返回肌质网，钙–ATP酶（通道）的活性由受磷蛋白调节，受磷蛋白是心肌收缩的一个重要调节因子，可抑制心肌肌质网钙–ATP酶的活性、降低其对钙的亲和力，正常情况下，受磷蛋白可被不同的蛋白激酶磷酸化从而解除其对肌质网钙–ATP酶的抑制作用。当然还有一些其他减低胞质内钙离子浓度的途径：一定比例的钙离子进入线粒体；一些经过细胞膜钠–钙泵转运到细胞外；另外一些钙离子与CM结合，直接降低细胞质钙离子浓度，然后通过CMK刺激钙离子进入肌质网；CMK也可以激活CN，与线粒体通透性转运孔相互作用，同时可以刺激线粒体相关的死亡途径。脓毒症时，作用与不同位点，抑制钙离子流动，影响心肌功能。

（3）心肌肌丝：在心肌肌丝水平，细胞质钙离子与肌钙蛋白C结合，调节肌钙蛋白I和原肌球蛋白的抑制活动，因而暴露结合位点给肌球蛋白。之后，肌动蛋白与肌球蛋白产生相互作用，肌球蛋白头部改变其形态，从而引起肌动蛋白肌丝向肌球蛋白肌丝运动，产生强有力收缩。有研究发现：在死亡的感染性休克患者，心肌免疫组化提示存在肌原纤维肌丝的破坏。并且有可能与基质金属蛋白增强有关，这些酶可以降解细胞骨架和心肌收缩的组成部分[基质金属蛋白酶（MMPs）是一种金属离子依赖的蛋白酶。MMP其主要功能是降解细胞外基质，参与体内多种生理及病理过程如胚胎发育、创面修复、血管形成、炎症、肿瘤的浸润及转移、结缔组织病等。这些结构的改变恢复可能非常缓慢，尤其蛋白需要重新合成时。脓毒症的多种动物模型，心肌收缩成分肌原纤维蛋白钙敏感性的改变从而影响心肌（游离的乳头肌）收缩。总之，心肌收缩装置的改变，包括钙敏感性下降，可能造成脓毒症时心肌抑制。

5.热休克蛋白和黏附分子：热休克蛋白位于线粒体的内部或外部，在应激状态时保护蛋白的重要结构和功能，在脓毒症小鼠，热休克蛋白的激活可以减少心脏的线粒体功能不全，同时减低病死率。

热休克蛋白最早于1962年发现，是由热和应激诱导的超家族蛋白。它们基于分子量被分类。热休克蛋白（HSP70）家族是对温度最敏感的同时高度保守的种系蛋白，其中至少包括4种蛋白：HSP72、HSP73、HSP75和HSP78。热休克蛋白（HSP70）家族被认为在蛋白折叠即：分子陪伴方面具有作用，同时通过抗感染和抗细胞凋亡机制而具有细胞保护作用。在体外，诱导HSP70在LPS刺激的巨噬细胞可以抑制TNF-α的产生。在转染的小鼠心肌细胞HSP的过度表达可以在暴露于LPS时保护心肌。进一步研究发现，转基因的内毒素小鼠，心肌过度表达HSP70可以提高生存率和减少心肌iNOS的产生。当HSP24被诱导产生时，CLP的小鼠可以维持电子传递链酶的含量和活动度，以及ATP的含量。

中性粒细胞浸润至心肌细胞可以导致组织坏死。细胞间的黏附分子-1（ICAM-1）和血管细胞黏附分子-1（VCAM-1）介导了中性粒细胞向内皮细胞的黏附，研究证明LPS和TNF-α可是上调冠状动脉内皮细胞和心肌细胞的黏附因子表达（ICAM-1/VCAM-1）。在LPS相关的心脏功能不全小鼠，心肌细胞ICAM-1和VCAM-1表达增加，同时中性粒细胞积聚。在CLP的小鼠，心肌ICAM-1的表达也同时增加的。进一步的研究表明，抗体阻滞VCAM-1可以预防心肌功能不全和减少中性粒细胞积聚，如果同时抗体阻滞和敲除ICAM-1可以预防在LPS后的心脏功能不全，但并不能影响中性粒细胞积聚。另有研究发现，减少中性粒细胞并不能预防LPS诱导的心肌抑制。

（三）其他重要机制

1.心肌细胞的能量代谢异常和线粒体功能异常　在正常和衰竭的心脏，代谢改变已经被广泛的回顾分析。在脓毒症时，那些死亡的患者和小鼠心肌细胞内类脂类、糖原的潴留表明了代谢的改变。另外，尽管脓毒症时特征性表现为高乳酸血症，但是通过测量动脉血和冠状窦静脉血乳酸含量发现心脏为净的乳酸摄取，也就是说静脉血的乳酸含量竟然低于动脉血，同时表现为：心肌减少的糖、酮体和游离脂肪酸的摄取。重要的是，在脓毒症早期，与正常代谢相比，患者的氧耗以及静息代谢率是增强的，但随着病程的发展，包括休克进展或脏器功能不全发展时，两者都是明确下降的。这些都表明在存在明确脏器功能不全或休克时，患者可以耐受氧输送较低的情况。另外，长期的脓毒症患者，组织的氧分压与病情的严重性同步进展，也就是说，病情越重，组织氧分压越高。所有这些都提示，问题的关键可能在于细胞的氧利用减少（线粒体氧摄取及利用障碍）而不是氧输送不足。同时，因为全身氧耗的90%都是被线粒体用来产生ATP，因此，线粒体在脓毒症诱导的器官功能不全时包括心脏功能不全起着重要而关键的作用。

较早的脓毒症相关心功能抑制理论包括心脏的氧输送减少，但最终被两项有关人的冠状动脉血流动力学研究所驳斥，研究中在脓毒症的患者，全心的灌注是正常或增加的，另外一项有关小鼠的脓毒症模型研究表明冠状动脉血流也是增加的，因此新的假说出现，称为"细胞病性缺氧"，主要是指组织细胞的氧摄取及利用障碍，一般认为机制是炎症反应引起细胞内氧化磷酸化解增生进而影响高能磷酸盐的产生，但许多研究让人迷惑，因为在脓毒症相关的功能不全的有些研究发现ATP浓度是减低的，而另外有的研究发现心肌ATP浓度是不变的。因此研究者开始测量电子传输链的激酶活性来代替测量ATP浓度，并且已获得可喜的结果。其中复合物Ⅰ和Ⅲ已被证明收到抑制。

另外，还有很多关于脓毒症的研究证明了其他线粒体功能不全的重要作用，包括与病情严重性和后果的明确相关性。在脓毒症的动物和患者，心肌细胞存在线粒体的超微结构损伤。在sepsis后期，氧耗的减少发现与线粒体呼吸功能受损有关。在脓毒症的动物心脏，线粒体电子传递链酶复合物的活性减低。机制包括活性氮和活性氧自由基对氧化磷酸化和ATP产生的抑制作用。这些均与在脓毒症时，超氧化物和NO生成增加及线粒体内抗氧化物消耗减少有关。另外，线粒体DNA是比细胞核DNA更易于收到内毒素诱导的损害。但是在小鼠心脏氧自由基也可以通过激活线粒体生物合成从而刺激其恢复。增加线粒体解耦联蛋白（UCP）的表达可以减低线粒体膜电位，从而减少ATP的合成。UCP1多存在于棕色脂肪组织导致产热增加和ATP合成减少，但UCP2和UCP3发现存在于人类心肌中，他们的作用尚不明确，尤其在脓毒症时。还值得注意的是，UCP在介导线粒体内膜质子漏的同时潜在的限制了超氧化物的产生。另外，线粒体的通透转运孔也在线粒体功能不全时起着重要的作用。因为研究发现在脓毒症小鼠，抑制线粒体的通透转运孔可以改善线粒体呼吸，同时恢复心肌细胞膜的电位、在体外改善心脏功能和减少病死率。

2.循环和微循环改变　严重感染和感染性休克的早期临床表现特征是：由血管内容量减少和外周血管扩张引起的循环异常，接着，心脏的充盈不足可以导致心排血量减少。这些潜在的导致了在不同器官床的氧供和氧需求的失衡，这些似乎经常可以被液体复苏所纠正。复苏不足的动物模型因此可能导致心脏功能下降。由于炎症诱导的血管瘘导致的心肌水肿可能也会影响心脏的顺应性和功能。另外，心室功能受后负荷改变的影响。肺动脉高压可以恶化右心室功能，同时右心室扩张可以损害左心室功能。最后，内在心脏收缩功能受影响表现为心室功能对液体复苏的反应下降。如前所述，对于感染性休克患者，冠状动脉的大循环血流是增加的，但是关于微循环的作用仍然在争议中。有研究报道，在内毒素休克狗的心脏，存在不均匀的心脏微循环血流、内皮细胞水肿及非阻塞性的纤维蛋白潴留。但也有报道，利用乏氧标志物^{18}F-氟米索硝唑显示感染性休克小鼠的心脏没有发现细胞缺氧。

3.细胞对细胞功能的影响（旁分泌功能影响） 血管内皮细胞和心肌细胞之间的关系非常紧密。内皮细胞激活导致NO和内皮素、前列腺素产生增加，因而产生旁分泌效果作用于心肌细胞调节心脏功能，如激活的内皮细胞分泌的NO可以损害游离的心肌细胞的等容收缩功能。另一方面，感染的小鼠的心肌细胞激活后影响内皮细胞的屏障功能，因而促使循环中性粒细胞跨内皮细胞进入心肌间质。

4.自主神经功能失调 一些研究者认为脓毒症的特征就是自主神经衰竭，可能与心血管自主神经中心的细胞凋亡相关，并且可能休克发生之前。快速心律失常，作为脓毒症的典型临床特点，一直被认为是对心脏充盈不良、肾上腺素能刺激、发热的反应。而脓毒症相关的快速心律失常对心脏有许多不良作用，包括限制心室的舒张期充盈、增加氧耗，以及一种快速心律失常相关的心肌病。事实上，在临床上，心率是预测感染性休克患者存活率的重要因素。

（四）心肌冬眠

在脓毒症时的影响与上述的许多研究结果不同，我们还应该考虑到：在缺血性心脏病，因为缺血而引起的心肌冬眠现象，作为维持心肌完整性和活性的重要机制已经被广泛认识。而在脓毒症时，由于线粒体功能不全和微循环障碍而引起的能量产生减少出现的心肌抑制（减少的细胞能量消耗）是否也是一种心脏保护？心肌冬眠？Levy等研究发现，在感染的动物，心肌细胞产生与心肌冬眠类似的细胞改变，并且伴随心脏功能的下降。所以，若由于存在"心肌冬眠"心肌细胞在缺氧或炎症刺激时会自动减低心肌收缩活性和氧耗量，从而维持ATP浓度。这些想法或研究未来会促进新的研究发现进而给危重患者管理带来重要影响。

综上所述，脓毒症与心肌损伤存在着多方面的内在联系，对病情转归起着重要的影响。这种继发于脓毒症的急性心肌抑制机制路径多样而广泛，且对死亡具有重要的促进作用，尚存在许多问题有待进一步探讨。

二、严重感染和感染性休克相关心肌损伤的评估

（一）生化指标

1.中心静脉血氧饱和度（$ScvO_2$） 主要依据来源于2001年，Rivers的EGDT（早期目标指导治疗），从复苏的过程来看，早期发现心功能异常是复苏的重点，所用指标是中心静脉血氧饱和度（$ScvO_2$）。在经充分扩容，维持理想灌注压，补充红细胞的情况下依然低于70%，此时认为提示存在心功能不全即加用强心治疗，从而明显降低了病死率。近几年，多项循证医学进一步证明了EGDT的临床价值，但运用$ScvO_2$测是否能够真正及时发现心功能异常并能早期处理，以最终达到改善预后的目的，尚不能判定。

2.肌钙蛋白和脑利钠肽 目前，在早期发现心功能异常方面生化指标有：肌钙蛋白和脑利钠肽，其中肌钙蛋白与严重感染及感染性休克心功能不全和预后的相关性已经过大量研究证明；目前，虽然脑利钠肽作为慢性充血性心力衰竭、急性冠状动脉综合征的诊断与治疗的标志物已形成共识，而其对于严重感染及感染性休克相关心功能不全的诊断与预后仅仅被部分研究证明，但仍需进一步研究。

目前有必要进行研究进一步明确：生化指标与$ScvO_2$变化及心脏超声诊断的相关性；下一步判断生化指标对于严重感染及感染性休克相关心功能不全的早期诊断、治疗与预后的作用。期望能通过进一步研究有助于发现运用更快捷及更经济的方法早期发现严重感染及感染性休克相关心功能不全，有助于早期干预，最终有助于改善其预后。

（二）心功能评价研究时动物模型的选择

1.LPS（脂多糖）或内毒素 LPS是位于革兰阴性杆菌细胞壁的糖脂类分子，而内毒素是包含LPS在内多糖类和细胞壁蛋白、类脂等的混合物，由于在脓毒症患者血浆中分离出了LPS，因而众多学者认为LPS是脓毒症的主要致病因素，事实上，给人注射小剂量的LPS可以导致类似脓毒症时的血流动力学表现，同时，将LPS或内毒素注射给不同的动物时均可出现血流动力学受抑或内毒素性休克。其中LPS的注射途径包括血管内或腹腔内。无论是鼠类还是兔子或犬类均可以看到明显的心功能受抑。此种方法优点是与注射细菌相比稳定，但主要缺点是因缺

乏感染灶而不能代表临床的脓毒症。

2.注射细菌 更多的专家认为静脉持续泵入病原体比负荷量注射病原体更能模拟人类脓毒症，例如注射大肠埃希菌或铜绿假单胞菌。在狒狒、猪、狗或羊静脉注入大肠埃希菌均可以模拟出脓毒症，同时运用PAC等方法可以发现明确的心脏收缩或舒张功能受抑。但此种方法的缺点如下。

（1）模型经常是爆发性的且血流动力学反应各异，同时血浆细胞因子反应是短暂的不能代表临床脓毒症的特点。

（2）必须大剂量注射细菌以对抗机体的防御反应。

（3）缺乏产生致病菌的感染灶。

3.腹膜接种 研究者将充满细菌的纤维结节接种到实验动物的腹膜腔，可以模拟人类的革兰阴性菌腹膜炎的临床表现，例如给狒狒或狗腹膜腔接种大肠埃希菌结节可以导致高动力型休克。Natanson等报道大肠埃希菌接种的狗模型在存活组表现出明显的收缩和舒张功能减低，从而导致心室舒张、舒张期容量压力曲线右移；在非存活组表现出较小的心室容积和减低的心室顺应性及减低的每搏量。大多研究者认为，此种模型与LPS及注射细菌模型相比，优点是因为具有感染灶并有类似于人类脓毒症的细胞因子反应，所以更能模拟人类脓毒症，同时具有较少的爆发性表现，另外此种方法简单而具有定量性。

4.结肠结扎后穿孔（CLP） CLP模型于20世纪80年代由Wichterman、Baue、Chaudry等发展而来，历史上，例如鼠类、羊等均被选择应用CLP方法，早期由于此模型是结肠漏出的多细菌引起的腹膜炎，因此无法控制污染细菌的量；但近年来发现，通过标准化结肠穿刺针的大小，以及结扎结肠的长度可以导致可预测的病死率。在鼠类模型中，不同的时间段具有不同的血流动力学特点，2~10小时表现为高动力血流动力学状态，而24小时后，表现为低每搏量、低心排血量及外周血管收缩。此种模型的优点如下。

（1）类似腹膜接种，方法简单且具有之后的细胞因子反应（炎症反应）。

（2）不需细菌定量。

（3）与人类类似的脓毒症病因。因此CLP模型最具有吸引力。

5.细胞培养 动物模型的缺点是不同动物面临技术上的难题和不同动物表现的多变性，另外容易受整体神经反应和内分泌的影响。而通过运用包含多种炎症因子的培养液培养心肌细胞可以观察到对心肌细胞功能的影响。例如有研究者运用脓毒症患者的超滤液培养小鼠心肌细胞，可以发现心肌收缩频率的减低；也有研究运用儿童的脑膜炎球菌脓毒症血浆的上清液培养小鼠心肌细胞减低的收缩速度和幅度。本方法优点是研究脓毒症不同的递质将很有用，缺点是模型均是离体的。

（三）评价心脏功能的力学指标和技术

1.力学指标　心脏在人体起着泵的作用，它的功能依赖于前负荷、后负荷及心肌的收缩性；其中心脏收缩功能的评估不能独立于心脏的前后负荷，另外要注意的是：在活体，心脏功能的评价不得不忽略了心脏功能的内在方面，它包括激素及自主神经的影响，因此有研究以游离的心肌细胞为对象。

评价心肌收缩功能的指标如下。

（1）收缩末斜率：在活体完整的心脏前后负荷均可调节，前负荷通过改变腔静脉的阻塞程度而后负荷通过改变血管收缩药物的剂量或阻塞主动脉的程度来调节，其中通过前负荷的调节画出一系列压力容积环，而收缩末的点形成曲线成为收缩末斜率，此斜率对于收缩功能的改变非常敏感，斜率的提高提示收缩功能提高。

（2）缩短分数与平均缩短速度：两者均独立于后负荷，而前者为前负荷依赖，因此两者联合评价心肌收缩功能更加准确。

（3）dp/dt：为压力增加的速度，它主要的假设是代表等容收缩时心腔大小形态不变而有压力的变化，如此可以不受后负荷影响；另外运用dp/dt/Pmax指标可以不受后负荷影响。

评价心肌舒张功能指标如下。

（1）压力下降速度：等容舒张时，心室容积和室壁厚度假设不变，其中压力下降的最大速度代表舒张功能。

（2）时间常数：用于评价舒张的足够性及舒张功能。

2.评价技术

（1）在体外全心和心肌细胞的功能评估：游离、灌流的全心脏模型制备具有可重复性好及较为廉价等优点。最早，模型由Langendorff描述，游离的心脏被去神经化从而不受循环神经激素的影响。尽管此模型被许多研究人员诟病，但是还是被用来评估一些特殊药物对心脏功能的影响，并且不受其他器官系统功能的混杂影响。目前，最常见小鼠的心功能用此模型来研究评估，尤其那些内毒素休克模型的小鼠。

另一种体外评估心肌功能的方法就是游离心肌细胞的收缩功能评估。有研究发现，在内毒素的几内亚猪的游离左心房心肌细胞2小时时，收缩张力和dp/dtmax明显受抑，24小时后恢复基线水平。相似结果也发现存在于左心室乳头肌细胞。之后包括有关小鼠和兔的相关心肌细胞研究也有类似结果。当然此种方法的优点也是不受神经内分泌及其他器官功能的影响。

（2）PAC（肺动脉导管）和动脉导管：在危重患者出现脓毒症时，经常已应用PAC及动脉导管来进行有创血流动力学监测。应用这些方法，临床医师可以直接获得CO、SV、SvO$_2$等指标。另外，通过测量心内或血管内的压力间接获得一些压力指标来评估心脏功能有一定相关性。

（3）脉搏轮廓连续心排血量监测：PiCCO由经肺热稀释技术和动脉脉搏轮廓分析技术两种技术组成，用于更有效地进行血流动力和容量治疗，使大多数患者可以不必使用肺动脉导管。导管不经过心脏，创面更小，对每一次心脏搏动进行分析和测量，测量全心指标，反映全心功能，不是以右心代表整个心脏，直接给出容量参数，无须对其他指标（如压力）进行翻译，不受机械通气等外部压力变化的影响，测量前负荷、后负荷和流量等多种指标，在床旁就可以完成定量测量肺水肿情况，避免X线造成的困惑，技术容易掌握，并发症少。因此在重症医学领域PiCCO应用前景广阔。

（4）无创方法—心脏超声和磁共振图像（MRI）：心脏超声被认为是评估全心结构和功能的强有力的工具。它的优点包括迅速可用、便携和几乎无创伤，包括不需要暴露于射线等有害物质。另外，随着技术（包括多普勒技术）的发展，应用多普勒心脏超声评估心脏功能已经由开始的腔室评价到心肌内在功能的评估。例如早期的腔室评价指标最典型的是射血分数（EF），每搏量（SV）及衍生出的心排血量（CO）等；中间阶段包括一些能够部分独立于心脏负荷状态的指标：LVdD/dt、室壁应力纠正的mVCF和Tei指数；而且已发展到心肌内在功能指标：组织多普勒指标（心肌收缩期速度）、应变和应变率及结合可能的应力变化。最终理想是出现一种无创指标，完全独立于心脏前后负荷及心率，完全代表心肌本身的功能，但目前尚没有，因此综合评价各阶层指标，同时综合分析仍然是主流的方法。

目前，心脏功能的评估进展很快，但临床仍以心脏超声的简单指标结合临床常用的血流动力学监测指标如肺动脉导管监测的心排血量和每搏量等为主，而这些指标受心脏负荷状态的影响大，只能对心脏的泵血功能和部分心肌内在功能进行评估，尚缺乏受心脏负荷影响小的被广泛认可的指标。所以，有关心脏超声多普勒技术领域，评估左心室心脏收缩指标的进展集中在两个方向，一是发展一些对负荷依赖程度低的指标，即接近心肌内在性能的指标，如LVdP/dT和PeakLVdP/dT不依赖于后负荷而前负荷轻度依赖、室壁应力纠正的mVCF相对的对前后负荷均依赖程度低、Tei指数相对不依赖负荷指标等，同时，已有许多研究认为，这些指标有助于预后的判断，如LVdP/dT和PeakLVdP/dT可以独立预测充血性心力衰竭的预后及包括瓣膜手术后转归等；二是那些研究心肌本身的指标：以往的一些指标都是测量心室对血容量（腔室的大小）和血流（多普勒流速和压力的变化）的效果，而最近许多研究开始对心肌本身的研究产生强烈的兴趣，在基础研究中，已经能够游离动物模型的心肌细胞然后测量长度、大小、收缩状态及收缩和舒张功能，尽管可以真正代表心肌本身的实际状态，但不可能真正常规应用于临床。随着超声多普勒技术的进步，尤其组织多普勒的发展，应用无创技术测量心肌本身或内在的功能成为可能，目前，已有的指标有心肌收缩速度、左心室质量等。最为重要的是，近年来，生物力学作为一门快速发展的跨学科专业，而其中动力学与变形体力学与严重感染和感染性休克时的血流动力学改变的两大关键息息相关，其中变形体力学（材料力学）与心脏本身的力学改变到功能改变极为相关，而应力与应变及两者关系（本构关系）是研究变形体材料本质特征的黄金方法和指标，它既表现为既往关注的压力–容量关系又为其根本，受负荷影响小，因此临床更为有意义。最近，由于临床上超声及多普勒技术的快速发展，使得应力和应变的测量变得能够较为准确获得，同时两者的关系分析也变得可行。因此，应变和应变率以及与应力的关系应该具有更好的前景。另外，这些指标对预后的影响研究尚少，尤其大规模的几乎没有，仅发现在充血性心力衰竭患者心肌收缩速度<5cm/s可以预测心脏不良事件的发生。目前，国外相关临床研究集中在心肌病、冠心病及高血压心脏改变的研究上，仅见有在儿童的研究中生物力学的研究有助于发现肥厚型心肌病的隐性心功能不全。

MRI通过在一个磁场不同的组织产生不同的电磁波频率而产生空间图像。由于具有尺度准确及很高的分辨率等优点，MRI能够准确而无创的测量CO、SV及射血分数等指标。已有研究多集中在鼠类的心脏模型，包括CLP大鼠模型。

（5）功能性血流动力学监测/心功能的连续监测：对于严重感染和感染性休克而言，应用六腔PAC和PiCCO等技术进行功能性血流动力学监测的意义在于强调了需要全面、动态地观察心排血量的变化，评价其是否符合机体氧的需要，从而及时发现心功能异常，优化治疗方案，最终提高存活率。

三、治疗的进展及对预后的影响

一些研究进一步说明了严重感染和感染性休克时心功能不全对预后的影响，一方面，就是那些关于生化指标的研究，包括较前的cTNI和最近的BNP，研究均证明在严重感染尤其感染性休克时，两个指标均明显升高，同时与EF及左心室每搏做功指数呈负相关，而与病死率明显正相关，侧面说明心功能抑制可能导致病死率的增加。另一方面，在治疗方面的研究进展，包括重组活性蛋白C（r-APC）和左西孟旦的相关研究：既往在感染性休克合并临床心功能不全，需要强心治疗均选择了多巴酚丁胺，但临床面临的问题如下。

1.只有容量充足时才能应用，若非如此，反而会引起心肌细胞受损，进一步恶化心功能。

2.若是容量充足情况下追求超高氧输送时反而增加了病死率。

而r-APC和左西孟旦的临床应用恰恰解决了这些问题，它们在提高心排血量时，带来了改善的预后，同时治疗的重点是增加了心功能的储备，而不是仅仅去解决由于流量减低造成的组织灌注不足，在证明提高心功能可以改善预后时同时进一步提示严重感染和感染性休克时心功能不全对预后的影响。

第四节　重症患者心律失常的识别和处理

在重症患者的处理过程中，常常遇到各种类型的心律失常。由于这类患者病情危重，临床情况复杂，常合并多系统多脏器的病变，对心律失常的处理不当，常可危及患者的生命。因此，了解重症患者心律失常的发生机制、临床表现、严重程度、预后，并针对上述特点采取相应的治疗措施，是重症患者治疗过程中的重要环节。

一、心律失常的病因

心律失常的病因常与患者的基础疾病相关联，但由于治疗的介入，可以使其病因变得复杂多样，有时可能是多种因素同时存在，故需要临床医师认真分析，分清主次，采取合理的治疗方案。

（一）严重感染和创伤

在严重感染和创伤（包括严重外伤、枪伤、烧伤、手术等）时，由于机体处于应激状态，交感神经系统激活，大量的儿茶酚胺释放入血，刺激心肌组织；严重感染时致病源释放的毒素可以导致急性中毒性心肌病变，心肌细胞兴奋性的改变；感染和创伤刺激氧自由基释放，导致心肌细胞中膜结构的氧化，功能改变，动作电位的异常；应激状态下机体分泌的 β-内啡肽增加，使自主神经系统的调节发生异常，出现心律失常；此外，治疗过程中可能出现的电解质、酸碱平衡的紊乱、某些血管活性药物（如多巴胺）和抗心律失常药物的应用均可能是心律失常发生的原因。

（二）严重的心肌病变

如急性心肌梗死、急性心肌炎、心脏手术后、心脏外伤、全身性疾病累及心脏等，由于对心肌组织的直接损伤或导致心肌缺血缺氧，引起心律失常。严重心脏病变及患者的应激状态所引起的体内儿茶酚胺过度释放，也可促进恶性心律失常的发生。

（三）呼吸系统病变

呼吸系统严重病变导致呼吸衰竭所引起的缺氧和二氧化碳潴留，不仅造成心肌细胞的脂肪变性、纤维化，出现异常的兴奋灶；缺氧和二氧化碳潴留本身及由此引起的血浆儿茶酚胺的大量释放，均可以触发心肌自律细胞的后除极，异位起搏点自律性增高。

（四）中枢神经系统损伤

颅脑外伤、脑部手术或脑血管意外时，常常由于对位于下丘脑、延髓、大脑皮质的血管运动中枢不同程度的损伤，出现脑水肿、颅内压升高等；应激状态引起的儿茶酚胺大量释放；脱水治疗引起的电解质失平衡等，可以引起各种类型的缓慢或快速心律失常。

（五）药物过量

药物过量如洋地黄中毒、奎尼丁晕厥等，由于对钠-钾ATP酶的过度抑制导致细胞内钙离子增高，或引起QT间期不均匀地延长，心肌纤维之间形成异常折返环，出现快速或缓慢性心律失常。此外，其他抗心律失常药物的过量应用对心肌细胞的抑制作用，或抗心律失常药物的致心律失常作用，也是药物引起心律失常的重要原因。

（六）电解质紊乱

重症患者，钾代谢的紊乱是电解质紊乱引起心律失常的最常见原因。由于患者多处于禁食状态、肾功能异常、大量的液体量出入、不合理的补充，均可能是引起电解质紊乱的原因。血钾过低时，心肌细胞的静息膜电位降低，动作电位4相自动除极时间缩短，心肌细胞兴奋性增高，异位起搏点自律性增高；血钾轻度升高时，心肌细胞内外浓度梯度减少，膜电位与阈电位接近，故兴奋性升高；血钾明显升高时，膜电位绝对值过低，钠通道失活，心肌细胞兴奋性降低，主要表现为缓慢性心律失常。严重高钾血症可以导致心脏搏动停止于舒张期。血镁降低可以影响血钾和血钙的代谢，诱发各种心律失常，常和低钾血症合并存在。

二、常见的心律失常

（一）窦性停搏和窦房传导阻滞

窦性停搏是指病变导致窦房结兴奋性降低，不发出冲动，使整个心脏的电活动暂时停止。窦房传导阻滞是由于窦房结周围病变使窦房结发出的冲动向周围心房组织的传导发生障碍。

1.病因　窦性停搏和窦房传导阻滞常见于各种原因导致的心肌病变、药物中毒、高钾血症、迷走神经张力过高等，或见于严重的心肌缺血缺氧。

2.心电图特点

（1）窦性停搏：窦性心律伴长P–P间期（常＞2秒），长P–P间期与正常P–P间期不成倍数关系，长P–P间期中出现逸搏或逸搏心律。

（2）窦房传导阻滞　根据其心电图表现和严重程度分为一度、二度（包括Ⅰ型和Ⅱ型）和三度。由于一度和二度Ⅰ型窦房阻滞预后好，不引起临床症状，除需要观察病情进展外，一般不需要特殊处理，故在此仅介绍二度Ⅱ型和三度窦房传导阻滞。

二度Ⅱ型窦房传导阻滞：窦性心律伴长P–P间期（常＞2秒），长P–P间期与正常P–P间期成倍数关系，长P–P间期中出现逸搏或逸搏心律。

三度窦房传导阻滞：所有的窦性冲动均不能传出，心电图表现为长时间P波消失，出现结性或室性逸搏心律。在心电图上与无法与长时间的窦性停搏相鉴别。

3.临床表现　在出现短暂窦性停搏或高度窦房传导阻滞时，大部分患者表现为心悸、疲乏，较长时间的窦性冲动消失，且低位起搏点不能以逸搏心律起搏时，可产生黑矇、晕厥，严重者出现意识丧失、抽搐（阿斯综合征）。

4.治疗

（1）去除诱因：包括治疗原发病，纠正高钾血症、心肌缺血缺氧，降低颅内压等。

（2）阿托品：建议首剂0.5mg静脉注射，如心电图改善不明显，10分钟后给予1～2mg静脉注射。用药时应避免引起显著的心动过速。剂量过大或长时间用药可引起尿潴留、视物模糊、口干等不良反应，合并二度Ⅱ型以上房室传导阻滞时，应避免使用阿托品，以免加重房室传导阻滞。

（3）异丙肾上腺素：用于阿托品治疗无效或患者对阿托品不能耐受时静脉滴注。建议以0.5～1.0μg/min开始，逐渐增加给药剂量，将心率维持在50～60/min即可。最好采用输液泵给药，以确保用药的安全性。常见的不良反应是引起快速心律失常，如频发房性期前收缩、室性期前收缩、房性或室性心动过速等，主要与给药速度及个体对药物的敏感性有关，给药初期应严密观察。

（4）人工心脏起搏：用于对药物治疗反应不满意、心律恢复不稳定、用药后出现不能耐受的不良反应或严重快速心律失常、或长时间不能恢复窦性心律的患者。在疾病的急性期多采用临时心脏起搏，大多数患者在原发病治愈或缓解后，心律可以恢复。对少数窦性心律持续不能恢复的患者应采用永久心脏起搏器治疗。

（二）房室传导阻滞

房室传导阻滞是指病变影响房室结组织，使室上性冲动下传心室发生障碍，部分或完全不能下传。根据其心电图表现和严重程度分为一度、二度（包括莫氏Ⅰ型和莫氏Ⅱ型）和三度。由于一度和二度Ⅰ型房室传导阻滞预后好，不引起临床症状，除需要密切观察病情进展、尽可能去除引起传导阻滞的病因之外，一般不需要特殊处理，故在此仅介绍二度Ⅱ型、高度和三度房室传导阻滞。

1.病因　房室传导阻滞是病变累及房室结的结果，常见于各种原因导致的心肌病变、药物中毒、高钾血症、迷走神经张力过高等。

2.心电图特点

（1）二度Ⅱ型房室传导阻滞（莫氏Ⅱ型）：窦性心律伴单个P波脱落，P-R间期正常或延长，但P-R间期固定不变。

（2）高度房室传导阻滞：连续2个或2个以上的P波不能下传（包括2∶1房室传导阻滞），可以出现逸搏或逸搏心律。

（3）三度（完全性）房室传导阻滞：所有的P波均不能下传，心室由结性或室性逸搏心律所控制，P波与QRS波无对应关系，P波频率大于QRS波频率。

3.临床表现　在出现二度Ⅱ型或传导比例较大的高度房室传导阻滞时，大部分患者表现为心悸、疲乏，较长时间的室上性冲动不能下传，且低位起搏点不能以逸搏心律起搏时，可产生黑矇、晕厥，严重者出现意识丧失、抽搐（阿斯综合征）。

4.治疗

（1）去除诱因：包括治疗原发病，纠正高钾血症、降低颅内压、纠正缺氧状态等。

（2）异丙肾上腺素：建议以0.5～1.0μg/min开始，逐渐增加给药剂量，将心室率维持在50～60/min即可。最好采用输液泵给药，以确保用药的安全性。除非合并严重窦房结功能障碍或房室传导阻滞由迷走神经张力过高所引起，对重度房室传导阻滞的患者，一般不采用阿托品治疗，以免室上性冲动发放增加，加重房室结隐匿性传导，进一步加重房室传导阻滞的程度。

（3）人工心脏起搏：用于对药物治疗反应不满意、心律恢复不稳定、用药后出现不能耐受的不良反应或严重快速心律失常、或长时间房室结传导不能恢复的患者。在疾病的急性期多采用临时心脏起搏，大多数患者在原发病治愈或缓解后，房室结传导可以恢复。对少数持续不能恢复的患者，应采用永久心脏起搏器治疗。

（4）糖皮质激素：对急性心肌炎或急性下后壁心肌梗死引起的严重房室传导阻滞，可以试用糖皮质激素治疗。常用药物为氢化可的松200mg加入5%葡萄糖溶液100mL静脉滴注，连用3天，无论有效与否，均应停药。对于糖皮质激素在上述疾病状态下的疗效，至今尚无定论。

（三）室上性快速心律失常

室上性快速心律失常是由于房室结和房室结以上部位的自律细胞兴奋性增高，而出现的心律失常。常见的表现形式有：房性期前收缩、房性心动过速、心房颤动、心房扑动、阵发性室上性心动过速。

1.窦性心动过速　正常人窦性心律约为60~90/min，窦性心动过速时心率＞100/min。

（1）病因：可见于生理情况下（如运动、情绪激动、吸烟、饮酒等）；或各种原因导致的心肌病变、急性左侧心力衰竭、缺氧和二氧化碳潴留、心脏手术后等；也可见于一些全身性疾病状态下（如甲状腺功能亢进症、全身性感染、贫血、休克等）；一些药物也可以引起窦性心动过速（如氨茶碱、阿托品、儿茶酚胺等）。

（2）心电图特点：窦性心律（Ⅰ、Ⅱ、aVF、V_5、V_6导联P波直立，AVR导联P波倒置，P-R间期0.12~0.20秒），QRS一般为正常形态，R-R间期整齐，频率100~160/min。

（3）临床表现：随着心率增快的程度，患者可以无症状，或出现不同程度心悸、胸闷等表现，以及引起窦性心动过速的原发病的表现。

（4）治疗：原则上应注意寻找窦性心动过速的诱因，如缺氧、二氧化碳潴留、感染、心力衰竭、药物等，并予以纠正。当心率增快明显，或在一些特殊情况下（如心肌缺血），心率增快会加重心肌缺氧，可采用β肾上腺素能受体阻滞药（β阻滞药）进行治疗。目前多采用心脏选择性的β阻滞药。常用的药物有美托洛尔、阿替洛尔、比索洛尔、艾司洛尔及HCN通道（I_f电流）选择性抑制药伊伐布雷定等。对存在心功能不全或慢性阻塞性肺病、哮喘的患者应慎用或禁用。使用方法如下。

美托洛尔：为β_1受体选择性β阻滞药。口服用药常以12.5～25mg开始，根据心率、房室传导情况及治疗反应逐渐增大剂量，治疗剂量多在50～100mg，每日2次。静脉用药以1～2mg/min开始，用量可达5mg，随后可根据心率、房室传导情况及治疗反应5～10分钟后重复给药，总量可以达到10～15mg。心率得到控制后即可给予口服。

阿替洛尔：为β_1受体选择性β阻滞药。口服用药常以6.25～12.5mg开始，根据心率、房室传导情况及治疗反应逐渐增大剂量，治疗剂量多在25～50mg，每日2次。

比索洛尔：为β_1受体高选择性β阻滞药。口服用药以2.5～5mg开始，根据心率、房室传导情况及治疗反应逐渐增大剂量，治疗剂量多在5～10mg，每日1次。

艾司洛尔：为β_1受体选择性β阻滞药，仅有静脉制剂。给药方法为负荷量0.25～0.5mg/（kg·min），给药1～5分钟，维持量为50～200μg/（kg·min）。

伊伐布雷定：是一种新型的控制心率的药品，其通过特异性的抑制I_f起搏电流降低窦房结节律，从而达到减慢心率的作用。伊伐布雷定的作用机制决定了其在减慢心率的同时不影响心肌收缩力和左心室收缩功能；治疗剂量下不影响QTC，无尖端扭转性室速的风险，不影响PR间期和QRS间期，也不干扰心肌工作细胞和传导细胞的不应期和传导功能；对支气管平滑肌、血脂、血糖、血压无干扰的特点。通常推荐起始剂量：1次5mg，每日2次。用药3～4周后，根据治疗效果，增加至1次7.5mg，每日2次。如果在治疗期间，休息时心率减少持续低于50/min，或患者体验涉及心搏缓慢的症状，如头晕、疲劳或者血压过低，剂量必须向下调整，包括可能剂量1次2.5mg，每日2次。必须每日2次口服，例如早餐和晚餐时服用。如果心率低于50/min，或心动过缓症状持续，则应停止用药。

当患者存在β阻滞药使用的禁忌证或不能耐受时，也可以使用维拉帕米（异搏定），为非二氢吡啶类的钙通道阻滞药。对由于触发活动引起的房性心动过速有效。口服给药40～80mg，每日3～4次。静脉给药，5mg溶于10mL生理盐水于10分钟静脉推注，同时监测心率，心率下降后停止注射。如无效，20分钟后可考虑重复给药，总剂量不能超过15mg。静脉用药心率有所控制后可改为口服给药。心功能不全患者慎用或禁用。

2.房性期前收缩

（1）病因：常见于正常人，或各种原因导致的心肌病变、缺氧和二氧化碳潴留、药物中毒、低钾血症、心脏手术后等。

（2）心电图特点：窦性心律基础上，提早出现的P'-QRS-T波群，QRS室上型，T波方向与QRS主波方向一致。代偿间期常为不完全性。

（3）临床表现：患者多无症状，期前收缩频繁时，少数患者可出现不同程度心悸、胸闷等表现。

（4）治疗：房性期前收缩原则上无须特殊治疗。但对突然出现的频发房性期前收缩，应注意寻找可能存在的诱因，如电解质紊乱、缺氧、二氧化碳潴留、感染、心力衰竭等，并予以纠正。期前收缩过于频繁，引起患者明显不适，或频发的房性期前收缩可能或曾经诱发其他心律失常如心房颤动、房性心动过速时，可采用下列方法治疗。

β肾上腺素能受体阻滞药（β阻滞药）：目前，多采用心脏选择性的β阻滞药，能有效地抑制由于体内交感神经兴奋性过度增高所引起的房性期前收缩。常用的药物有美托洛尔、阿替洛尔、比索洛尔、艾司洛尔等。使用方法如下。

①美托洛尔：为β_1受体选择性β阻滞药。口服用药常以12.5～25mg开始，根据心率、房室传导情况及治疗反应逐渐增大剂量，治疗剂量多在50～100mg，每日2次。对于房性期前收缩一般无须采用静脉给药，除非频发并可能诱发其他严重情况时，静脉用药方法见"窦性心动过速"。

②阿替洛尔：用药方法见"窦性心动过速"。

③比索洛尔：用药方法见"窦性心动过速"。

④艾司洛尔：房性期前收缩时一般无须使用静脉艾司洛尔，在一些特殊情况下，可以考虑使用。用药方法见"窦性心动过速"。

维拉帕米（异搏定）：为钙离子拮抗药。对由于触发活动引起的房性期前收缩有效。针对房性期前收缩多采用口服给药，40～80mg，每日3～4次。对心功能不全患者慎用或禁用。

普罗帕酮（心律平）：为I_C类抗心律失常药。口服，剂量150～300mg，每日3次。

胺碘酮：仅用于房性期前收缩可能诱发心房颤动、房性或折返性心动过速时，预防其发生。口服给药，第1周0.2g，每日3次；第2周0.2g，每日2次；以后0.2g，每日1次；2～3个月后根据情况以0.1～0.2g，每日1次维持。长期用药使用前应测定甲状腺功能、摄胸部X线片。服药过程中每6个月复查。不良反应有皮肤、角膜色素沉着，甲状腺功能改变，肺纤维化少见。

3.房性心动过速

（1）病因：见于各种原因导致的心肌病变，缺氧和二氧化碳潴留，低钾血症，洋地黄过量，心脏手术后等。

（2）心电图特点：窦性心律时，连续提早出现3个或3个以上的P'-QRS-T波群，频率多在每分钟120～160次，QRS室上型，T波方向与QBS主波方向一致。当心动过速频率较快，出现心室内差异传导时，P'后的QRS波可出现宽大畸形。

（3）临床表现：取决于心动过速的频率，患者可出现不同程度心悸、胸闷等表现。严重者出现心绞痛、心力衰竭、血压下降，需要紧急处理。

（4）治疗：对突然出现的房性心动过速，应注意寻找其诱因，如电解质紊乱、缺氧、心力衰竭、洋地黄过量等。对持续性房性心动过速，多采用静脉抗心律失常药或电复律予以终止，发作频繁者可予射频消融根治术。

β阻滞药：目前，多采用选择性$β_1$阻滞药，对于体内交感神经兴奋性过度增高所引起的房速有效。常用的药物有艾司洛尔、美托洛尔等。对存在心功能不全或慢性阻塞性肺病、哮喘的患者禁用。使用方法如下。

①美托洛尔：终止房性心动过速可采用静脉用药以1分钟开始，用量可达5mg，随后可根据心率、房室传导情况及治疗反应5～10分钟后重复给药，总量可以达到10～15mg。同时监测心率，房性心动过速终止后立即停止注射。

②艾司洛尔：用法同"窦性心动过速"。

维拉帕米：为钙离子拮抗药。对由于触发活动引起的房速有效。一般采用静脉给药，5mg溶于10mL生理盐水于10分钟静脉推注，同时监测心率，房性心动过速终止后立即停止注射，如无效，20分钟后可考虑重复给药，总剂量不能超过15mg。

普罗帕酮：房性心动过速时一般采用静脉给药，70mg溶于10mL生理盐水于10分钟静脉推注，同时监测心率，房性心动过速终止后立即停止注射。如无效，20分钟后可考虑重复给药。有效后可以根据情况给予口服150～300mg，每日3次。

胺碘酮：终止房性心动过速采用静脉用药，300mg溶于10mL生理盐水于10分钟静脉推注，同时监测心率，房性心动过速终止后立即停止注射。

食管调搏超速抑制：将食管调搏电极经食管置入左心房后方，以稍快于房性心动过速的频率起搏，8～10跳后起搏心律夺获心房，突然停止起搏，即可终止房性心动过速发作。该方法优点是安全性高，疗效确切；缺点是操作略复杂，对自律性房性心动过速无效，需要食管调搏的仪器。

同步直流电复律：对出现心绞痛、心力衰竭、血压下降的房速患者，应首选同步直流电复律。复律的能量多采用100～200J。该方法优点是对血流动力学影响小，安全性高，疗效确切；缺点是操作复杂，并需要电除颤设备，自律性房速无效。对清醒患者，需静脉用药进行浅麻醉（常用地西泮或硫喷妥钠）。在静脉缓慢推注地西泮过程中，观察患者意识变化，在患者出现意识蒙眬（角膜反射消失、对呼唤反应明显迟钝）时，即可进行同步直流电复律。

射频消融术：射频消融是唯一可以根治房速的手段。房性心动过速有明显好发部位，右心房占75%，并常见于右心房界脊、冠状窦口、三尖瓣环、右心耳等；左心房常发生于肺静脉、二尖瓣环、左心耳等。单形性局灶或大折返房速一次手术成功率为80%～90%。右心房房性心动过速成功率高于左心房房性心动过速。

4.心房扑动

（1）病因：常见于风湿性心脏病、冠心病、洋地黄过量、心脏手术后等。大部分心房扑动为一过性，多数转变成心房颤动。

（2）心电图特点：窦性P波消失，心电图基线消失，代之以锯齿波（F波），在Ⅱ、Ⅲ、T导联最明显F波的频率每秒250～350次。F波的传导比例（2～4）：1。一般QRS波为室上型，QRS主波与T波反向。当出现心室内差异传导时，QRS波群增宽。

（3）临床表现：取决于F波下传的程度，患者可出现不同程度的心悸，胸闷等表现。当出现心绞痛、心力衰竭、血压下降时，应采取紧急处理。

（4）治疗：对突然出现的心房扑动，应注意寻找其诱因，如电解质紊乱、缺氧、心力衰竭、洋地黄过量等。对持续性快速心房扑动，必须采用静脉抗心律失常药控制心室率或以电复律予以终止。

依布利特：为转复房扑的首选药物。用法：0.01mg/kg静脉注射10分钟以上，如心房扑动在用药后10分钟内不能转复，可以用上述剂量重复给药1次。禁用于左心室射血分数明显降低的患者，此时依布利特可能导致严重的室性心动过速。

β阻滞药：多采用β₁受体选择性β阻滞药。对房扑的转复作用差，主要用于降低心房扑动时的心室率。常用的药物有艾司洛尔、美托洛尔等。对存在心功能不全或慢性阻塞性肺病、哮喘的患者禁用。使用方法见"房性心动过速"。

维拉帕米：对心房扑动的转复作用差，主要用于降低房扑时的心室率。使用方法见"房性心动过速"。

普罗帕酮：对心房扑动的转复作用欠佳。一般采用静脉给药，使用方法见"房性心动过速"。

毛花苷C：通过增加房室结的隐匿性传导，降低房扑时的心室率。对心房扑动的转复作用差。使用方法，0.4～0.6mg溶于5%葡萄糖溶液10mL缓慢静脉注射，必要时20～30分钟后可重复0.2～0.4mg。但24小时总量不宜超过1.2mg。注意在血钾偏低、缺氧、甲状腺功能亢进症、严重感染时，易出现洋地黄过量。

同步直流电复律：是终止心房扑动最安全、有效的方法。对出现心绞痛、心力衰竭、血压下降的房扑患者，应首选同步直流电复律。复律的能量多采用50～150J。该方法的缺点是操作复杂，对清醒患者，需静脉用药进行浅麻醉（见房性心动过速）。

也可以选择食管调搏或射频消融术。

5.心房颤动

（1）病因：常见于风湿性心脏病、高血压、甲状腺功能亢进症、手术后及其他各种机体应急状态下。

（2）心电图特点：窦性P波消失，代之以大小不等、形态各异的颤动波（f波），在Ⅱ、Ⅲ、aVF和V₁导联最明显。F波的频率每秒350～600次。一般QRS波为室上型。

当出现心室内差异传导时，QRS波群增宽。

快速心房颤动时，心室内差异性传导引起宽大畸形的QRS波群不易与室性过期前收缩动或室速相鉴别。下列几点可供鉴别时参考。

心房颤动时，在长RR间期后跟随短RR间期时，易发生室内差异性传导，此时如出现增宽的QRS波群，多考虑室内差异性传导。

增宽的QRS波群时限超过0.14秒，多考虑室性心律失常。

增宽的QRS波群的起始向量与窦性搏动时的起始向量相反，则肯定为室性心律失常；反之，增宽的QRS波群的起始向量与窦性搏动时的起始向量相同时，并不能排除室性心律失常的可能。

同一导联每个增宽的QRS波起点与相应的前一个QRS波群的起点的间距（联律间期）不等时，应考虑室内差异性传导。

增宽的QRS波群后无固定的代偿间隙，应考虑差异性传导，反之，应考虑室性心律失常。心房颤动心率较慢时持续增宽的QRS波群，多考虑室性心律失常。

（3）临床表现：取决于房颤时的心室率，心室率不快时，患者可以无明显症状；快速心房颤动时患者可出现不同程度心悸、胸闷等表现，严重者可出现心绞痛、心力衰竭、血压下降。

（4）治疗：对阵发快速心房颤动，应注意寻找其诱因，如电解质紊乱、缺氧、心力衰竭等。对快速心房颤动，多采用静脉抗心律失常药以减慢心室率或以电复律予以终止。

依布利特：为转复心房颤动的有效药物。用法和注意事项见"心房扑动"。

β阻滞药：对心房颤动的转复作用差，主要用于降低心房颤动时的心室率。常用的药物有艾司洛尔、美托洛尔等。使用方法和注意事项见"房性心动过速"。

维拉帕米：对心房颤动的转复作用差，静脉给药主要用于降低快速心房颤动时的心室率。使用方法和注意事项见"房性心动过速"。

普罗帕酮：对心房颤动的转复作用约为30%，故主要用于降低心房颤动时的心室率。使用方法和注意事项见"房性心动过速"。注射过程中心室率减慢或心房颤动终止后立即停止注射。

毛花苷C：通过增加房室结的隐匿性传导，降低心房颤动时的心室率。对心房颤动的转复作用差。使用方法和注意事项见"心房扑动"。

同步直流电复律：是终止心房颤动安全、有效的方法。对出现心绞痛、心力衰竭、血压下降的快速心房颤动患者，应首选同步直流电复律。复律的能量多采用双向150～200J。操作方法和注意事项同前。

6.预激合并心房颤动

（1）病因和发病机制：心房和心室之间存在除房室结以外的功能性传导通路（即附加房室旁路），且附加旁路的不应期极短。当阵发性房颤发生时，心房率高达350～600/min，故冲动可以以极快的速度沿房室旁路下传，使心室率可高达200～300/min，甚至诱发心室颤动。因此预激合并心房颤动是心脏急症，需要紧急处理以终止房颤的发作。

（2）心电图特点：P波消失，为f波所取代。快速出现的QRS波群，频率200～300/min，RR间期绝对不规则，QRS宽大畸形＞0.12秒，QRS主波与T波反向，QRS波起始可见心室预激的δ波。在心室率极快时，RR间期的不匀齐可以表现得不明显。

（3）治疗：预激合并心房颤动的危险性主要在于冲动沿房室旁路的快速下传可能导致心室颤动。当最短的RR间期＜200毫秒时，极易诱发心室颤动。故应立即进行干预：用药物延长旁路的不应期，通过延缓其传导而减慢心室率；或直流同步电复律。由于洋地黄制剂、维拉帕米和β阻滞药可以易化旁路的传导，进一步缩短旁路的不应期，故禁止使用。常选用的药物如下。

依布利特：可以抑制房室旁路传导，并使心房颤动转为窦性心律。用法和注意事项见"心房扑动"。

普罗帕酮：可抑制房室旁路的传导，故可以降低预激合并心房颤动时的心室率，但对心房颤动的转复作用较差。使用方法见"房性心动过速"。

胺碘酮：通过延长房室旁路的有效不应期，可以降低预激合并心房颤动的心室率，静脉用药对快速心房颤动的转复率仅30%～40%。300mg溶于10mL生理盐水于10分钟静脉推注，同时监测心率，心室率明显减慢或心房颤动转复后立即停止注射。

利多卡因：可以抑制房室旁路的传导。有人认为可以减慢预激合并心房颤动时的心室率，但其确切疗效有待进一步肯定。用法：50mg利多卡因静脉推注，5～10分钟后重复，总量不超过300mg，无效则考虑应用其他方法。利多卡因对心房颤动无转复作用。

同步直流电复律：对预激合并心房颤动，同样是安全、有效的复律方法。对出现心绞痛、心力衰竭、血压下降或最短RR间期<200毫秒、或药物治疗后改善不明显的患者，应首选同步直流电复律。复律的能量多采用双向150~200J。操作方法和注意事项同"房性心动过速"。

7.阵发性室上性心动过速（PSVT）　前面已经介绍过房性自律性心动过速。另一大类室上性快速心律失常是折返性室上性心动过速，约占阵发性室上性心动过速患者的90%以上。目前，根据电生理研究结果，将折返性阵发性室上性心动过速又区分为房室结折返性（约占60%）和房室折返性。

（1）房室结折返性心动过速（AVNRT）

病因和发病机制：由于房室结内存在2条或2条以上的功能性传导通路，且根据冲动在此传导通路上的传导速度将通路分为慢径和快径。慢径传导速度慢，不应期短，快径传导速度快，不应期长。某些原因如引起快径不应期进一步延长，导致冲动在快径不能下传，仅能沿慢径下传，至慢径远端时，快径已经脱离其不应期，因此由慢径下传的冲动在继续下传激动心室的同时，沿快径逆传至心房，激动心房，冲动再由慢径下传，由快径逆传，周而复始，形成阵发性室上性心动过速。

房室结内双径为先天形成，很多人终身存在，但并不出现室上性心动过速。但在应激、手术、创伤、严重感染时，体内内环境的急剧变化，使快、慢径的不应期进一步发生改变，形成折返环，出现阵发性室上性心动过速。

心电图特点：连续3个或3个以上的快速地QRS-T波群，频率160~220/min，QRS一般为正常形态，R-R间期绝对匀齐。窦性P波消失，但有时可见冲动沿快径逆传激动心房后产生的心房除极波（P'波），一般出现在QRS波群后面，在Ⅱ、Ⅲ、aVF比较清楚，常仅表现为基线的顿挫，P'-R应>0.12秒，P'波在Ⅱ、Ⅲ、aVF一般倒置，在aVR一般直立。

当心动过速同时伴室内差异性传导时，QRS波群则表现为宽大畸形，应与室性心动过速相鉴别。

临床表现：根据发作时的心室率，患者可表现为不同程度心悸、胸闷等表现。当心室率>200/min时，患者可表现血流动力学的紊乱，如血压下降，并可能出现心绞痛、心力衰竭。在原有疾病的基础上，血流动力学的改变可以出现的更早，使患者的全身情况进一步恶化。

治疗：在急性发作时，应尽快终止其发作，可采用下列方法。

①刺激迷走神经：是通过物理的方法，刺激迷走反射，延缓房室结的传导，故可以终止折返。常用的方法有a.按压眼球，但在高度近视或存在眼底病变的患者，动作过猛可能引起视网膜剥离；b.按压颈动脉窦，操作过程中应进行心电监测，心动过速一旦终止，应立即停止按压。注意不能同时按压双侧的颈动脉窦；c.Valsalva动作：结合下蹲，效果更好；d.刺激咽反射；e.倒立等。但对于危重症的患者，不推荐采用刺激迷走的方法终止发作。

②药物治疗：对于血流动力学平稳的患者，可首先采用静脉给药以终止发作。静脉用药过程中，应严密监护心率、血压的变化，在心动过速转复后应立即停止注射。如患者病情许可，在静脉给予抗心律失常药物的同时，常给予一些镇静药物（口服或肌内注射），以增强转复的效果。a.维拉帕米，为终止AVNRT的首选药物。一般采用静脉给药，用法和注意事项见"房性心动过速"；b.依布利特，为转复AVNRT药物的有效药物。用法和注意事项见"心房扑动"；c.普罗帕酮，对AVNRT有较好的转复作用。用法和注意事项见"房性心动过速"有效即可转为口服，150～300mg，每日3次；d.β受体阻滞药，多采用心脏选择性β阻滞药，通过抑制交感神经系统，增高迷走神经张力，从而终止发作。但β阻滞药对AVNRT转复的疗效并不乐观。常用药物有艾司洛尔、美托洛尔等。使用方法和注意事项见"窦性心动过速"，AVNRT终止后停止注射；e.毛花苷丙，对合并存在心功能不全的患者，毛花苷丙应为首选。该药对AVNRT并无直接的转复作用，主要通过提高迷走神经的张力，终止房室结内的折返。使用方法：0.4～0.6mg溶于5%葡萄糖溶液10mL缓慢静脉注射，必要时20～30分钟后可重复0.2～0.4mg。但24小时总量不宜超过1.2mg；f.胺碘酮，通过延长房室结的有效不应期，终止折返环。300mg溶于10mL生理盐水缓慢静脉推注10分钟以上。该药对血压影响较明显，注射时应密切观察血压变化；g.腺苷三磷酸（ATP），终止AVNRT的机制不明。首剂6mg静脉快速推注（1秒钟），如无效，2～3分钟后予10mg快速推注。由于ATP在体内半衰期仅数秒钟，故每次用药间隔2～3分钟即可。应避免首剂采用大剂量，因该药在大剂量快速推注后，容易引起心脏较长时间的暂时停搏，患者可能出现意识丧失、抽搐，甚至出现室颤。因此，在用药后即刻，应监护心电图，在出现复律过长现象时，应嘱患者咳嗽或采用胸外心脏按压，均能在数秒钟内恢复自主心律。如能按照上述方法给药，并进行严密监护，ATP仍不失为安全有效的终止AVNRT的方法。

③食管调搏超速抑制：令患者将食管调搏电极吞入，置入左心房后方，以稍快于心房率的频率起搏8～10跳、将心房夺获后突然停止，即可恢复窦性心律，终止AVNRT的发作。该方法优点是安全性高，疗效确切，一次无效后可以重复尝试；缺点是操作略复杂，需要食管调搏的设备，并需要患者的很好配合。

④同步直流电复律：是终止AVNRT安全、有效的方法。对药物治疗无效，或出现心绞痛、心力衰竭、血压下降的患者，应采用同步直流电复律。复律的能量多选用150～200J。操作方法和注意事项见"房性心动过速"。

对反复发作的患者，在缓解期可选用口服药物来预防发作。常选用的药物包括维拉帕米、普罗帕酮、胺碘酮等。此外，近年来广泛应用的射频消融治疗是根治AVNRT的最有效方法，成功率可达95%以上，并发症发生率低。通过消融房室结慢径从而消除折返赖以形成的基础，永久性地终止AVNRT的发作。

（2）房室折返性心动过速

①病因和发病机制：由于心房和心室之间存在除房室结以外的功能性传导通路（即附加房室旁路），与房室结一起，形成心房和心室间的折返环。在合适的条件下，冲动通过房室结和附加房室旁路周而复始，形成房室折返性心动过速（AVRT）。根据发作时，房室结是由心房至心室下传或由心室至心房逆传，AVRT又分为顺向性和逆向性房室折返两种。由于两种类型的AVRT在心电图表现和治疗用药均有不同，故对其发病机制的了解对指导临床有重要的意义。

顺向性AVKT：占AVRT的绝大多数。冲动由心房→房室结（正传）→心室→附加旁路→心房，以此周而复始，每循环一次，分别激动心房和心室一次。逆向性AVRT：冲动由心房→附加旁路→心室→房室结（逆传）→心房，以此周而复始，每循环一次，分别激动心房和心室一次。

由于附加旁路的不应期短，故房室结逆向激动的AVRT，冲动可以以极快的频率经旁路下传激动心室，容易引起严重的血流动力学改变，甚至引起心室颤动，故对此类患者，应采取紧急的处理措施。

房室附加旁路为先天性，仅在部分AVRT患者发现有解剖学的结构存在，而在相当部分的患者，并不能发现解剖学的旁路存在，故有人称之为功能性旁路存在房室旁路的个体，并不都发生AVRT。但应激、手术、创伤、严重感染、药物过量常常是激活旁路的诱因，当形成折返环时，造成AVRT的发作。

②心电图特点：发作间期心电图可以表现为正常（隐性预激）或预激症候群

（显性预激），其中W-P-W综合征较常见。表现为窦性心律时，各导联PR间期<0.12秒，QRS波群增宽，PJ间期正常，胸导联QRS主波方向与T波方向相反。

顺向型AVRT：连续3个或3个以上的快速地QRS-T波群，频率160～220/min，QRS一般为正常形态，R-R间期绝对匀齐。窦性P波消失，但有时可见冲动沿房室旁路逆传激动心房后产生的心房除极波（P'波），一般出现在QRS波群后面，常仅表现为基线的顿挫，P'-R应>0.12秒。

当心动过速伴室内差异性传导时，QRS波群则表现为宽大畸形，应与房室结逆向折返性AVRT和室性心动过速相鉴别。

逆向型AVRT：连续3个或3个以上的快速地QRS-T波群，频率200～300/min，QRS宽大畸形，QRS主波与T波反向，形态可酷似室性心动过速。R-R间期绝对匀齐。窦性P波消失，但有时可见冲动沿房室结逆传激动心房后产生的心房除极波（P'波），一般出现在QRS波群前面，P'-R一般<0.12秒。

对于宽QRS波的SVT（SVT伴室内差异性传导或房室结逆向性SVT），单纯根据体表心电图与室性心动过速进行鉴别有时非常困难。一般来说，宽QRS波的SVT增宽的QRS波群时限很少超过0.14秒；增宽的QRS波群的起始向量与窦性搏动时的起始向量常同向，但增宽的QRS波群的起始向量与窦性搏动时的起始向量相同时，也不能完全排除室性心动过速的可能。

③临床表现：根据发作时的心室率，患者可表现为不同程度心悸、胸闷等表现。当心室率>220/min时，患者可表现血流动力学的紊乱，如血压下降，并可能出现心绞痛、心力衰竭。在原有疾病的基础上，血流动力学的改变可以出现的更早，使患者的全身情况进一步恶化。当心室率进一步增快时，可能诱发室性心动过速、心室颤动等严重室律失常。

④治疗：对SVT的终止方法的选择需要依据患者的临床表现和对血流动力学影响的程度。对病情稳定的患者，可以考虑采用刺激迷走方法或静脉用药终止发作，但对于出现心绞痛、心力衰竭或血流动力学不稳定的患者，应采用直流电复律。当QRS波群增宽无法与室性心动过速进行鉴别时，应按照室性心动过速的治疗原则进行处理。

在急性发作时，可采用下列方法终止发作。

刺激迷走神经：是通过物理的方法，刺激迷走反射，延缓房室结的传导，可以终止部分房室结正向传导的SVT，但对房室结逆向传导的效果差。操作方法和注意事项见"房室结折返性心动过速"。

药物治疗，对于血流动力学平稳的患者，在迷走刺激无效时，一般首先采用静脉给药以终止发作。静脉用药过程中的注意事项见"房室结折返性心动过速"。a.普罗帕酮，可抑制房室结及房室旁路的传导，故对房室结正向和逆向传导的AVRT均有较好的转复作用。使用方法见"房室结折返性心动过速"。b.依布利特，可抑制房室结及房室旁路的传导，对房室结正向和逆向传导的AVRT均有较好的转复作用。用法及注意事项见"心房扑动"。c.维拉帕米，通过抑制房室结传导，对房室结正向传导的AVRT有很好的转复作用。但维拉帕米可以易化房室旁路的传导，对房室结逆向折返的SVT无效，甚至可能进一步恶化，因此，不能用于治疗房室结逆向折返的SVT。在房室结正向传导SVT，使用方法同"房室结折返性心动过速"。d.β阻滞药，多采用心脏选择性β阻滞药。主要用于治疗房室结正向传导的SVT，通过对交感神经的抑制，增高迷走神经张力，抑制冲动在房室结的传导。常用的药物有艾司洛尔、美托洛尔等。使用方法和注意事项见"房室结折返性心动过速"。对房室旁路的影响不肯定，可能易化旁路的传导，故不用于治疗房室结逆向折返的SVT。e.胺碘酮，通过延长房室结和房室旁路的有效不应期，可终止房室结正向和逆向折返的SVT。使用方法和注意事项见"房室结折返性心动过速"。f.毛花苷丙，对房室结正向折返的SVT，毛花苷丙可通过提高迷走神经的张力，终止其发作。使用方法和注意事项见"房室结折返性心动过速"。但毛花苷丙可易化房室旁路，缩短旁路不应期，使心动过速的心室率进一步加快，故禁用于房室结逆向折返的SVT。g.腺苷三磷酸（ATP），对房室结正向和逆向折返的SVT均有良好的治疗作用。发挥作用的机制尚不完全明确。使用方法和注意事项见"房室结折返性心动过速"。

食管调搏超速抑制：可用于房室结正向和逆向传导的AVRT。使用方法和注意事项见"房室结折返性心动过速"。

同步直流电复律：是终止AVRT安全、有效的方法。对药物治疗无效，或出现心绞痛、心力衰竭、血压下降的患者，应采用同步直流电复律。使用方法和注意事项见"房室结折返性心动过速"。

射频消融治疗是根治AVRT的最有效方法，成功率可达95%以上，并发症发生率低。通过消融房室结慢径从而消除折返形成的基础，永久性地终止AVNRT的发作。

7.室性期前收缩

（1）病因：可见于正常人，在情绪改变、吸烟、失眠、喝浓茶后更为常见；或各种原因导致的心肌病变、缺氧、洋地黄中毒、低钾血症、心脏手术后等。

（2）心电图特点：窦性心律基础上，提早出现的QRS-T波群，QRS宽大畸形，时限大于0.12秒，T波方向与QRS主波方向相反。同一起源的室性期前收缩其配对间期恒定。代偿间期为完全性，即包含室早在内的2个下传的窦性搏动之间期，等于2个窦性RR间期之和。

期前收缩后无代偿间期者为插入性室性期前收缩。如每个窦性搏动后跟随一个室早称为二联律，如每两个窦性搏动后跟随一个室性期前收缩称为三联律，如此类推。同一导联内室性期前收缩形态相同者为单形性室性期前收缩，形态不同者称为多形性室性期前收缩。

期前收缩出现落在前一个窦性搏动T波的降支上，称为室性期前收缩的RonT现象。

对于重症患者的室性期前收缩，一般认为单形性的预后良好，而多形性室性期前收缩、阵发性短阵性室性心动过速（连续3个或3个以上的室性期前收缩）、室性期前收缩RonT现象等预后多不良。但在临床工作中，判断室性期前收缩的危险性时，除根据期前收缩的形态外，还应根据患者基础的心脏疾病及全身情况综合判定。

（3）临床表现：患者多无症状。期前收缩频繁时，少数患者出现不同程度心悸、胸闷等表现。

（4）治疗：对于无器质性心脏病的室性期前收缩，原则上无须特殊治疗。但对重症患者突然出现的频发单源性室性期前收缩，应注意寻找可能存在的诱因，如电解质紊乱、缺氧、二氧化碳潴留、感染、心力衰竭等，并予以纠正。对于多形性室性期前收缩、短阵室性心动过速、心肌缺血或心肌梗死后出现的频发室性期前收缩，应采取积极的治疗，以防出现更严重的室性心律失常。对出现室性期前收缩RonT现象，应静脉紧急应用抗心律失常药，并做好相应的应激措施。

利多卡因：对心肌缺血引起的室性期前收缩疗效甚佳，但对其他原因引起的室性期前收缩效果较差。由于其使用方便、安全，故目前为治疗危重病患者合并室性期前收缩的常用药物。但临床研究显示，常规预防使用利多卡因对患者并无益处，因此仅用于存在明确室律失常的患者。方法：50mg利多卡因静脉推注，5~10分钟后重复，总量不超过300mg，有效后以1~3mg/min持续静脉维持。对急性心肌梗死急性期出现的室性期前收缩，应常规维持72小时以上，停药后如无室性期前收缩出现，可不用口服药物维持，如室性期前收缩仍频发，应选用口服胺碘酮维持。

美西律：为ⅠB类抗心律失常药。口服给药，有学者称为"口服的利多卡因"。适用于无器质性心脏病、室性期前收缩出现时症状明显者。不良反应发生率低，口服起始量为150mg，每日3次，根据治疗反应可增至200~300mg，每日3次。

心律平：为ⅠC类抗心律失常药，对各种原因引起的室性期前收缩均有效。静脉用药70~140mg加入100mL液体，在1-2小时内滴完，每6~8小时重复一次。有效即可转为口服，150~300mg，每日3次。

胺碘酮：当室性期前收缩对其他抗心律失常药物反应不良时，或心脏性猝死复苏后频发室性期前收缩的患者，首选胺碘酮治疗。对心肌梗死急性期后、慢性充血性心力衰竭、心肺复苏后频发室性期前收缩的患者，应长期口服胺碘酮以预防严重心律失常的发生。静脉给药方法，第一天100~150mg于10分钟静脉推注，继以静脉滴注维持，24小时总量1000~1200mg，均匀滴入。以后每天800mg，在24小时内均匀滴注。

β阻滞药：对无器质性心脏病患者，室性期前收缩出现时症状明显，宜选用心脏选择性β阻滞药。β阻滞药长期口服用于慢性充血性心力衰竭或心肌梗死的患者，可以显著减少因心律失常引起的猝死，故对存在频发室性期前收缩的这些患者，也推荐使用β阻滞药。但对室性期前收缩的抑制程度不如胺碘酮；β阻滞药与胺碘酮联合应用的经验，尚有待于进一步积累。常用的β阻滞药有美托洛尔、比索洛尔等。

对心肌梗死急性期频发的室性期前收缩，当心室率偏快、无明显心力衰竭症状时，推荐口服或静脉β阻滞药治疗。但在合并明显急性左心力衰竭时禁用β阻滞药。a.美托洛尔，口服用药常以12.5~25mg每日两次开始，根据心率、房室传导情况及治疗反应逐渐增大剂量，治疗剂量多在50~100mg，每日两次。静脉用药见"窦性心动过速"，室性期前收缩控制后转为口服。b.比索洛尔，为高选择性β₁受体阻滞药。口服用药以2.5~5mg开始，根据患者耐受情况逐渐增大剂量，治疗剂量多在5~10mg，每日1次。c.艾司洛尔，用法和注意事项见"窦性心动过速"，室性期前收缩控制后改用口服β阻滞药。

8.室性心动过速

（1）病因：可见于各种原因导致的心肌病变、缺氧、洋地黄中毒、严重低钾血症、心脏手术后等。室性心动过速的出现常表明心肌存在严重的病变。偶尔也可发生于无器质性心脏病者。

（2）心电图表现：连续出现3个或3个以上的室性期前收缩；QRS波群宽大畸形，时限超过0.12秒，QRS主波方向与T波方向相反；心律基本规则，心室率多在120~230/min；P波与QRS无固定关系（房室分离），但P波频率小于QRS波频率；室速发作时，少数室上性冲动可以下传至心室，表现为P波后正常的QRS波群（心室夺获）。

室性心动过速发作时，有时可见少数QRS波群介于窦性搏动与心室搏动之间，是由于室上性冲动部分夺获心室，与室性搏动共同使心室除极而形成的QRS波群（室性融合波）。

宽QRS波心动过速时，出现房室分离、心室夺获或室性融合波是心电图确立室速诊断的最重要的依据。

室上性心动过速伴室内差异传导时形成的宽QRS波群心动过速，有时与室性心动过速在心电图上的表现极为相似，鉴别比较困难，但由于两种心律失常的临床意义截然不同，临床处理方法也有差别，故对两者的鉴别十分重要。

下列心电图表现支持室上性心动过速伴室内差异性传导的诊断：①每次心动过速均由提前发生的P波开始；②QRS波群至逆传P波的间期（RP间期）≤0.10秒；③心动过速的QRS波形态，与心率大致相等的QRS波群的形态相同；④P波与QRS波群相关，通常呈1∶1传导，但可能出现不同程度的房室传导阻滞；⑤刺激迷走神经可以减慢或终止心动过速；⑥右束支传导阻滞的图形常见，V₁导联常呈RSR'形；⑦长短周期序列（即在长RR间期后跟随短RR间期）后常易发生室内差异性传导。

下列心电图表现提示为室性心动过速：①室性融合波或心室夺获；②房室分离，但心室搏动逆传时，可出现不同程度的室房传导；③QRS波群时限超过0.14秒，电轴左偏；④全部胸导联QRS波群主波方向呈同向性：即全部向上或向下；

⑤QRS波群的起始向量与窦性搏动时的起始向量相反；⑥当QRS波群形态表现为右束支传导阻滞时，V$_1$导联呈单相波或双向波（R＞R'），V$_6$导联呈rS或QS波；⑦左束支传导阻滞。

（3）治疗：治疗原则是对于无器质性心脏病者发生非持续性室性心动过速，应根据心动过速发作的数量、症状决定治疗方案。对于无症状、且发作不频繁者，可不予针对性治疗，着重去除可能引起室律失常的病因。对有器质性心脏病或存在严重触发因素（如缺血、缺氧、电解质紊乱）的非持续性室速，应考虑药物治疗。对于持续性室性心动过速，无论有无器质性心脏病存在，均应给予积极治疗。

发作期的治疗：在持续性室性心动过速发作期，应采取积极治疗终止室性心动过速的发作。对无显著血流动力学障碍的患者，可考虑静脉药物治疗，常选用的药物如下。

利多卡因，方法50～100mg静脉推注，5～10分钟后根据情况可以重复给药，但总量不超过300mg，有效后以1～3mg/min持续静脉维持。

普罗帕酮，患者血压正常时，可采用10mg于10分钟静脉推注，密切观察心率及心律，转复后立即停止注射，必要时20分钟后可重复。转复后预防复发可采用静脉用药，70～140mg加入100mL液体，在1～2小时内滴完，每6～8小时重复1次。度过急性期后可转为口服，150～300mg，每日3次。

胺碘酮：静脉用药，150～300mg于10分钟静脉推注，期间密切观察血压、心律及心率，转复后立即停止静脉注射。有效者应继以静脉滴注维持，第一个24小时总量1000～1200mg，均匀滴入。以后每天800mg，在24小时内均匀滴注。度过急性期后可转为口服给药，第一周：0.2g，每日3次；第二周：0.2g，每日2次；以后0.2g，每日1次。服药过程中注意事项见"房性心动过速"。

对已经发生低血压、休克、心绞痛、心力衰竭或意识丧失的患者，应首选直流电复律。对意识清醒患者，需静脉用药进行浅麻醉（常用地西泮或硫喷妥钠）。在静脉缓慢推注过程中，患者出现意识蒙眬（角膜反射消失、对呼吸反应明显迟钝）时，即可进行同步直流电复律。复律的能量多采用200～300），无效者可增至360J。仍无效者，可静脉应用抗心律失常药物予以辅助。常用的药物有利多卡因、普罗帕酮、溴苄胺（5mg/kg，静脉注射）等，以增强电复律的效果。对意识丧失者，可直接进行同步直流电复律。

对洋地黄过量引起的室速，不应首选电复律治疗，因为此时心肌的兴奋性较高，电复律常不易奏效。但对静脉用药效果不满意者，可试用小剂量直流电复律。对尖端扭转性室速，不宜采用电复律治疗。

9.尖端扭转型室性心动过速

（1）病因：常见于奎尼丁中毒、洋地黄过量、锑剂中毒、严重低钾血症时。由于药物导致QT间期不均匀地延长，心肌复极过程中复极不均匀的心肌组织间形成电流，出现折返所致。虽然仍属于室性心动过速的范畴，但其心电图表现、发作方式及处理方法与普通室速有较大差别，故分别描述。

（2）心电图表现：常由室性期前收缩诱发。表现为突然发生的快速地QRS波群，RR间期很不规则，QRS主波方向沿等电位线上下翻转，故称为尖端扭转型室速。每次发作持续数秒至数十秒不等，可自动转复为窦性心律，但很短时间内反复复发，最终引起心室颤动，患者死亡。

（3）临床表现：患者存在服用上述药物的病史。发作持续时间短者，患者可仅感觉心悸、头晕，发作终止后症状消失，但可反复出现。发作持续时间较长者，可出现一过性意识丧失、抽搐，发作间期意识可以恢复。随着发作越来越频繁，患者可本人持续的昏迷状态。

（4）治疗：①停用可能引起扭转性室性心动过速的药物，如洋地黄、奎尼丁、胺碘酮。②补钾、补镁，几乎所有发生扭转性室速的患者均存在严重的低钾和低镁，补钾和补镁是永久性终止室速发作最重要的治疗措施之一。必要时在1天内氯化钾的补充量可以在10g以上。为避免对外周血管的损伤，并尽快纠正低钾、低镁状况，应采用中心静脉插管，较快速地补钾方法（氯化钾3～4.5g/500mL液体，以1mL/min速度滴注），但禁止静脉快速注射氯化钾。③异丙肾上腺素：出现扭转性室速时，患者心率一般较慢（每分钟50～60次），应用异丙肾上腺素将心率升高至每分钟90～100次左右，即可很大程度上纠正心肌细胞复极不均匀的状况，终止扭转性室性心动过速的发作。使用方法为以0.5～1.0μg/min开始，逐渐增加给药剂量，将心室率维持在每分钟90～100次即可。最好采用输液泵给药，以确保用药的安全性。不良反应是可能引起其他快速心律失常。④在扭转性室性心动过速发作时，应避免采用直流电复律。可采用胸前叩击，对意识丧失者，应进行人工胸外按摩，维持心脏的泵血功能，发作期间应停止按摩。⑤对有指征的患者应予射频消融或ICD置入术。

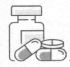

第五节　主动脉瘤

主动脉瘤是由多种原因引起的动脉中层受损，弹性纤维断裂，并被纤维瘢痕组织替代，在血流冲击或压力作用下病变段逐渐膨大，最终形成动脉瘤。主动脉壁呈局部或弥散性异常扩张，异常扩张段大于邻近正常主动脉管径50%以上。

一、病因及发病机制

（一）动脉粥样硬化

动脉粥样硬化是主动脉瘤最常见的病因。

1.主要为粥样斑块侵蚀主动脉壁，破坏中层成分，弹性纤维发生退行性变，同时管壁因粥样硬化而增厚，压迫滋养血管，发生营养障碍或滋养血管破裂引起中层出血。

2.主要发生于腹主动脉，尤其是多发于肾动脉至髂动脉分叉之间。

3.也见于胸主动脉、主动脉弓与降主动脉较升主动脉多见，也可呈广泛的胸主动脉瘤样扩张。

4.动脉粥样硬化引起的动脉瘤以老年人多见，随着年龄的增长发生率增高。

（二）感染

1.以梅毒性主动脉炎最为多见，是梅毒性主动脉炎后期的并发症。一般在感染梅毒后15～30年出现，50%位于升主动脉，30%～40%位于升主动脉弓，15%发生在降主动脉，仅5%位于腹主动脉。有多发倾向，自然预后险恶，出现症状后平均存活时间可短至数月。

2.由于败血症、心内膜炎直接感染主动脉，或主动脉邻近的脓肿直接蔓延，或在粥样斑块糜烂、溃疡的基础上继发感染，均可能形成动脉瘤。

3.由细菌感染引起的主动脉瘤相对少见，致病菌以链球菌、葡萄球菌和沙门菌属为主。

4.临床上也可见由真菌性感染引起者。

（三）退行性变或囊性中层坏死

退行性变或囊性中层坏死是胸主动脉瘤最常见的原因。较少见，病因尚未明确。多为男性，常见于青中年。

1.主要累及升主动脉，升主动脉中层弹性纤维破坏、断、裂，常被异染性酸性黏多糖取代。

2.若发生于主动脉根部并影响主动脉窦和主动脉环，可形成主动脉根部动脉瘤和窦瘤。

3.由于主动脉瓣环扩大而产生严重的主动脉瓣关闭不全，向远端扩展时可达右无名动脉起始部。

4.遗传性疾病如马方综合征、Ehlers-Danlos综合征等，都可有主动脉囊性中层坏死而导致主动脉夹层动脉瘤发生。

5.少数由主动脉中层出血引起。

（四）创伤

1.直接损伤引起主动脉瘤，主动脉的任何部位均可发生。

2.由于加速伤或减速伤的切应力导致胸主动脉撕裂或破裂，常发生于不易移动的部位，如升主动脉的根部或主动脉在左锁骨下动脉起源处，受重力处易形成动脉瘤。

3.由于交通工具的发展，近年来这类创伤有上升趋势。

4.大部分因失血或复合伤而死亡，仅有15%～20%的伤员存活，形成假性动脉瘤，但随时可能破裂。

（五）先天性因素

先天性因素比较少见。

1.主动脉窦动脉瘤（为主）

（1）先天性主动脉瓣狭窄。

（2）动脉导管未闭。

（3）先天性主动脉缩窄患者。

2.胸主动脉峡部动脉瘤

（六）其他原因

1.巨细胞性主动脉炎。

2.贝赫切特综合征（白塞病）。

3.多发性大动脉炎。

4.马方综合征等。

二、主动脉瘤的分型

（一）按结构性分型

1.真性主动脉瘤　动脉壁膨出所致，瘤囊由动脉壁的1层或多层构成。

2.假性主动脉瘤　由于外伤、感染等所致，血液从动脉内溢出到周围组织中，因血液是刺激纤维组织增生最强有力的因素，以至于出血周围被大量增生的纤维组织所包绕，与部分主动脉壁共同形成瘤体壁，内含出血的机化物，不宜破裂。

3.主动脉夹层动脉瘤　主动脉内膜或中膜撕裂后血流冲击，使动脉中层逐渐形成夹层分离，在分离腔中积血、膨出，也可与动脉腔构成双腔结构，并可相互连通。

（二）按形态性分型

动瘤形性型多主脉按态分。

1.梭形动脉瘤（常见）　瘤体对称性扩张涉及整个动脉壁周界，形如梭状，常见于动脉粥样硬化性动脉瘤。

2.囊状动脉瘤（少见）　瘤体涉及部分动脉壁的周界，如同囊状，呈不对称性外突，常见于外伤性动脉瘤。

（三）按发生部位分型

1.升主动脉瘤　主要由动脉粥样硬化、囊性中层坏死、梅毒性主动脉炎引起，累及主动脉窦的升主动脉瘤常为先天性，马方综合征、梅毒性主动脉炎也较常见。

2.升主动脉弓动脉瘤　比较少见，病变位于主动脉的头臂动脉分支起点部。

3.降主动脉瘤　位于左锁骨下动脉起源处远端主要由动脉粥样硬化所致。

4.腹主动脉瘤（最常见）　常位于肾动脉起源处的远端，主要见于动脉粥样硬化。主动脉瘤多为单个，极少数为2个。瘤体可发生破裂、附壁血栓形成或继发感染，使病情复杂化。

（四）按病因分型

1.动脉粥样硬化性主动脉瘤。

2.主动脉夹层动脉瘤。

3.创伤性主动脉瘤。

4.感染性主动脉瘤。

5.先天性胸主动脉瘤。

三、体格检查

第一，动脉瘤体积增大至相当程度后，向前可侵蚀胸，肋骨或锁骨；向后可侵蚀肋骨或椎骨而使胸廓表面膨出，故晚期病例胸廓上可见搏动性肿块，皮肤局部隆起，并可发生溃烂。

第二，升弓部动脉瘤压迫上腔静脉时，常出现上腔静脉阻塞综合征，即颈静脉和胸壁静脉怒张、面颈部肿胀和发绀等。

第三，叩诊时，胸前区有异常的浊音区。

听诊时，常可闻及局限性收缩期杂音，胸主动脉瘤伴有主动脉瓣关闭不全时，则在主动脉瓣区第二心音之后有舒张期吹风样杂音。

第四，有周围血管征象如低舒张压和水冲脉等。

第五，动脉瘤压迫胸交感神经时，可出现霍纳综合征。

四、临床表现

与动脉瘤的发展速度、大小和位置有关。

（一）疼痛症状

疼痛症状为动脉壁内神经因管壁扩张而受牵拉的结果，或为周围组织受动脉瘤压迫所致。疼痛的性质不一，多为钝痛，也有剧烈的穿刺痛，呈持续性，也可随运动或呼吸而加剧。

1.升主动脉或弓部前壁的动脉瘤所引的疼痛　常位于胸骨后起的疼痛。

2.弓降部以下的胸主动脉瘤所引起的疼痛　多向背部，尤其向左肩胛区放射，也有向上肢或颈部放射者。

3.胸主动脉博所引起的疼痛　较一股心绞痛持久。

疼痛的出现或加重预示主动脉瘤扩张及其即将破裂。腹痛或背痛、波动性腹部包块、低血压三联征具有诊断瘤破裂的诊断价值，但仅见于1/3病例。腹主动脉瘤破裂的表现和其他急腹症（肾绞痛、憩室炎、消化道出血）相似，因此误诊率可达30%。

（二）压迫症状

压迫症状为胸内各种器官受动脉瘤压迫而引起的各种功能紊乱。

1.胸主动脉瘤　尤其弓部瘤体后壁或下方凸出者，常出现某种程度的呼吸困难。严重的呼吸困难，可能因气管、支气管（或上腔静脉）受压迫所致。气管受压而产生的呼吸困难，患者采取胸部前倾位可获得改善。咳嗽是气管或支气管受压刺激的结果。较严重压迫能引起支气管部分甚至完全阻塞，并由此产生支气管炎、支气管扩张、肺不张或肺脓肿。

2.左半弓动脉瘤　声音嘶哑或失音。

3.胸主动脉弓降部以下动脉瘤　压迫食管，引起不同程度的吞咽困难。晚期病例可能发生咯血或呕血，这提示动脉瘤已经破裂入呼吸道或消化道。这类病例伴有严重休克，不及时抢救即导致死亡。

4.胸主动脉弓降部动脉瘤　侵蚀椎体，压迫脊神经，可引起下肢酸麻和刺痛感，甚至瘫痪。

5.升主动脉瘤或主动脉弓瘤　引起上腔静脉综合征，可以压迫气管或主支气管、食管、喉返神经等。

五、辅助检查

（一）胸部 X 线片检查

胸部X线片检查属于非特异性检查。主要异常如下。

1.主动脉病变部增宽、延长，严重者可见瘤样扩张；主动脉外形不规则，有局部隆起；少数为纵隔增宽。

2.若存在主动脉内膜钙化，钙化的内膜影至主动脉外层边界＞10mm，提示主动脉夹层动脉瘤的可能。

（3）胸腔积液，多见于左侧。胸部X线片检查不能确诊主动脉缩窄，但可提供影像学诊断线索。

（二）心脏及腹部超声检查

1.超声心动图检查可较好显示主动脉根部、升主动脉及远端结构。

2.腹部超声检查可直接测量腹主动脉各段直径，通过异常管径的大小与相邻正常管径比较而诊断主动脉瘤。

3.超声心动图和腹部超声检查对胸主动脉瘤和腹主动脉瘤的敏感性和特异性均接近100%。

4.心脏及腹部超声检查是目前最为简便有效的无创影像学筛查方法。

（三）心脏 CT 检查

1.能清晰显示主动脉腔内、主动脉壁、动脉周围组织情况，显示胸主动脉及其分支血管的解剖学异常等。

2.对动脉壁的钙化尤为敏感。

3.CT检查作为无创检查方法最常用于主动脉瘤患者的诊断。

4.主要缺点是造影剂的不良反应和主动脉搏动产生的伪影。

（四）心脏 MRI 检查

1.显示主动脉瘤的部位、形态及周围的解剖关系。

2.对识别主动脉夹层的真假腔与血管壁血栓形成，显示主动脉分支受累情况优于经食管超声心动图和心脏CT检查。

3.主要不足是检查时间长，患者体内有金属置入物时干扰成像，且不能显示血管壁的钙化。

主动脉血管造影能精确显示主动脉瘤和主动脉夹层的部位、程度、主动脉分支受累及真假腔的情况，被公认为诊断主动脉瘤及其夹层的金标准，但目前逐渐被MRI替代。

（六）主动脉瘤的遗传学检查

1.某些遗传综合征如马方综合征、Loeys-Dietz综合征等易发胸主动脉瘤。

2.尽管多数患者没有遗传性综合征的表现，但部分主动脉瘤患者的确具有遗传倾向，而且目前有证据支持不少基因都有导致非遗传综合征表现的可被遗传的主动脉瘤。

3.已有5个家族性主动脉瘤的基因得到确认，即$TGFBR_1$、$TGFBR_2$、FBN_1、$ACTA_2$、MYH_{11}，约有20%的家族性主动脉瘤由此基因引起。

4.对于主动脉瘤患者进行相关基因的检测，可尽早识别高危患者。

六、诊断及鉴别诊断

主动脉瘤的诊断并不困难，放射线检查能提供早期诊断的主要依据，与临床表现结合后常可做出诊断，但要明确诊断或拟行外科治疗尚需做断层摄片或磁共振成像检查，甚至血管造影检查，并以此鉴别诊断在胸部放射线片上所示纵隔阴影。

（一）胸主动脉瘤

1.X线检查是最重要的诊断手段，胸部后前位及侧位片上发现主动脉扩大，并可通过阴影估测瘤体的大小、位置、形态。胸部透视下可见肿物膨胀性搏动，对诊断更有价值，但瘤体内有血栓形成时搏动变为不明显。

2.超声心动图可发现升主动脉的动脉瘤，病变处主动脉扩张。

3.心脏CT尤其是MRI检查，对诊断更有价值。

4.胸主动脉瘤需要与附着于主动脉上的实质性包块鉴别，因其也可出现传导性搏动，有时鉴别较为困难，主要依靠主动脉造影鉴别。

（二）腹主动脉瘤

1.常见情况鉴别　腹主动脉瘤常在腹部扪及搏动性肿物而引起注意。但腹部扪及肿物并不一定由腹主动脉瘤引起，需要与以下常见情况鉴别。

（1）消瘦、脊柱前凸者常扪及腹主动脉。

（2）腹部闻及血管性杂音也可由肾、脾、肠系膜等动脉狭窄引起。

（3）腹部肿物邻近腹主动脉。

2.鉴别手段

（1）腹部超声对明确诊断极为重要，可明确病变大小、范围、形态及腔内血栓。

（2）CT检查更易显示腔内血栓及管壁钙化，并能显示瘤体与邻近结构如肾动脉、腹膜后腔和脊柱等的相互关系。

（3）MRI检查用于判断瘤体的大小及其与邻近动脉的关系，与CT或腹、部超声相似。

（4）主动脉造影主要用于确切的定位诊断，但瘤腔内血栓形成时影响病变程度的评估。

（5）对于诊断不明确、合并肾动脉病变及准备手术治疗者，应当选择主动脉和肾动脉造影检查。

七、治疗

（一）内科治疗

戒烟及控制动脉粥样硬化危险因素是预防主动脉瘤的主要措施。某些药物可经验性地用于治疗以防止其发展。如ACEI有抑制腹主动脉瘤破裂的作用，他汀类药物能够延缓腹主动脉瘤的扩张速度。

（二）外科手术

1.腹主动脉瘤

（1）手术方法：通常采取动脉瘤切除术和人造或同种血管移植术，远期疗效确切且持久。但对于手术不能切除者可施行动脉瘤包裹术。

（2）适应证：①若瘤体直径≥50mm（中国）、≥55mm（欧洲）时，应择期手术治疗；②对于女性或腹主动脉瘤破裂高危患者，若瘤体增长迅速，即6个月直径＞5mm或1年＞10mm，或伴有腹痛、压痛、远端血管栓塞、压迫胃肠道及其他症状者，应尽早接受手术治疗；③无论瘤体大小、部位，如发生破裂或有濒临破裂征象者，均应立即实施手术，以降低病死率。

（3）禁忌证：①全身重要脏器功能严重不全或无法耐受手术者；②全身或手术区域有严重感染性病灶者；③患有恶性肿瘤等其他致死性疾病预计生存期在2年以内者。

（4）注意事项：①对于细菌性动脉瘤者，术前应当积极抗感染治疗，术后还需较长时间应用抗生素，以免停药复发；②腹主动脉瘤的手术病死率一般＜5%，但对于高龄，有心、脑、肾等重要脏器损害者可高达60%；③胸主动脉瘤的手术病死率较高，约为30%，以主动脉弓动脉瘤手术的危险性最大。

2.胸主动脉瘤

（1）手术方法：①升主动脉瘤：a.呈囊袋者在常温循环下用主动脉钳钳夹瘤颈，沿钳外侧切下全部瘤壁，后连续缝合，并用热盐水纱布轻压缝合针眼处的渗血；b.呈梭形者需在体外循环下切除主动脉瘤，直接将主动脉两断端施行端-端吻合或进行人工血管置换；c.主动脉根部动脉瘤选择Bentall手术作为首选方法。②主动脉弓动脉瘤：a.一般采用深低温体外循环下进行切除，并实施人工血管置换；b.在深低温体外循环下同时进行胸灌注、实施主动脉已替换与重建手术。③降主动脉瘤：在低温体外循环下预先实施CABG、左心转流术，以及保留肋间动脉并将其移植与置换的人工血管上等方法，然后阻断降主动脉，目的是降低脊髓及肾功能的损伤。

（2）适应证：①Loeys-Dietz综合征患者或已确定TGFBR$_1$、TGFBR$_2$基因突变的成人患者，经超声测定主动脉最大内径＞42mm，或经CT、MRI检查测得主动脉最大外径＞44mm；②马方综合征或主动脉中层坏死所致的升主动脉瘤伴或不伴、主动脉瓣关闭不全，或升主动脉根部扩张＞60mm，马方综合征的女性患者主动脉最大直径＞40mm；③主动脉根部或升主动脉瘤的截断面积（cm^2）与患者身高（m）的比值＞10，可以考虑手术修补主动脉；④降主动脉直径≥55mm者。

（三）介入治疗

1.腹主动脉瘤 腔内覆膜支架置入术较外科手术的创伤更少，目前应用越来越多。

（1）适应证：基本与外科手术适应证相同，但要求对造影剂无过敏反应，同时血肌酐水平<221μmol/L。

（2）禁忌证：①髂动脉多处狭窄或严重扭曲（弯曲度>90°者），估计介入系统通过困难者；②有严重凝血功能障碍可增加术后出血危险者；③造影剂过敏或严重肾功能障碍者（血肌酐≥221μmol/L）；④合并恶性肿瘤或其他病变，预期、寿命<1年者；⑤合并心力衰竭、急性心肌梗死6个月内和全身感染者；⑥近端瘤径直径>28mm、瘤径长度<15mm，瘤径角度过大、腹主动脉分叉处直径<18mm者属于相对禁忌证。

2.胸主动脉瘤 支架置入术主要用于胸部降主动脉瘤，尤其适合外伤性、外伤术后和退行性变动脉瘤以及假性动脉瘤。

（1）适应证：①髂动脉多处狭窄或严重扭曲（弯曲度>90°者），估计介入系统通过困难者；②有严重凝血功能障碍可增加术后出血危险者；③造影剂过敏或严重肾功能障碍者（血肌酐≥221μmol/L）；④合并恶性肿瘤或其他病变，预期寿命<1年者；⑤合并心力衰竭、急性心肌梗死6个月内和全身感染者；⑥近端瘤径直径>28mm、瘤径长度<15mm，瘤径角度过大、腹主动脉分叉处直径<18mm者属于相对禁忌证。

（2）禁忌证：①有出血性疾病及凝血功能障碍者；②有全身感染者；③对造影剂及金属过敏者；④病变距左锁骨下动脉开口距离<15mm者；⑤并存恶性肿瘤或其他病变，预期寿命<1年者；⑥髂动脉多处狭窄或严重扭曲，估计支架运输系统通过困难者。

第七章　治疗药物监测与个体化给药

第一节　治疗药物监测

一、概念及意义

（一）概念

安全性和有效性是药物治疗过程需要重点监护的内容。一般而言，药物的安全性和有效性与药物剂量密切相关，药物剂量不足会导致治疗无效，而用药过量则可能会产生毒性、诱发药源性疾病甚至危及生命。临床研究表明，同一药物即使给药剂量、给药途径相同，但由于个体差异等因素的影响，安全性和疗效仍然存在很大差异。

20世纪60年代，临床研究相继报告了普鲁卡因胺和地高辛的药物效应与其血药浓度的关系，人们发现血药浓度比药物剂量更具有临床意义，可作为药物效应的客观依据用以调整剂量指导临床用药。基于血药浓度和治疗效果相关性的认识，对如何合理选择和使用药物，以获得最大疗效和最小不良反应具有临床指导意义。对于一些安全范围窄、个体差异大或需要长期使用的药物，开展血药浓度检测可有效促进临床安全有效应用。随着临床药理学、药动学和现代分析检测技术的发展，治疗药物监测（TDM）逐渐崛起，成为药物治疗领域的一门新的边缘学科。

根据2011年国际治疗药物监测与临床毒理学协会（http://www.iatdmct.org/）的定义，治疗药物监测指在药物治疗过程中测定药动学、药效学和疾病进程的相关标志物，并对测定结果进行科学合理的解释，应用于药物治疗的临床决策。测定对象一般指外源性药物，也包括因生理或病理性缺乏而进行替原性物质。换言之，治疗药物监测不仅包括测定体内的药物浓度，还动学原理计算药动学参数，结合临床药理学和疾病进程探讨药物浓度三者的关系，从而拟订最佳的给药方案，提高药物疗效和减少不良，达到更准确监护患者的疗效和用药安全的目的。

TDM的定义可包含狭义和广义的解释。狭义的TDM指通过测浓度来调整患者的给药方案，以降低毒副作用或提高疗效。随着对药学理论的深入，进一步开展了根据血药浓度，结合人口学特征参数 药剂量，维持个体的有效治疗浓度。药物的有效性与安全性不仅与度有关，同时受机体内药物作用靶点、药物转运体和药物代谢酶及其异性的影响。基于遗传药理学理论，国内外陆续开展了药物作用靶点酶和药物转运蛋白的相关基因监测，以此来设计或调整给药方案。因DM的定义不仅包含血药浓度测定，其内涵还涉及临床药理学、药动学学、药物分析、分子生物学、生物统计学等多学科的交融，对监测绎和应用，实施个体化给药治疗。

为了更好地提供药学服务，临床药师必须具备解读监测J。例如，运用临床药理学、药动学、生物药剂学、生物统计学、药理论，研究患者个体的特征及用药方案，解释药物的个体差异，揭示应规律，评价群体治疗的结果等。

（二）意义

在欧美发达国家，TDM已成为临床实验室的常规工作之一70年代末，我国一些有条件的医院，也逐步开展了以血药浓度监测为临床药学研究工作，在保证临床药物治疗的安全、有效等方面，发挥用，使得临床药物治疗质量迈上了一个新的台阶。80年代中期随着器免疫抑制治疗的开始，我国的TDM迅速发展。药学、检验、临床实验，多学科融合已经形成一支重要的个体化医学技术力量，为器官移植端、心血管疾病治疗中药物个体化治疗提供了科学手段，为临床合理重要贡献。以下将从监护患者用药、制订和调整个体化用药方案、药和提高治疗水平等方面进一步说明TDM对临床药学实践的积极意义。物监测

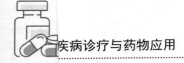

表7-1所示。

表7-1 治疗药物监测（TDM）的意义

义	评 价
	药物浓度近似为零、低于治疗浓度或者波动幅度大时，提示患者为完全不依从或部分不依从。低于治疗浓度的情形也可能是因为患者为药物的快代谢型人群
	一些药物的代谢或者消除可受到病理生理状态的影响，如尿毒症或者肝病患者、老年患者、儿童、孕妇需要根据TDM结果调整某些药物的剂量
件	TDM可有效减少不良事件的发生，避免药物中毒
出	TDM可提高患者的用药安全，进而缩短住院时间，节省医疗支出
疗无效	如果药物对某些患者没有治疗效果，可能是因为吸收不良，或者基因变异导致的药物代谢差异。TDM可有效识别出这类接受治疗剂量的药物暴露却没有治疗效果的患者

依从性 当药物作为疾病的预防性用药（如苯妥英用于预防癫痫发 依从可以引起严重后果时，加强体内药物浓度的监测，对于判别确认 性十分有益。通过治疗药物监测，可以加强患者对连续服药必要性的 更好地服从治疗方案。

的判断可通过患者自我报告，TDM或计数药片等方法来评价。其中 从性的判断是更为客观的方法。当药物治疗效果不佳时，需测定体内 来判断患者的依从性，并且通过药物基因组学的检测确定患者是否为

化给药 除了患者的依从性，药物的安全性和疗效还依赖于诸多因 物利用度、药物的清除率、药物的结合情况和病理生理情况，以及其 物是否和食物同食、患者是否吸烟等。患者的基因多态性对于确定药 过程、药物效应及安全性也十分重要。在众多药物治疗无效的案例 中60%的案例是上述因素导致的。建立在TDM基础上的药物治疗可通 的个体化调整，极大程度地降低治疗失败的风险。随着分子生物学、 和遗传药理学技术的发展，可更早认识和发现遗传多态性及其与药物 药源性疾病发生发展的关系，并进行基因多态性检测，实现以基因型 化药物治疗和药物临床评价具有重大意义。

3.避免不良事件　严重的药品不良反应在美国造成了6%～7%的住院治疗，每年造成数十万的患者死亡。TDM有助于避免因药物相互作用造成的严重不良反应，同时也可降低药物的毒性反应。如白消安和甲硝唑之间存在药物相互作用，甲硝唑可以使得白消安清除率降低，血药浓度升高。通过监测白消安的药物浓度，可以避免白消安的不良反应。

4.节约医疗支出　TDM可通过降低药物毒性而减少药品不良反应，从而提高治疗的效能。例如通过对氨基糖苷类进行治疗药物监测可显著降低氨基糖苷类的肾毒性。从药物经济学考虑，对氨基糖苷类进行治疗药物监测也是有益的，因每位患者进行治疗药物监测的花费远远低于每例肾毒性不良反应的花费，平均住院时间相应缩短。因此，适当的TDM可降低毒性反应的概率，很大程度上节省了医疗支出。

5.研究药物治疗无效　常规TDM有助于研究药物治疗无效的情形。除了依从性差，其他多种因素也可造成药物治疗无效。研究发现，即使在给药剂量相同的情况下，服用抗精神病药氨磺必利，但治疗无效的患者的血药浓度显著低于表现出适度改善的患者的血药浓度。由此看出，氨磺必利的日剂量不能预测疗效。为了达到预期的治疗效果，氨磺必利的最佳血药浓度为100ng/mL。氨磺必利的药物监测对临床决策的制定具有非常重要的意义。

二、原理及应用

（一）原理

药物的效应与该药达到作用部位或受体的浓度密切相关，而与给药剂量的关系则次于前者。药物在受体部位的浓度直接与血药浓度有关，因此测定血药浓度则可间接地作为衡量药物在作用部位或受体浓度的指标，此即为治疗药物监测的临床原理。

1.药物效应与靶组织浓度　大多数药物在一定的剂量范围内，药物效应与作用部位的浓度（靶组织浓度）呈正相关。药物的效应包括药物的治疗作用和毒副作用，都是通过药物和靶位上的受体等物质间的相互作用而产生的。这种相互作用符合质量作用定律，因此，药物效应的强弱和持续时间取决于作用部位的药物靶组织浓度。实验表明，普鲁卡因胺在体外心脏灌流试验中，心肌电生理作用与灌流液中普鲁卡因胺的浓度呈正相关，调整药物浓度或停止给药，药理作用相应地变化或消失。理想的TDM应直接监测作用部位的药物浓度，但多数药物的作用部位是心、肝、肾、胃肠道、中枢神经及周围神经系统等，对这些部位取样在技术上有难度且不易为患者所接受。可以考虑利用血药浓度或其他易于获取的体液药物浓度作为靶组织浓度的替代指标，通过监测这些体液中的药物浓度来调整剂量和药物的效应。

2.血药浓度与靶组织浓度　血液中的药物在药物体内过程中起着枢纽作用，除直接在靶位局部用药外，绝大多数药物都是由血液循环转运到受体部位，与受体结合产生药物效应。同时，进入体内的药物经由血液循环分布到肝和肾，经代谢或排泄消除。研究发现，药物在体内达分布平衡时，虽然血液和靶组织的药物浓度往往并不相等，但对绝大多数药物，特别是以被动转运方式分布的药物，其血药浓度与靶组织药物浓度的比值则是恒定的，即血药浓度与靶组织浓度之间存在着相关性。

（二）应用范围

个体对药物的耐受程度有所不同，通过TDM测定血药浓度或其他体液浓度，并应用药动学理论制订、调整剂量，对大多数治疗药物都适用。然而，临床实践中大多数药物均不需要TDM，因为大多数的药物的治疗和毒性剂量具有很大的差距，可以允许的剂量范围很大，凭医生的临床经验给药即可调整给药剂量，达到安全、有效的治疗效果，不需要进行TDM。例如，对乙酰氨基酚的治疗范围为$10 \sim 30 \mu g/mL$，中毒剂量为血清或血浆浓度超过$200 \mu g/mL$。其治疗浓度的上限和毒性浓度的下限之比超过6倍，因此除非怀疑过量服用，不需对其监测。相反，苯妥英钠的治疗浓度为$10 \sim 20 \mu g/mL$，而毒性浓度为$30 \mu g/mL$，其治疗浓度的上限和毒性浓度的下限十分接近，有必要进行TDM。

1.需要进行治疗药物监测的药物

（1）治疗指数低、安全范围窄、毒副作用大的药物：一些药物的治疗浓度范围和中毒浓度十分接近，极易发生中毒。如地高辛的治疗浓度范围是$0.8 \sim 2.0 ng/mL$，而$>4 ng/mL$即为潜在中毒浓度。因治疗浓度与潜在中毒浓度十分接近，血药浓度稍高即可出现严重的毒性作用。

（2）相同剂量而血药浓度个体差异大的药物：一些药物由于受遗传、环境

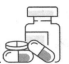

及病理因素的影响，血药浓度个体差异较大，容易产生严重不良反应，如三环类抗抑郁药。

（3）具有非线性动力学特性的药物：某些药物具有非线性药动学特性，血清或者全血的药物浓度与给药剂量的相关性差，当剂量增加到一定程度时，剂量再稍有增加，血药浓度便急剧上升，极易引起中毒，如苯妥英钠、茶碱等。

（4）可能发生严重不良事件的药物（如引起住院治疗、不可逆性的器官损伤甚至死亡）：通过治疗药物监测可以避免严重不良事件。比如环孢素用于器官移植术后抑制排斥反应的发生，由于相关毒性反应发生的滞后，很难以临床疗效判断剂量是否得当。只有通过TDM将血药浓度控制在有效浓度范围内，以保证长期用药的有效性和安全性。

常见的监测药物和参考浓度范围见表7-2。然而，由于患者群体不同，治疗范围也有较大差异，所以每个TDM机构都应该建立自己的指导原则。表7-2中的数据仅供参考。

表7-2　常见的监测药物及其参考浓度范围

药　物	推荐的参考浓度范围	
	谷浓度	峰浓度
抗惊厥药物		
建议常规监测		
苯妥英	10～20μg/mL	没有要求
卡马西平	4～12μg/mL	没有要求
苯巴比妥	15～40μg/mL	没有要求
扑米酮	5～12μg/mL	没有要求
丙戊酸	50～100μg/mL	没有要求
氟硝西泮	10～75μg/mL[#]	没有要求
需要时监测		
加巴喷丁	2～10μg/mL[#]	没有要求
拉莫三嗪	3～14μg/mL[#]	没有要求

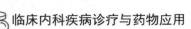

（续表）

药　　物	推荐的参考浓度范围	
	谷浓度	峰浓度
心血管药物		
建议常规监测		
地高辛	0.8～2ng/mL	没有要求
普鲁卡因胺	4～10μg/mL	没有要求
乙酰普鲁卡因胺	4～8μg/mL	没有要求
奎尼丁	2～5μg/mL	没有要求
利多卡因	1.5～5.0μg/mL	没有要求
需要时监测		
胺碘酮	1.5～2.5μg/mL	没有要求
氟卡尼	0.2～1.0μg/mL	没有要求
美西律	0.5～2.0μg/mL	没有要求
普萘洛尔	50～100ng/mL	没有要求
维拉帕米	50～200ng/mL	没有要求
妥卡尼	5～12μg/mL	没有要求
抗哮喘药		
建议常规监测		
茶碱	10～20μg/mL	没有要求
咖啡因	5～15μg/mL	没有要求
抗抑郁药		
建议常规监测		
阿米替林	120～150ng/mL	没有要求
去甲替林	50～150ng/mL	没有要求
多塞平＋去甲多塞平	150～250ng/mL	没有要求
丙米嗪＋地昔帕明	150～250ng/mL	没有要求

（续表）

药　　物	推荐的参考浓度范围	
	谷浓度	峰浓度
抗抑郁药		
建议常规监测		
锂盐	0.8～1.2mEq/L	没有要求
需要时监测		
氯氮平	200～400ng/mL	没有要求
氟西汀＋去氧氟西汀	300～1000ng/mL	没有要求
舍曲林	30～200ng/mL	没有要求
帕罗西汀	20～200ng/mL	没有要求
免疫抑制药		
建议常规监测		
环孢素*	100～400ng/mL	800～1500ng/mL
他克莫司*	5～15ng/mL	没有要求
西罗莫司*	4～20ng/mL	没有要求
依维莫司*	3～8ng/mL	没有要求
吗替麦考酚酯	1～35ng/mL	没有要求
抗肿瘤药		
建议常规监测		
甲氨蝶呤	视治疗类型而定	视治疗类型而定
需要时监测		
白消安	600～920ng/mL	没有要求
氟尿嘧啶	2～3μg/mL	没有要求
抗生素		
建议常规监测		
阿米卡星	20～35μg/mL	20～35μg/mL

（续表）

药　物	推荐的参考浓度范围	
	谷浓度	峰浓度
抗生素		
建议常规监测		
庆大霉素	5～10μg/mL	<2μg/mL
妥布霉素	5～10μg/mL	<2μg/mL
万古霉素	5～15μg/mL	20～40μg/mL
需要时监测		
环丙沙星	3～5μg/mL	0.5～3μg/mL
氯霉素	5～20μg/mL	没有要求
异烟肼	可能无法检测	3～6μg/mL
利福平	可能无法检测	8～24μg/mL
乙胺丁醇	可能无法检测	2～6μg/mL

*表示采用的是全血测定而非血清或血浆；#表示为ARUP实验室（美国，盐湖城）的推荐范围。

如表7-2所述，根据血药浓度与治疗作用和毒性反应间的关系，不少药物的参考血药浓度范围及中毒水平都已确定。这些工作为TDM的开展，尤其是血药浓度测定结果的解释和判断，提供了参考依据。但这些血药浓度范围和中毒水平均为群体的平均值。由于个体间靶器官、组织或细胞对药物反应性存在差异等原因，因此在解释判断TDM结果时，须结合患者的具体临床表现及治疗效果做出结论。

2.需要进行治疗药物监测的情形

（1）长期使用某种药物：慢性病患者需要长期使用某些药物时，为避免发生药物蓄积中毒，应定期监测血药浓度，如抗躁狂药碳酸锂。此外，有的药物长期使用可以产生耐药性，还有些药物长期使用可影响药物代谢酶的活性而引起药效变化，当药效发生不明原因的改变时，可通过测定血药浓度来判断。

（2）判断药物中毒或剂量不足：某些药物的中毒表现与其所治疗疾病的症状很类似，而临床难以明确鉴别时，可通过监测血药浓度来判断该临床表现是用药剂量不足还是中毒所致，进而调整用药方案。如普鲁卡因胺治疗心律失常时，过量也会引起心律失常；苯妥英钠中毒引起的抽搐与癫痫发作不易区别等，这些均可通过监测血药浓度来加以判断。

（3）采用非常规给药方案：当临床采用非常规的特殊给药方案，如对于癌症患者，尝试使用大剂量的化疗药物时，需要密切监测患者的血药浓度，以防发生严重的毒性反应。

（4）特殊人群：当特殊人群需使用某些药物应注意监测其血药浓度，以确保用药安全。如肾功能不全患者使用主要经肾排泄的药物（如氨基糖苷类、洋地黄类），肝功能不全患者使用主要经肝代谢的药物（如茶碱等），可造成血药浓度升高而易于产生毒性反应。

（5）需要合并使用多种药物：因治疗需要，合并使用多种药物时，易引起药物间的相互作用，故须对某些易发生毒性作用的药物进行TDM。

（6）临床表现提示需进行治疗药物监测：如对于药物治疗疗效差，怀疑依从性不佳导致的治疗失败，剂量调整情况下出现毒副反应等。

（三）一般原则

药物在血液或其他体液中的浓度很低，TDM需使用高灵敏度、高精密度的微量、超微量分析方法，需要消耗一定的人力和物力。滥用TDM将会造成浪费。虽然表7-2为临床上TDM的药物选择提供了参考，但即使是这些药物，在确定是否要行TDM时，也应结合具体情况考虑TDM的结果对临床的实际意义。

实施TDM时须考虑以下问题，明确TDM的临床意义。

1.需要TDM的药物是否最符合患者的病情需要？例如，当其他抗生素更为有效时，却使用氨基糖苷类抗生素并辅以TDM是不合理的。

2.如果存在可靠易行的临床指标能够判断药物的效应，则测定血药浓度的意义不大。例如，监测血压能更准确、更直接反映抗高血压药的降压效果，一般临床无须测定抗高血压药的血药浓度。

3.血药浓度与药物疗效的关系是否适合病情。例如，氨基糖苷类抗生素治疗下泌尿道感染时的疗效并不取决于血药浓度，而是尿药浓度。

4.是否存在患者或其他因素干扰药物：药动学参数的准确性，导致TDM结果的无法解释。例如，截瘫患者使用主要由肾清除的药物时，由于血清肌酐值变异较大，通过血清肌酐值求得的肾清除率并不代表肾功能，故不能根据肾清除率和血药浓度的结果调整剂量。

5.如果疗程较短，患者在治疗期间可能无法受益于TDM。

6.血药浓度测定的结果是否可显著改变临床决策并提供更多的信息。

三、实施方法

符合前述TDM临床指征的药物或情形，可考虑实施TDM。在实施过程中，首先须根据药物的药动学/药效学特点选用合适的生物样本；其次在药动学和药效学相关理论的指导下，进行适宜的采样；然后应用符合要求的生物样本分析方法，对样品进行预处理和药物浓度测定；最后结合患者个体的临床情况，对监测结果进行合理的分析解释，并应用于个体化给药方案的制订和临床决策。以下分别从TDM方案设计、样本采集、样本测定、数据处理和结果解释5个方面进行阐述。

（一）方案设计

TDM的方案设计须结合患者的临床表现及药物的药动学、药效学特征和相关理论，根据TDM的目的，设计科学、完整的TDM方案，以确保TDM的顺利实施和完成TDM的目标。

TDM方案主要包括如下内容。

1.确认实施TDM是否具有适宜的临床指征，明确TDM的目标，如判断依从性、是否药物中毒、调整剂量等。

2.确定所需测定的生物样品类型。一般多采取血液样品，测定药物的血浆、血清或全血总浓度。特殊情况下也可测定唾液、脑脊液、尿液等其他体液样品或游离药物的浓度。

3.确定适宜的生物样品采集时间、采样量、样品保存方法和预处理方法等。

4.选择合适的药物浓度测定方法，保证测定结果的准确和可靠。

5.根据患者自身情况和所需达到的治疗效应，确定有效治疗浓度，并与测定浓度比较，结合药效、毒副作用及其他临床指标，合理解释和应用监测结果。

6.如有必要，根据药动学和药效学原理，设计或调整给药方案，包括给药途径、剂型、剂量、间隔等。

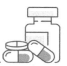

在实际工作中，一般由临床医生或药师填写TDM申请单，除了说明TDM的目的、测定的药物，还应填写有关患者生理、病理、用药剂量和时间等详细情况，以供分析结果时参考。

（二）样本采集

1.常用生物标本　　TDM中常用的体液标本包括血液、尿液、唾液、脑脊液和乳汁等，以下对常用的生物标本类型作简要介绍。

（1）血液标本：血液是TDM工作中最常使用的标本，包括血浆、血清和全血。一般通过采集静脉血获取。大部分药动学的资料均是通过对血药浓度的研究获取的。一方面是由于大多数药物的血药浓度和靶位药物浓度成正比，也和药物效应存在量效关系；另一方面是血液样本也易于采集。

血浆是在全血中加入肝素、草酸盐或枸橼酸盐等抗凝剂后经离心后得到的，约为全血量的50%。肝素是制备血浆时最常用的抗凝血药之一，能阻止凝血酶原转化为凝血酶，从而抑制纤维蛋白原形成纤维蛋白。一般1mL的全血需加0.1～0.2mg的肝素，血样和抗凝剂应轻轻旋摇至混合均匀，不可太猛烈，以避免血细胞破裂产生溶血。

血清则是在血液中纤维蛋白原等凝血因子的影响下，血液凝结后析出的澄清黄色液体，经离心得到，其量为全血量的30%～50%。血凝过程与温度有关，室温高血凝后30分钟内可分离血清。当室温较低时，血凝过程较慢，可将血液置37℃温度下加速血清析出，但此过程必须考虑药物的稳定性。

全血指的是含有抗凝血药的血液。根据具体的测定要求选择抗凝血药。少数药物的血浆浓度与红细胞中的浓度不成正比或全血浓度能更好地反映药物效应时，需要测定全血浓度，如免疫抑制药环孢素、他克莫司、西罗莫司等。全血的预处理须注意避免溶血，溶血后血红蛋白等可能会给分析测定带来干扰。

（2）尿液：尿液中药物浓度的测定可用于药物剂量回收、药物肾清除率、药物体内代谢及生物利用度的研究，也可用于乙酸化代谢和氧化代谢的快、慢型测定等。虽然尿液可无损伤收集，但在TDM的实际工作中甚少以尿液为标本。原因是尿液pH、尿液生成速率以及肾小管对药物重吸收等因素使得尿液中药物浓度波动较大，其与血药浓度的相关性较差，将尿药浓度的测定结果用于药物效应的解释会遇到较大的困难。但对用作治疗泌尿道感染的药物及可产生肾小管损害的药物，监测尿药浓度则有其特殊意义。

（3）唾液：唾液可无损伤地采集，易被患者尤其是儿童所接受。与血浆相比，唾液中蛋白量甚少，唾液中的药物几乎均以游离态存在，并和血浆中游离药物浓度关系密切，用以反映靶组织的药物浓度，较总血药浓度更适合。但是唾液pH波动在6.2～7.6范围内，唾液pH的波动将改变药物在血浆和唾液间产生不稳定的解离度和分配比，唾液药物浓度与血浆游离药物浓度比值出现波动。此外，唾液分泌量及成分受机体功能状态影响，一些扩散慢的药物将难以和血液中的药物达分布平衡。

有关唾液药物浓度与药物效应间关系的资料较少，因此以唾液为标本进行TDM时，结果的解释评价多通过建立唾液与血药浓度间的关系，再参考后者的资料进行。例如，锂盐为可用唾液进行TDM的药物。该药以主动转运的方式进入唾液，唾液浓度可为血浆的2～3倍。对于同一个体，药物达稳态浓度后，血液和唾液间的比值相当恒定，尤宜采用。唾液标本的收集宜在自然分泌状态下进行，可自然分泌，或用特制的负压吸管采集。唾液采集后，应立即测定其pH，以便解释结果时参考。

2.采样时间　TDM工作中取样时间对其测定结果的临床价值有较大影响，是开展TDM工作必须考虑的基本问题。应根据TDM的目的及患者具体情况、药物的给药途径和药物的半衰期等药动学特征，确定取样时间。

一般而言，80%的样本采集时间为谷浓度或峰浓度。一般而言，谷浓度指下次给药前即刻，操作时一般允许的采样时间窗为30～60分钟。而对于半衰期短的药物，如氨基糖苷类抗生素和咖啡因等，允许的采样时间窗为<30分钟。对于半衰期长的药物，不得在下次给药前5～6小时采样。

当药物仅在一个较小的浓度范围内有效或易产生毒性，可采集峰浓度（最大血药浓度）的样本。不同药物的峰浓度时间不同，且与给药途径有关。如服用环孢素微乳制剂，在空腹服药后的2小时达峰浓度时采样。

有的药物TDM时需同时采集谷浓度和峰浓度样本。如氨基糖苷类药物峰浓度用于判断药物的疗效，谷浓度用于判断药物的毒性反应。

由于锂盐和地高辛的吸收和分布时间较长，药物口服后达到分布平衡后，方能取样。锂盐须在给药后10～12小时后取样，而地高辛取样时间至少应在给药后6～8小时，最佳在12小时左右。

此外，对于急性药物中毒的诊断应立即取样测定，并可根据临床需要，在必要时取样，以监测抢救效果。

（三）样本测定

1.样品预处理　TDM工作中，除少数方法可直接应用收集的标本供测定外，大多需进行必要的预处理。预处理的目的是在不破坏待测定药物的化学结构的前提下，用适当的方法尽量减少干扰组分，浓缩纯化待测物，以提高检测的灵敏度及特异性，并减少对仪器的损害。预处理的常用方法包括去蛋白、提取和化学衍生化。

（1）去蛋白：TDM常用的血清（浆）、唾液或尿液等都或多或少地含有蛋白质，并对多种测定方法构成干扰，还可造成仪器污染、损害。去蛋白的方法有沉淀离心法、层析法、超滤法和超速离心法等。其中以沉淀离心法最为简便快捷，并且结合提取的要求，选用合适的酸、碱和有机溶剂，与提取同步进行，故最常选用。由于药物和血浆蛋白的结合，大多是通过离子键、氢键、Vander Waals引力等较弱的作用力形成；当使蛋白质变性沉淀时，这种结合也同时被破坏，释放出药物，所以用沉淀离心法去蛋白处理的体液标本，最后测得的药物浓度应是包括游离药物和与蛋白结合的药物两部分的总浓度。显然，若需要单独测定游离药物浓度时，不能采用此法，而应选用温和但较繁杂、耗时的层析法、超滤法或超速离心法。这样既可去除蛋白，又不至于使蛋白结合的药物释出。

（2）提取：为了尽可能选择性地浓缩待测组分，以提高检测的灵敏度，并改善检测方法的特异性，减少干扰，除免疫化学法外，TDM使用的多数检测方法均需进行提取。

提取方法有液-液提取和液-固提取两种。

液-液提取法：由于大多数药物都是有机化合物，并有不少为弱酸、弱碱。它们在pH不同的溶液中，将发生程度不等的解离。因此，应选用对待测物溶解度高、与所用标本不相混溶也不发生乳化的有机溶剂，并根据待测物的酸碱性和pK_a，酸化或碱化样本，使待测物尽可能多地以脂溶性高的分子态存在，从而主要分配到有机溶剂中。这样处理，可使在此条件下极性高的干扰成分被排除。离心分离有机相和水相（样本），即可达到提取的目的。若必要，可按上述原理将待测成分再转提到pH适当的水相中，进一步排除高脂溶性的干扰物质。这类方法由于样本和提取介质均为液相，故称液–液提取。

液–固提取法：又称固相柱提取，是近年发展的一种提取方法。可根据待测物的理化性质选用一合适的常压短色谱柱，TDM中常用疏水性填料柱。待标本（多经去蛋白处理）通过该柱后，以适当强度的溶剂洗脱，选择性收集含待测组分的洗脱液部分，即可达到较理想的提取目的。也可用强度不同的溶剂分次洗脱，仅收集洗脱待测组分。此类提取柱已有数种商品化生产，可供选用。本法虽比液–液提取烦琐，但回收率及提取特异性均高是其优点。

化学衍生化反应：用光谱法和色谱法检测药物时，可根据待测物的化学结构和检测方法的要求，通过化学衍生化反应，特异性地引入显色（可见光分光法）、发光（紫外、荧光、磷光）基团，提高检测的灵敏度和特异性。气相层析时，常需使待测物硅烷化、烷化、卤化和酰化等，以增加待测物的热稳定性和挥发性，改善分离效果和适用于特殊的检测器。用高效液相色谱柱前衍生化分离测定手性异构体药物，则需在待测物中引入手性拆分基团。

2.常用分析测定技术　生物基质中药物浓度的测定技术是治疗药物监测的重要组成部分。从本质上说，药物都是化学物质，其检测方法均为分析化学的常用技术。但药物在体液中的浓度常很低（$\mu g/mL$或ng/mL水平）且所采集的样本量往往较少，需要高灵敏度且稳定的检测方法。同时，所测定的样本均来自临床患者，由于内源性物质、合并用药等因素的存在，样本成分较复杂，要求分析方法具有较好的专一性。此外，为配合临床的治疗，治疗药物监测样本需要快速回报结果，需选用分析周期短的方法。故TDM对测定方法的灵敏度、专一性、准确度、精密度和粗放度等均有较高的要求。下面对常用检测技术进行介绍和评价。

（1）免疫法：一般而言，药物都是半抗原或抗原，可引起过敏反应。若能制备药物相应的特异性抗体，则可根据抗原–抗体反应的特异性，应用免疫化学法来检测药物。具体而言，即通过定量加入的少量特异性抗体，与样本中相应的抗原或半抗原性药物产生竞争性结合。通过检测和标记药物与抗体结合的抑制程度，并与标准品比较，实现对样本中的药物进行定量。目前，常用的免疫法包括荧光偏振免疫法（FPIA）、酶放大免疫测定技术（EMIT）和化学发光微粒子免疫法（CMIA）等。

免疫法优点是灵敏度高，大多可达ng甚至pg检测水平；所需标本量少，预处理简便，测定快速；分析周期短，可制成商品化试剂盒，并利用一般生化、荧光自动分析仪进行自动化操作。但是，免疫法测定时，易受内源性物质或具相似抗原性或化学结构的其他药物及其代谢物的干扰。如地高辛、洋地黄毒苷、地高辛代谢物二氢地高辛，均可与地高辛抗体结合，可使测定值高于实际值。此外，免疫法可测定的药物种类受限，较色谱法少，试剂耗材相对较贵，常无法完成多种药物的测定。但是，鉴于免疫法的前述优点，仍是目前TDM检测的主要应用技术。

近年来，在TDM的酶免疫分析中，应用酶偶联反应原理，以辅酶黄素腺嘌呤二核苷酸标记药物，将葡萄糖氧化酶蛋白、偶联辅助酶-过氧化物酶及其底物和显色剂4-氯-1-萘酚固化在薄膜上，可制成类似pH试纸样的试条。测定时滴上微量样品，根据成色深浅，即可做出药物浓度的判别。目前，国外已有供茶碱和苯妥英钠测定用的产品问世，将有助于进行TDM的普及和发展。

（2）色谱法：又称层析法，系通过层析作用，使样品中理化性质不同的药物得以分离，再配以合适检测器，可同时完成生物样本中药物的定性、定量分析工作。由于色谱法特异性高，可同时检测同一样本中的不同组分，在TDM中得到广泛应用。

薄层色谱法（TLC）是最早发展的色谱技术，虽然不断改进定量点样技术并使用扫描定量，但其灵敏度及重复性仍低于其他色谱法，除用于毒物的检测外，在其他工作中较少应用。

20世纪60年代末期，气相色谱法（GC）和高效液相色谱法（HPLC）相继发展成熟。GC和HPLC法采用计算机控制试验条件和数据处理，实现了高效层析分离和检测联机自动化，并可同时完成同一样本中多种药物及其代谢物检测。鉴于GC和HPLC方法的选择性、灵敏度、准确度和重现性方面的优异表现，常作为评估其他分析测试方法的标准参考方法。此外，高效毛细管电泳（HPCE）技术在手性药物的浓度监测方面具有独特的优势。

近年来发展的气相质谱联用（GC-MS）、液相质谱联用（LC-MS）、毛细管电泳质谱联用（CE-MS）技术，使色谱分析的检测性能得到进一步提高。但由于该类技术操作常较为复杂，限制了其在TDM工作的广泛应用。

（3）光谱法：常见方法包括可见光分光光度法、紫外分光光度法、荧光分光光度法，但由于灵敏度低、特异性差的缺点，易受代谢物干扰，目前已较少采用。而火焰发射光谱法和原子吸收光谱法的特异性及灵敏度均高，用于金属离子药物的测定，如锂盐、铂盐的测定。

（4）其他检测方法：抑菌试验曾用于测定体液中的抗菌药物浓度。该方法简便易行，可利用临床细菌室即可开展。但其特异性、灵敏度、重复性均差，定量结果易受同时使用的其他抗菌药物的干扰，在TDM中已较少使用。

必须指出，多数需进行TDM的药物，一般都有多种方法可供选用。方法选择时应首选根据测定药物的有效血药浓度水平决定方法的灵敏度要求；其次，须考虑是否需同时检测多种药物或活性代谢物、可供选用的仪器设备及检测经济成本等，确定能满足实际要求的可行方法。

3.样本检测和质量控制　日常监测过程中，须对实验室监测进行质量控制，这是TDM监测数据准确性的保障。一般而言，影响监测数据准确性的因素包括科学的管理手段、明确的操作规程、可靠的检测方法和仪器设备以及试验人员的素质等。质量控制方法可以分为室内质量控制和室间质量控制。

室内质量控制：在保障仪器、试剂、人员、方法和流程控制的前提下，对每批次监测的生物样品测定设质控样品，一般为高、中、低3个浓度值。质控样品可反映该批样品测试的准确性，对于血药浓度较高的药物，如苯妥英、茶碱等，其误差范围可控制在10%~15%；而对于血药浓度较低的药物，如地高辛、环孢素等，其误差范围可控制在20%~30%。当质控品的测定值出现异常时，应查找原因，必要时须对样本进行重新测定。

室间质量控制：其目的是比较不同实验室测定结果的准确性。其过程常由标准或中心实验室发放质控血清样品，要求各参评实验室在规定的时间内完成测试，并反馈结果。中心实验室对参评的各实验室的反馈结果进行统计分析和评价，考核不同分析方法的可靠性以及治疗药物监测实验室的工作质量。

（四）数据处理

TDM中数据处理主要包括数学模型拟合、药动学参数的求算及用药方案的设计等。常用的计算方法和药动学参数介绍如下。

1.常用计算方法

（1）房室模型法：是根据药物性质及其在体内的配置情况将机体划分为若干房室，在同一房室内的药物处于动态平衡状态。房室作为一个抽象的概念，是将体内某些转运性质相近的部位划分为一个房室，这与解剖学或生理学上的划分有很大的差异，常用的有一室模型和二室模型。

（2）非房室模型分析：一般采用统计矩方法对数据进行计算。相较房室模型而言，因其限制条件相对较少，在药动学研究中被广泛使用。

2.药动学参数　药动学参数是反映药物在体内动态变化规律性的一些特征性常数，用于定量描述药物在体内经时过程的动力学特点及变化规律，是临床制订合理给药方案的主要依据。正确理解药动学参数的含义和临床实际意义，对于TDM测定结果的解释至关重要。以下是常用的药动学参数的介绍。

（1）半衰期（$t_{1/2}$）：是指体内药量或血药浓度下降一半所需要的时间，是反映药物在体内消除快慢的重要指标。常见的是血浆消除半衰期，临床中常根据药物的$t_{1/2}$的长短制订给药方案。相较消除速率常数（K）而言$t_{1/2}$可以更直观地反映药物在机体内的停留时间和蓄积程度，尤其是需多剂量用药的药物，当肝、肾功能降低时，会使$t_{1/2}$明显延长，此时就需要及时调整给药方案，避免药物在体内过度蓄积产生不良反应。符合一室模型一级消除动力学的药物的半衰期计算公式为：$t_{1/2}=0.693/K$，其中K为消除速率常数。

（2）消除速率常数：消除速率常数（K）表示单位时间内机体能消除药物的固定分数或百分比，单位为时间的倒数。如某药的$K=0.2/h$，表示机体每小时可消除该小时起点时体内药量的20%，此即一级消除动力学的恒比消除特点。此时虽然单位时间消除的百分比不变，但随着时间的推移，体内药量逐渐减少，单位时间内消除的药量也逐渐减少，而不是恒定不变的。消除速率常数是反映体内药物消除快慢的一个重要参数。必须指出，一个药物的消除速率常数在不同的个体间存在差异；但对同一个体来说，若无明显的影响药物体内过程的生理性、病理性变化，则是恒定的，并与该药的剂型、给药途径、剂量（只要在一级动力学范围内）无关。

（3）表观分布容积：表观分布容积（V_d）是指当药物在体内达到动态平衡后体内药量与血药浓度的比值，是反映药物在体内分布程度的特征参数。V_d值本身并不具有生理意义，其值的大小与药物性质、通透性、血浆及组织蛋白结合率等因素有关，可以用于推测药物在机体内的分布情况。

（4）清除率:清除率（CI）是指单位时间内药物从体内清除的表观分布容积数。药物的总清除率是包括肝、肾等各器官在内清除率的总和，是反映药物在体内消除情况的另一重要参数。清除率等于消除速率常数与表观分布容积的乘积

（$CI = K \times V_d$）。

（5）峰浓度和峰时间:峰浓度（C_{max}）和峰时间（t_{max}）是指药物吸收进入体内过程中所达到的最大血药浓度及时间，可以直观地反映药物的作用强度和吸收快慢。

（6）稳态浓度（C_{ss}）：是指以一定的剂量、一定的给药间隔多次给药后，血药浓度所达到的某一稳定值。药物在体内达稳态后任一时间间隔内将出现相同的血药浓度–时间曲线，血药浓度在每个给药间隔内呈周期性变化。临床中理想的维持剂量应使稳态浓度维持在最小中毒浓度与最小有效浓度之间。C_{ss}也是临床血药浓度监测中重点关注的指标。

（7）血浆蛋白结合率：是指药物在血浆内与血浆蛋白结合的比率。只有游离型药物才能通过细胞膜到达靶组织及其他组织，进而发挥药理活性，并进一步被机体代谢及排泄。在正常情况下，各种药物以一定的比率与血浆蛋白结合，因此可以通过测定药物的总浓度间接了解药物在体内的分布情况，在临床血药浓度监测工作中采用较多的也是监测血浆或血清中药物的总浓度。但值得注意的是，术后、严重烧伤、妊娠、肝病、肾病、合并用药等均会改变药物相对恒定的血浆蛋白结合率值，此时药物总浓度的测定将无法真实地反映游离药物的情况。

（8）血药浓度–时间曲线下面积和生物利用度：血药浓度–时间曲线下面积（AUC）是指药时曲线与时间轴间围成的面积，用于反映药物吸收的程度。生物利用度（F）是指药物或药物中的活性成分被机体吸收进入体循环的速度和程度，通常可分为绝对生物利用度和相对生物利用度。绝对生物利用度常作为评价口服制剂吸收程度的重要指标，相对生物利用度一般用于比较两种制剂间吸收的差异。

（9）负荷剂量（LD）：当药物半衰期很长或是希望能尽快达到治疗血药浓度水平时，常需要给予负荷剂量以快速达到稳态。负荷剂量多用于某些需迅速起效的药物，如使用替考拉宁或伏立康唑控制感染或是使用苯巴比妥治疗癫痫持续发作等。负荷剂量与药物的消除无关，但往往要比后续治疗剂量大。负荷剂量等于目标浓度与表观分布容积的乘积（$LD = C_{target} \times V_d$）。

（10）维持剂量（MD）：当给予负荷剂量达到有效血药浓度后，还需要继续给予一定的维持剂量以使血药浓度维持在治疗窗内，保证药物疗效的发挥。负荷剂量和维持剂量间并没有一个固定的量比关系，通常情况下维持剂量需与给药间隔内被消除的药量相符。维持剂量等于目标浓度与清除率的乘积（$MD = C_{\text{target}} \times Cl$）。

（五）结果解释

对血药浓度测定结果的合理解释是TDM的关键，关系到临床治疗的最终决策，意义重大。对于药师而言，监测结果的解读可体现临床药师工作的深度和价值。药师在结果分析时应结合患者的生理、病理及合并用药等情况，对药物浓度监测结果给予具体的分析以及合理的解释，并提出调整给药方案的建议，协助临床医师制订科学合理的个体化给药方案，将TDM工作真正融入临床诊疗过程中。在这一过程中，应注重加强药师、医师、护士和患者的沟通与合作，使TDM结果的解释符合实际情况并具有可操作性。

监测结果的解读包括解读药物浓度与药物疗效、不良反应之间的关系，解读患者生理、病理状态和合并用药等对药动学和药效学的影响，以及应用药动学和药效学原理，计算个体参数，并设计个体化给药方案。具体过程主要包括以下两方面。

1.资料收集　掌握必要的临床资料是TDM服务临床实践的前提与基础，一般包括患者的生理、病理状态，合并用药，被监测药物的使用过程，被监测药物的药动学参数群体值和有效血药浓度范围，被监测药物的剂量–血药浓度、效应间的相关程度及影响因素等，具体如下。

（1）人口学资料：年龄、体重、身高等。药物在人体内的动力学性质与年龄有关，如表观分布容积（V_d）、半衰期（$t_{1/2}$）、血药浓度参考范围等常与年龄有关。体重、身高等与表观分布容积、清除率等参数有关。特殊人群，如老年人、儿童、新生儿、孕妇等，均有其特殊的药物动力学变异。

（2）生理、病理情况：包括临床诊断、合并症、肝功能、肾功能、血浆蛋白含量。如肝、肾功能受损时，药物从体内的代谢和消除减慢，导致血药浓度升高。当胃肠道罹患疾病或受损伤时，影响口服药物的吸收，血药浓度下降。当病情危重时，脏器功能、体液容量等在短时间内变化较大，使得药物的动力学性质处于不断变化的状态，对此需慎重做出解释。

（3）合并用药：药物与药物在吸收、分布、代谢、排泄或作用靶点上存在相互作用，可以引起药物动力学参数变化。合并用药对分析方法也可能存在干扰。此外，患者的个人史如吸烟、饮酒等也可能与药物发生相互作用，应予以记录。

（4）药物的使用过程：药物的剂型、剂量、给药途径、给药频次、溶媒、服药时间、采血时间等。

（5）血药浓度参考范围：血药浓度范围在具体情况下可能发生变化。例如，老年患者长期服药时，往往对药物有一定的耐受性，但由于各脏器因年龄增加会引起的老年性改变，对药物的敏感性增强，结果使得药物的安全有效范围变得更窄。近年来发现抗癫痫药有效血药浓度范围相差甚大，可能与不同类型的癫痫对血药浓度的需求不同有关。

（6）药物的药动学群体参数：表观分布容积（V_d）、半衰期（$t_{1/2}$）、清除率（CI）、生物利用度（F）、吸收速率常数（K_a）等。在设计个体化给药方案时，药动学群体参数是计算初始剂量和个体药动学参数的重要依据。

（7）患者的依从性：患者的依从性是TDM结果解读中的重要影响因素。如果患者发生改变剂量、漏服或停服药物的情况，会导致药物浓度异常，应当加强患者沟通，了解患者真实的用药情况。

2.结果解读

（1）实测值与预测值比较：利用上述资料和药动学资料计算药物浓度水平的预测值，比较实际测定值与预测值的异同，分析可能的原因。当实测值与预测值不相符合时，应做出合理的解释（表7-3）。

表7-3　药物浓度实测值与预测值的比较

结果比较	可能的原因
实测值>预测值	患者是否按医嘱用药（用药量增加）
	药物制剂的生物利用度偏高
	蛋白结合率增加，游离型药物减少，影响分布与代谢，以致血药浓度升高
	表观分布容积（V_d）比预计的小
	消除速率下降

（续表）

结果比较	可能的原因
实测值＜预测值	患者是否按医嘱用药（用药量减少）
	药物制剂的生物利用度偏低
	蛋白结合率下降，游离型药物增加，影响分布与代谢以致血药浓度下降
	表观分布容积（V_d）比预计的大
	消除速率增加

（2）求算药动学参数：根据药物浓度的测定值，求算患者个体的药动学参数，并与已知值的群体参数值作比较。值得注意的是，除了关注实测值与预测值的差异以外，还应观察患者的疗效。当血药浓度在有效范围内时，观察临床上是否表现为有效；当遇到血药浓度或药动参数和疗效的相关性不佳时，应分析患者的具体情况，主要是药动或药效的影响因素等，以确定是否需要修改给药方案。可能的情况和处理意见参见表7-4。

表7-4 患者的药动学参数与已知值的比较

实测药物浓度（C_p）	比较结果		处理意见
	临床疗效	患者的药动学参数	
C_p在有效范围内	有效	与文献一致	给药方案合适，无须修改
C_p超出有效范围	不佳	与文献不一致	给药方案不合适，需修改；再监测
C_p超出有效范围	有效	与文献不一致	给药方案合适，待病情有变化时再监测
C_p超出有效范围	无效	与文献不一致	根据新参数修改给药方案；再监测
在有效范围内	不佳	与文献一致	修改给药方案，谨慎提高药物浓度，密切观察病情变化

在解读TDM监测结果的过程中，要注意血药浓度仅仅是反映药物效应的一个间接指标，对于那些血药浓度与疗效有相关性的药物，血药浓度的监测也不能完全取代临床疗效的观察、监测，不能因此而忽视患者病情和治疗目标的变化。因此，必须综合多方面的信息，同时监测药物的疗效和毒性，监测患者病情的发生、发展过程，权衡血药浓度的利弊，才能制订出符合实际的用药方案。

第二节　个体化给药

一、概述

（一）概念

传统的用药是参照推荐的平均剂量给药，而实际上不同患者对药物剂量的需求是不同的。采用同一药物剂量的患者常常在疗效和毒副作用方面表现出明显的个体差异，原因可能是多重因素的作用下，影响个体的药动学和药效学，如患者的种族、年龄、机体状况、并发症、是否抽烟或酗酒、合并用药等。为了使药物的治疗真正实现安全有效，在临床治疗过程中需要通过调整用药方式来应对这些个体差异性。因此，药物治疗学逐渐由群体治疗向个体化治疗方向转变。

个体化给药就是药物治疗"因人而异""量体裁衣"，在充分考虑每个患者的生理、病理、遗传因素等特征及正在服用的其他药物等综合情况的基础上制订安全、有效、经济、可依从的药物治疗方案。制订个体化给药方案是TDM和临床药学服务的中心环节。临床实践通过TDM获取血药浓度数据，并结合患者病情及临床相关指标，根据血药浓度治疗窗调整用药，从而制订个体化给药方案，为临床提供可靠的依据，以达到更安全、有效的治疗目的。

（二）实现途径

目前，临床工作中，给药个体化主要通过凭借医师的工作经验和实施TDM两种手段实现。

1.凭借临床医师的工作经验　临床医师可根据临床症状、实验室检查结果、辅助检查结果等，根据工作经验判断患者的病情对药物的需求，尽可能使给药方案适合每一个具体患者的需要。如应用华法林时可以凝血酶原时间的延长为指标。这就不仅要求药物要有客观明确的药理反应作为指标，而且要求医师要有丰富的临床经验。但当一些药物很难说清其疗效不佳是否由于剂量大小所致时，单凭经验调整剂量就具有一定的风险性。如苯妥英钠常用剂量为每日300mg，对部分患者尚不能控制癫痫发作，但对有些患者却已引起中枢神经系统的毒性反应，如果凭临床医师的工作经验用药，往往难以保证用药的安全、有效。

2.实施治疗药物监测 以测定的血药浓度作为指标，计算出该患者个体的药动学参数，然后再根据这些参数，结合药物的目标疗效，设计合理的给药方案，这是目前最科学的手段。如上述药物苯妥英钠，可通过TDM，测定患者的血药浓度，计算患者的个体药动学参数，从而设计制订合理的给药方案，保证药物治疗的安全、有效。

二、制订个体化给药方案的方法

如前所述，个体差异的存在是制订个体化给药方案的前提。制订个体化给药方案时应考察个体差异的内容和影响因素，并结合科学的研究方法，遵循周密的制订流程，才能使得个体化给药方案做到"因人而异"，达到"量体裁衣"的效果。

（一）个体差异的主要影响因素

1.生理因素 性别、年龄对药物的体内过程和效应均有影响。不同年龄，尤其是新生儿和老年人对药物的处置和效应与成年人有很大差别。新生儿的器官、组织发育尚不全，功能尚不完善，药物的体内分布、代谢和排泄有其自身的特点。如新生儿血浆蛋白结合率低，使血浆中苯妥英钠的游离浓度升高，可达成人的2倍。血脑脊液屏障发育不完善，使脂溶性高的全身麻醉药易透过血脑脊液屏障进入脑内；因葡糖醛酸结合酶不足，使用氯霉素易产生灰婴综合征。老年人因肝、肾功能减退，对许多药物的代谢和消除能力降低，导致血药浓度升高。女性在妊娠、分娩和哺乳期对某些药物的反应有一定的特殊性。

2.病理因素 病理因素可以改变药物的吸收、分布、代谢和排泄。胃肠道疾病影响口服药物的吸收速率和吸收程度。严重的低蛋白血症如肾病综合征、肝硬化患者的蛋白结合率降低，使苯妥英钠的游离型药物浓度升高；心肌梗死患者的心肌对利多卡因的摄取明显下降，引起血药浓度升高而产生毒性反应；肝炎、肝硬化和脂肪肝等疾病可不同程度地影响肝药酶活性，肾功能不全可使主要经肾排泄的药物的消除减慢，均可致半衰期延长、药效增强，甚至产生毒性反应。

3.遗传因素　不同种族或同种族不同个体之间药物代谢酶活性存在先天差异，从而影响代谢药物的能力，使代谢呈现多态性。肝药酶的遗传多态性具有临床意义的有三大类：氧化代谢酶（如CYP2D6和CYP2C19）、S-甲基转移酶和N-乙酰基转移酶（NAT2）。地西泮在体内进行的去甲基化代谢具有明显的个体差异，弱代谢者的血药浓度比强代谢者高约1倍，血浆消除半衰期可延长1倍之多。另外，发现中国人地西泮的氧化代谢能力显著地低于白种人，强代谢者的血浆半衰期相当于白种人的弱代谢者，为80小时，这可以解释临床上白种人应用地西泮的剂量几乎大于中国人用量1倍的现象。

4.药物相互作用　药物相互作用（DDI）指当2种或2种以上的药物同时应用时，一种药物在体内的吸收、分布、代谢、排泄等过程可能会受到其他药物的影响，使得血药浓度发生改变进而影响药效的发挥。例如，当多种药物联合应用时，一种药物可以通过改变另一种药物的转运或药物的结合而影响另一种药物的分布。当药物之间竞争血浆蛋白结合部位时，其中蛋白结合能力较强的药物将占据蛋白结合位点，使其他药物不能得到充分的结合，游离型药物增加，药物的分布、半衰期、清除等也会随之受到影响。这种相互作用对一些蛋白结合率较高而表观分布容积较低（主要分布在血浆中）的药物影响尤为显著。因此，要特别注意那些药效强烈、毒性反应较大、治疗窗较窄的药物，以防止由于药物从结合部位被置换下来使得游离血药浓度大幅增加，进而造成药物效应的改变和不良反应的产生。

5.食物与药物相互作用　食物与药物的相互作用（FDI），是指食物与药物之间存在着某种物理、化学或药理的配伍变化。这种变化可能会对药物治疗产生一定的影响。FDI表现为药动学和药效学两个方面。药动学方面主要包括食物对药物吸收、分布、代谢和排泄的影响，是最主要的作用，药效学方面的相互作用较少见。临床上最常见的FDI是食物通过影响药物吸收，导致药效延迟或药物生物利用度改变而导致治疗失败，这是药品说明书推荐某些药物饭前服用的原因之一。食物对机体的生理过程（如胃酸的分泌、胃排空、肠蠕动、胆汁分泌等）的影响能改变药物（如氨苄西林、阿奇霉素、他克莫司等）的吸收过程。对少数治疗窗窄的药物而言，峰浓度或生物利用度的波动可能出现中毒（如他克莫司）。此外，食物中的某些成分可以与药物（如阿仑膦酸和四环素等）发生螯合，也可影响药物的生物利用度。临床需要注意一些药物的FDI非常复杂，既包含药动学相互作用也包含药效学相互作用。如华法林是常用的口服抗凝血药，其抗凝效果极易受食物的影响。高蛋白、低糖水化合物饮食等均可降低华法林抗凝效果。食物中蛋白摄入不足可引起低蛋白血症，低白蛋白血症可以导致华法林血浆结合蛋白水平降低，血浆中游离型药物浓度增加，疗效增强，消除加快，容易发生华法林中毒反应。此外，富含维生素K的食物（如花菜、卷心菜、豆角、菠菜、豌豆、胡萝卜、番茄、马铃薯等）可抵消华法林对由维生素K决定的凝血因子合成的影响，从而降低其抗凝效果。

6.其他因素　工作环境中长期接触一些化学物质如DDT、多环芳香烃类和挥发性全身麻醉药等可诱导肝药酶的活性，加速药物的代谢；铅中毒可抑制肝药酶活性，减慢药物的代谢。人体的昼夜节律对药物的体内过程也有影响。

（二）个体差异的研究方法

1.变异的分类与研究方法　在临床治疗药物监测过程中，仅通过测定体内药物浓度，往往无法很好解释引起个体间差异的原因，难以实现真正意义的个体化给药。个体化给药方案的制订需要科学的研究方法，整合药物浓度数据和导致个体差异的影响因素。群体分析的方法可以定量分析个体间或个体内药物浓度和疗效差异（即变异）的来源和影响程度，通过建立相应的数理统计学模型，计算患者个体的药动学、药效学特征参数，为患者制订个体化给药方案。

群体分析中的变异指个体间和个体内药动学/药效学行为的差异，又称为变异。变异可导致相同剂量下产生不同的药物疗效和不良反应，是个体化治疗的主要原因。群体中的总变异即群体参数变异（PPV），可分为个体间变异（BSV）和个体内变异（WSV）。个体间变异是个体参数与群体参数均值的差异。若对某个体在多个场合下进行了研究，则该个体在某场合的个体参数和多个场合下个体参数均值的差异称为个体内变异。它们之间存在下列关系式：$PPV^2 = BSV^2 + WSV^2$。

个体间变异和个体内变异都包含可预测变异和随机变异。其中，个体间可预测变异（$BSVP$）及个体内可预测变异（$WSVP$）主要来源于患者的生理、病理、合并用药等特征，这些变异的来源和影响是相对明确、固定且可测量的，故称之为可预测变异。而影响因素则称为协变量。个体间可预测变异和个体内可预测变异共同组成了可预测群体参数变异（$PPVP$）。随机变异是不可预测的变异，其中随机个体间变异（$BSVR$）指个体间变异中可预测变异以外的变异。随机个体内变异（$WSVR$）是指个体在不同研究场合之间不可预测的变异。随机个体间变异和随机个体内变异共同组成了随机变异，又称随机群体参数变异（$PPVR$），它们之间存在下列关系式：

$$PPVR^2 = BSVR^2 + WSVR^2$$

$$PPV^2 = PPVR^2 + PPVP^2$$

对变异的定量描述可以用于判断哪些因素是显著影响模型预测性的协变量，以及判断协变量对总变异的贡献程度的大小。

2.安全有效变异　为了帮助确定某种药物采用何种给药方法可获得最大获益，需引入一个安全有效变异（SEV）的概念。临床治疗中，将可接受的变异定义为SEV。当血药浓度的变化可以反映疗效的变化时，SEV可通过血药浓度的变异来表示。临床实践中给药方法的选取可依据变异情况（表7-5）。

表7-5　基于有效安全变异（SEV）的给药方案制订标准

变异	举例	给药方案
$SEV > PPV$	$SEV = 90\%$	药物安全，通常只需给予所有患者相同的剂量
$PPV > SEV > PPVR$	$SEV = 55\%$	需采用群体分析法找出影响变异的因素，如体重、肝肾功能、合并用药、遗传多态性等。然后根据相关因素进行给药方案的调整
$PPVR > SEV > WSVR$	$SEV = 35\%$	需要基于个体的药物效应实施个体化给药
$WSVR > SEV$	$SEV = 15\%$	表明该药物不能安全使用，临床上不建议使用

注：$PPV.$群体参数变异；$SEV.$安全有效变异；$PPVR.$随机群体参数变异；$WSVR.$随机个体内变异。

（三）制订个体化给药方案的方法

1.稳态一点法　多次用药当血药浓度达到稳态水平时，采血测定血药浓度，若此浓度与目标浓度相差较大，可根据下式对原有的给药方案进行调整。

$$D_{new} / C_{ss,\ new} = D_{old} / C_{ss,\ old}$$

其中D是剂量，C_{ss}是稳态浓度，old指患者可达目前稳态浓度的用药剂量，

new则指达到预期稳态浓度的用药剂量。

该法的优点是采样次数少、快速简单，无须求算药动学参数；缺点是需要测定稳态浓度，对于半衰期长的药物需耗费较长的时间，且只适用于具线性动力学特性的药物。消除常数K值（或$t_{1/2}$）的变动可影响该方法的误差大小，对个体的半衰期较长或较短的患者，得出的剂量可能有较大的误差。稳态一点法一般用来推算预测维持剂量。

2.重复一点法　对于一些药物动力学参数偏离正常值或群体参数变异较大的患者，往往需要根据其个体药动学参数值来设计给药方案。测定和求算患者药动学参数的系统方法是在给药后采集一系列的血样，应用计算机拟合相应的房室模型并算出数据。密集采样的优点是所得参数齐全、准确，缺点是采集的血样较多，患者难以接受，并且分析计算需要较长的时间。重复一点法是对"一点法"的改进，只需采血两次，即可求算出与给药方案相关的两个重要参数：消除速率常数（K）和表观分布容积（V_d）。

具体方法是在初次和第二次用药时给予患者两个相同的试验剂量D，在每一个试验剂量后同一时间，分别取两次血样测定药物浓度。按下述公式求算K和V_d。

$$K = \ln\left[\frac{C_1}{C_2 - C_1}\right] \div \tau$$

$$V_d = D \cdot e^{-K\tau}/C_1$$

$$D_{new} = K \cdot V_d \cdot C_{ss} \cdot \tau /F$$

τ为给药时间间隔，C_{ss}为欲达到的稳态血药浓度，F为药物的生物利用度。

需要注意的是，该方法只适合于初次和第二次给药，而不能在血药浓度达到稳态时使用，且要求两次取血的时间间隔应等于两次给药的时间间隔，同时必须在消除相采样取血。

3.非线性混合效应模型法　非线性混合效应模型法（NONMEM）是一种基于房室模型的群体分析方法，是研究群体药动学参数变异的主要方法。该方法可同时考虑生理、病理等因素的影响，将经典药动学模型、固定效应模型和统计学模型结合起来，通过扩展的最小二乘法，一步估算出群体药动学参数。

该法具有以下优点。

（1）可分析临床的零散数据，取样点少，利于患者接受，较易开展。

（2）可定量考察患者生理、病理、合并用药等多种混杂因素对参数的影响。

（3）可考察随机变异的影响。

（4）群体参数可以通过同时考察全部的患者获得。

（5）群体参数结合个体患者的1～2个血药浓度点，采用Bayes法可估算个体药动学参数，进而计算个体化给药方案。

4.多元回归法　非房室模型的群体分析法中，常用方法为多元回归分析法（MRA）。通过多元回归理论，分析和筛选群体参数的影响因素及其大小。当多元回归分析的影响因素（自变量）与群体参数（因变量）之间呈线性关系时，可用多元线性回归模型表征。

$$Y = b_0 + b_1 X_1 + \cdots + b_k X_k$$

式中Y为因变量，即药动学或药效学群体参数；X_1，X_2，$\cdots$，X_k为自变量，即协变量如体重等；b_0为常数项，b_1，b_2，$\cdots$，b_k为系数。

在治疗药物监测中，常用的药动学参数如药时曲线下面积（AUC），可用多元回归分析计算。方法是以密集采样的血药浓度数据作为建模数据，通过多元回归法，计算不同时相的浓度观测值的组合，以获得最佳的AUC估算值，计算公式为：

$$AUC = M_0 + M_1 \times C_{t1} + M_2 \times C_{t2} + \cdots + M_i \times C_{ti}$$

M_0为一个常量，表示曲线在y轴的截距。C_{ti}表示在时间t_i测定的血药浓度。M_i为多元回归分析确认的相关系数。

基于MRA的AUC估算，可用于设计TDM的采样方案，达到用尽可能少量的采样和血药浓度测定值，来获取最大的信息量如个体药动学参数，从而帮助制订和调整给药方案。

5.Bayes法　应用群体参数进行个体化给药时，可结合Bayes法利用个体血药浓度和已有信息进行个体药动学参数估算，具有准确且灵活的优点。群体模型结合Bayes法在临床个体化给药中已发挥了重要的作用。

Bayes法以患者1～2个实测的血药浓度为反馈，结合Bayes条件概率模型，使目标函数取得最小值时，可得到更准确的个体药动学参数，进一步优化个体给药方案。

（四）制订个体化给药方案的流程

根据患者生理、病理、遗传和合用药物等信息（如年龄、体重、肝功能、肾功能、基因型、药物相互作用等），结合药动学和药效学原理，分析、解释药物浓度和药物效应之间的关系以及相关的影响因素，可制订个体化的给药方案。

上述流程主要包括以下几方面。

1.治疗目标包括"目标效应"及"目标浓度"的两个方面，将期望的药物效应定义为目标效应，将达到目标效应所需的药物浓度称为目标浓度，并使药物疗效与不良反应间达到最佳平衡。

2.在个体化给药过程中，不以体内药物浓度监测值作为唯一指标，强调患者的疗效。

3.运用群体方法可研究引起个体间疗效差异（即变异）的原因。

4.应用Bayes法，基于药动学–药效学和患者的个体特征等制订给药方案，而不是依据临床经验进行给药调整。

个体间药动学和药效学差异的多样性限制了传统治疗药物监测在个体化给药中的应用。运用定量药理学的方法和理论，可定量解释变异的来源和大小，在实践中结合完善的实施流程，可促进个体化治疗的实现。

三、个体化给药的原则与药物基因组学

（一）个体化给药的原则

1.一般原则　个体化给药方案应当遵循安全、有效、经济和可依从的原则。在制订个体化给药方案的过程中，应充分考虑用药方案的安全性和有效性，科学地权衡用药方案的获益和风险，并获得患者的知情同意。首先，要充分掌握各种临床检查和实验室检查资料，应详尽了解患者的生理、病理状况，患者的用药情况；掌握被测药物剂量、血药浓度与效应之间的关系；掌握药物的动力学特征等。在此基础之上，对监测结果做出切合实际的分析、判断，得出专业的结论，制订出符合患者实际的用药方案。其次，要充分认识到血药浓度仅仅是反映药物

效应的一个间接指标，有些药物的血药浓度与效应之间并没有明确的相关性，切忌生搬硬套。即使对那些血药浓度与疗效有相关性的药物，血药浓度的监测也不能完全取代临床疗效的观察、监测，更不能忽视患者病情的变化。应当对患者的药动学、药效学和不良反应指标坚持定期随访，根据指标的变化及时调整用药方案。

由于个体化治疗方案需要收集多方面的诊疗信息，复杂检查和药品会增加患者的医疗支出，故应注意简化，保证个体化治疗方案的经济性。如TDM必须在具有临床指证时才考虑实施；又如老年人用药应少而精，尽量减少用药种类。此外，制订个体化给药方案还应注意对患者的支持和关爱，通过精神、饮食或运动疗法等促进患者自身调节功能，通过鼓励关心患者的精神状态，通过用药教育提高疾病治疗的依从性和综合疗效。

2.肝功能不全患者　肝是药物体内代谢的主要器官，当肝功能受损时，药物代谢减慢，游离型药物增多，影响药物的效应甚或增加药物毒性。因此肝功能不全患者应谨慎用药，以免进一步加重肝损伤。初始用药剂量宜小，应做到用药方案个体化，用药原则建议如下。

（1）合理选择药物：尽量避免选用对肝脏有损害的药物。对肝有损害的药物如果是治疗必需，则应减小剂量，或延长给药间隔，并且不要长期服用。如对乙酰氨基酚达到解热效果后，就不要过量服用。

（2）用药期间注意临床观察，并定期检查肝功能：应用对肝有损害的药物时，要密切观察患者是否出现黄疸、肝大、肝区叩痛等症状和体征，并要定期检查肝功能，如出现肝功能损伤加重，应及时调整用药方案。

（3）改善生活方式，戒除烟酒嗜好：烟中含有多种有毒物质，可损害肝功能，抑制肝细胞再生和修复；乙醇（酒精）主要经肝代谢，乙醇可使肝细胞的正常酶系受到干扰破坏，进而损害肝细胞，甚至使肝细胞坏死。因此，肝功能不全患者必须戒除烟酒，以免加重肝损害。

（4）科学、正规治疗，避免盲目用药：肝病患者一定要选择正规医院接受科学治疗，不要轻信广告宣传，切勿盲目自行选购药品或长期大量使用一些游医的草药，以免加重肝负担，造成进一步的肝损害。

3.肾功能不全患者　肾是人体最重要的排泄器官，绝大多数药物及其代谢产物都是由肾排泄。当肾功能不全时，肾排泄药物的能力大为减弱，主要经肾排泄的药物消除减慢，影响药物疗效并增加毒性。因此肾功能不全患者必须根据肾功能损害的具体情况，酌减其给药剂量，延长其给药时间间隔，特别是给予具有肾毒性的药物时更需慎重。

对于肾功能不全患者的个体化给药原则建议如下。

（1）详细了解患者病情：首先要明确诊断，并应了解患者肾功能受损的程度；其次是要了解患者有无合并症（尤其是老年患者），准确分析其病理生理状况。选择药物时，需要在考虑适应证的同时排除禁忌证；在对因治疗的同时，也应做好对症治疗和支持治疗。

（2）充分熟悉药物特性：对所用药物的药效学和药动学特性应该清楚，特别是药物的生物半衰期和一些速率常数。临床需要用药时，应尽可能选用具有相同药理作用但不影响肾功能或对肾功能影响甚微的药物；避免合用具有相同肾毒性的药物，以免加重肾损害，如氨基糖苷类和多黏菌素类不宜合并应用。

（3）定期化验肾功能：应定期进行尿常规检查，当出现蛋白尿和管型尿时，应及时停药和换药；定期查验血清尿素氮和血肌酐，密切监测患者的肾功能，以便及时调整用药方案。

（4）综合考虑肝、肾功能：肾功能受损的患者，会影响肝脏的蛋白合成，造成肝脏生物转化功能的降低，药物代谢减慢而效应增强。另一方面，患者血浆蛋白结合率下降，也会使血中游离型药物浓度增加。因此，肾功能患者用药时，应综合考虑肝、肾功能，合理制订或调整用药方案。

（5）合理调整用药方案：一般情况下，可根据患者肾功能受损的程度调整用药方案，必要时可进行TDM，根据监测的结果，调整制订个体化的给药方案。

对于肾功能不全患者，可采用"血清肌酐法"制订或调整用药方案，也可采取下述方法进行用药方案调整。

减少维持剂量法：即首剂用量不变，给药间隔不变，但需根据肾衰竭程度减少药物维持剂量，可按如下公式计算调整：

$$肾衰竭时药物维持量＝正常血肌酐浓度×正常时药物维持量÷肾衰竭时血肌酐浓度$$

正常血肌酐浓度以106μmol/L（1.2mg/dl）计。该法药物的有效浓度可维持较长时间，药效优于延长用药间隔法。但该法不适用于血肌酐浓度＞884μmol/L

（10mg/dl）、肾功能严重损害的患者，此时即使每次给予较小的剂量，也可能达到中毒水平。

延长用药间隔法：即每次药物用量不变，但需延长给药间隔时间，可按下式推算：

肾衰竭时用药间隔＝肾衰竭时血肌酐浓度×正常时用药间隔÷正常血肌酐浓度

该法因用药时间间隔较长，药物浓度波动较大，维持有效血药浓度时间短，故而常影响药物疗效。如果患者的肾功能损害较为严重，也可以把上述两种方法结合，既减少剂量又延长给药间隔。

根据肾功能损害程度估计用药剂量：根据肾功能常用评价指标血尿素氮（BUN）、血肌酐（Scr）和肌酐清除率（Ccr）等，对肾功能进行综合评价，将肾功能损害分成轻度、中度、重度3种情况，从而提出3种不同的药物用量参考。不同药物情况可能不同，具体参考药品说明书。

（二）药物基因组学

1.概念　药物基因组学是20世纪90年代末发展起来的一门基于分子药理学与功能基因组学的新兴学科，以药物效应和安全性为目标，研究药物体内处置过程和药物效应差异的遗传特性，从基因水平研究遗传因素与药物效应多样性间的关系，以及基因突变所致不同个体对同一药物的不同反应，即体内处置、临床效应和安全性的差异性，进而指导新药研制、开发、评价，以及个体化药物治疗方案的设计、修饰、调整。

现代医学和药物基因组学研究证明，遗传因素（基因多态性）是造成药物体内处置过程、药物效应个体差异的主要原因之一。不同的遗传背景、进化过程所形成的基因多态性可致药物效应的多样性，即不同个体对相同药物、同一剂量，体内处置过程和临床效应的差异性，进而导致无效治疗和毒性。分子生物学、分子遗传学和遗传药理学技术的发展推动了药物基因组学的产生和发展，使人们可更早认识和发现遗传多态性及其与药物效应强弱、药源性疾病发生发展的关系，并进行基因多态性检测，实现以基因型为基础的个体化药物治疗和药物临床评价。

基因多态性是药物基因组学的基础。基因是遗传物质的基础，是DNA分子上具有遗传信息的特定核苷酸序列，由A、T、C、G 4个单核苷酸组合而成。每个正常基因的序列在不同的人群中绝大多数是相同的，那些由单个碱基的转换或颠换所引起的单个核苷酸变异在人群中有一定的分布，称之为单核苷酸多态性（SNP）。某些单核苷酸的变异只在疾病情况下出现，而在正常人群中不出现，这种变异属于基因突变。SNP的不同或基因突变，都可以对基因的功能产生影响。基因只有表达才能发挥功能，基因表达水平的不同，对功能会产生很大的影响。SNP、基因突变、基因调控的变化均可以影响基因的表达水平。通过检测药物代谢酶、药物转运体和药物靶点的基因结构变异或表达变异，可以判断个体中相应蛋白质的功能，从而指导用药。

2.研究内容　药物基因组学是研究对包括药物在内的外界化学物质反应的遗传多样性。其主要内容包括：支持对药物反应的个体多样性的重要机制研究；建立决定个体药物反应的蛋白质多样性的数据库；鉴定重要序列的多样性，重点研究对药物反应表现型相关的基因型。其中，基因多态性是药物基因组学的基础和重要研究内容，主要包括药物代谢酶、药物转运体（或蛋白）、药物作用靶点等基因多态性。

（1）药物代谢酶的基因多态性：药物代谢酶通常是药物体内代谢过程的主要影响因素，尤其是药物消除的限速步骤，可直接影响药物半衰期、清除率等重要的药动学参数，使药物在体内的过程呈多样性。药物代谢酶遗传多态性在人群中普遍存在，目前已发现的药物代谢CYP酶通常都有十个或者数十个等位基因，说明了在人群中表现为个体的表型差异的原因。药物代谢酶基因多态性的研究，对实现个体化给药，减少药品不良反应，提高药效有着积极的作用。

体内药物代谢分为Ⅰ相代谢反应和Ⅱ相代谢反应，参与Ⅰ相代谢反应的酶主要是细胞色素P450家族，迄今已知有57个家族，17个亚族，约221种酶。目前参与药物氧化代谢最重要的酶为CYP3A4、CYP2D6、CYP2C9和CYP2C19，其次为CYP1A2、CYP2E1。其中CYP2C9、CYP2C19和CYP2D6的基因多态性与个体间差异有很大关联性。而CYP2D6是最早被发现存在药物氧化代谢遗传多态性的CYP450酶，至今已发现75个CYP2D6的不同等位基因，它们的变化可直接影响药物的代谢率。

此外，参与Ⅰ相反应的代谢酶基因多样性还包括二氢嘧啶脱氢酶基因（DPYD）、葡萄糖-6-磷酸脱氢酶基因（G6PD）、维生素K环氧化物还原酶复合物1（VKORC1）基因等多种基因。例如2007年，美国食品药品监督管理局（FDA）批准了第一种遗传分子检测，该检测根据CYP2C9和VKORC1基因多态性预测抗凝血药华法林的敏感性，预示着药物基因组学已经开始由实验室研究走向实际应用。

参与Ⅱ相代谢反应的酶主要包括硫嘌呤甲基转移酶（TPMT）、N-乙酰基转移酶（NAT）、谷胱甘肽硫基转移酶（GST）、胆红素-尿苷二磷酸葡糖醛酸转移酶（UGT1A1）基因等。编码这些酶的基因中一些重要的多态性将影响这些酶的活性，从而影响药物在体内的代谢。如TPMT基因中至少有4种等位基因的变异体，从而导致药物代谢的多样性。治疗白血病的硫嘌呤在体内主要由TPMP代谢，因此治疗时就应按照TPMP的活性调整剂量，以免血药浓度达不到治疗要求或药物中毒。

根据药酶的变异将其分为正常代谢型即快代谢型（EM）、慢代谢型（PM）、中间代谢型（IM）、超快代谢型（UM），从而判定同一推荐治疗剂量仅适用于占人群大多数的EM患者，而对UM患者无效，但对PM患者却易发生中毒。所以，引入药物基因组学检测，可以降低药品不良反应发生率，提高药物应用的针对性，从而实现个体化给药。

（2）药物转运体（蛋白）的基因多态性：所有药物在体内的转运都有各自的转运机制。转运蛋白通过各自不同的构造特性，决定着影响药物透过各自生物膜的转运能力，最终影响药效。转运体如ABC转运蛋白、有机阴离子转运体、有机阳离子转运体的基因多态性对药物的代谢具有重要的影响，这也是当前药物基因组学研究的新方向。其中ABCB1基因编码P-糖蛋白，而ABCB1基因的突变可以影响经P-糖蛋白代谢的药物在体内的清除，如免疫抑制药环孢素和他克莫司，抗心力衰竭药物地高辛。ABCB1的突变还与抗血小板药物氯吡格雷的疗效有关。

（3）受体和其他药物靶体的基因多态性：药物代谢酶和转运体的活性可以决定药物在体内的浓度，而药物作用的靶受体才是决定药物效应的直接因素。包括β肾上腺素受体、血管紧张素Ⅱ受体1（AT1受体）、血小板P2Y12受体、5-羟色胺受体、表皮生长因子受体（EGFR）等。研究显示，对于EGFR基因19、21号外显子突变纯合子或突变杂合子患者，使用含吉非替尼等酪氨酸激酶抑制药的化疗方案可以取得较好疗效，显著延长生存期；无突变者和20号外显子T790M突变者不推荐使用酪氨酸激酶抑制药。

与药物结合的血浆蛋白也具有基因多态性，人血清类黏蛋白（ORM）或称 α_1-酸性糖蛋白（α_1-AGP），是弱碱性药物在血浆中主要结合的蛋白质。ORM 受控于2个紧密连锁的基因座位，即ORM1和ORM2。所有人群的ORM1座位表现为高度基因多态性，而ORM2座位为单态。不同ORM1表型蛋白质结构的不同，必然会引起其功能（与血浆中的药物结合）的差异。

（4）疾病通道的基因多样性：除药物代谢过程中出现的基因突变外，导致疾病的致病基因本身发生突变，也同样会导致机体对药物的反应变化。例如，载脂蛋白E基因的突变与阿尔茨海默病患者对他克林反应性的改变；胆固醇雌激素转运蛋白多态性和冠状动脉粥样硬化患者进行普伐他汀治疗的有效性的影响。另有研究表明，药品不良反应与易倾向于毒性的基因多态性有一定的关联，如钾通道突变与药物诱导的节律障碍是药物敏感性基因突变的重要来源。

（三）药物基因组学与个体化治疗

当患者的体重、年龄、肝功能、肾功能一致的情况下，同一治疗方案对不同的患者在疗效和毒副作用方面仍表现出明显的差异时，应当在个体化治疗方案中考虑遗传特征的影响。药物基因组学研究开启了个体化治疗的新模式，表现为以下几个方面。

1.确认某些基因型患者为某种药物治疗不良反应的易感和多发人群　正常个体阿托伐他汀肌酸激酶活性改变与CYP3A5基因A6096G多态性相关。肌痛患者，CYP3A5纯合子（GG）个体肌酸激酶活性明显高于杂合子（AG）个体，揭示携带CYP3A5纯合子基因个体，服用阿托伐他汀更易发生肌肉损伤。因此，应根据CYP3A5基因型调整阿托伐他汀剂量，避免肌肉损伤等不良反应的发生。除此之外，还应根据SLCO1B1&ApoE基因检测结果进一步确定他汀类药物的治疗方案。

2.确认某些基因型患者采用某种治疗方案更多获益　氯吡格雷是一种新型的抗血小板药物。CYP2C19基因的变异体对氯吡格雷的药动学及药效学均有不同程度的影响，有些变异可使药效下降，有些变异则可增加出血的危险。氯吡格雷在中国的使用日益普遍，价格也比较昂贵，如果不进行基因检测就盲目用药，既对身体造成危害，还会使患者蒙受较大的经济损失。

3.根据药物代谢酶、转运体或药物作用靶点的基因多态性研究数据选择合适的药物剂量　2005年7月，美国FDA批准抗肿瘤药伊立替康说明书中对UGT1A1*28型患者降低剂量的修改，确立了药物基因多态性监测在临床药物使用以及剂量调整中的重要作用。

值得注意的是，应用药物基因组学指导用药应符合以下原则：患者的基因变异已经被证明可以影响药物疗效或不良反应；基因检测必须准确；基因检测结果应尊重个人意愿进行保密。

（四）SNP检测指导他汀类药物合理用药

1.SLCO1B1&ApoE基因检测临床意义　SLCO1B1&ApoE基因检测临床意义见图7-1。

SLCO1B1：影响他汀血药浓度，导致他汀耐受的个体差异　←安全性　他汀 STATIN　有效性→　ApoE：影响脂类代谢能力，导致他汀药效个体差异

图7-1　SLCO1B1&ApoE基因检测临床意义

有机阴离子转运多肽（OATP1B1）负责将血液中的他汀类药物转移至肝，直接发挥药效或代谢转化为有活性的物质。OATP1B1由定位在12号染色体上的SLCO1B1基因编码。因此，SLCO1B1基因的表型对于他汀类药物药效的发挥具有关键作用。

研究表明，SLCO1B1基因具有遗传多态性，可以形成4种单倍型SLCO1B1*1a、SLCO1B1*1b、SLCO1B1*5和SLCO1B1*15。突变型SLCO1B1基因引起OATP1B1转运蛋白活性减弱，表现为肝摄取药物能力降低，引起他汀类药物血药浓度上升，进而增加横纹肌溶解症或肌病的风险。

载脂蛋白E（ApoE）通过多种途径参与机体的脂质代谢调节，是影响机体血脂水平的重要内在因素。ApoE多态性被认为是高脂蛋白血症及动脉粥样硬化性血管病的易感基因，可以形成3种单倍型，分别是ApoE E3、ApoE E2、ApoE E4。研究报道，ApoE E4携带者患冠心病的风险比其他人群要高40%；并且他汀类药物对ApoE E4携带者疗效往往不佳或无疗效，而对ApoE E2携带者的降脂作用最强。

因此，通过对SLCO1B1&ApoE基因的检测，可以全面地预测不同个体使用他汀类药物的安全性和有效性，帮助医生选择合适的降脂药物及其剂量，最大限度

地提高降脂的效果，同时降低不良反应，最终实现个体化治疗。

不同ApoE基因型患者治疗及健康管理见表7-6。

表7-6 不同ApoE基因型患者治疗及健康管理建议

检测基因	基因型	碱　基	检测意义
SLCO1B1	*1a/*1a	388AA，521TT	正常肌病风险，他汀类药物耐受剂量较大
	*1a/*1b	388AG，521TT	
	*1b/*1b	388GG，521TT	
	*1a/*5	388AA，521TC	中度肌病风险，他汀类药物耐受剂量中等
		388AG，521TC	
	*1b/*15	388GG，521TC	
	*5/*5	388AA，521CC	高度肌病风险，他汀类药物耐受剂量较低
	*5/*15	388AG，521CG	
	*15/*15	388GG，521GC	
ApoE	E2/E2	526TT，388TT	他汀类药物降脂疗效较好，鱼油降脂效果最好，可能存在Ⅲ型高脂血症、黄斑变性的患病风险，应密切关注
	E2/E3	526CT，388TT	
	E3/E3	526CC，388TT	他汀类药物降脂疗效正常，鱼油降脂效果好，属于正常基因型，患老年痴呆、脑梗死及冠心病的风险无明显增加
	E2/E4	526CT，388TC	
	E3/E4	526CC，388TC	他汀类药物降脂疗效较差，鱼油降脂不受益，可能存在较高的冠心病、心肌梗死、脑梗死及老年痴呆的发病风险，宜低脂低盐低糖饮食，忌烟酒
	E4/E4	526CC，388CC	

2.他汀精准用药基因检测项目临床意义

（1）他汀精准用药方案：《中国成人血脂异常防治指南（2016年修订版）》（以下简称《指南》）给出了中国人群不同种类他汀类药物降胆固醇强度（表7-7）。多数人对他汀类药物的耐受性良好；但SLCO1B1基因发生突变的部分患者，有可能表现出肌肉及肝功能异常等不良反应，这部分患者则无法接受大剂量他汀类药物治疗。

表7-7 他汀类药物降胆固醇强度

高强度 （每日剂量可降低LDL–C≥50%）	阿托伐他汀40～80mg*
	瑞舒伐他汀20mg
中等强度 （每日剂量可降低LDL–C 25%～50%）	阿托伐他汀10～20mg
	瑞舒伐他汀5～10mg
	氟伐他汀80mg
	洛伐他汀40mg
	匹伐他汀2～4mg
	普伐他汀40mg
	辛伐他汀20～40mg
	血脂康1.2g

注：*阿托伐他汀80mg国人经验不足，须谨慎使用；LDL–C.低密度脂蛋白胆固醇。

《指南》中指出，他汀与其他降脂药联合应用，可提高单独使用中等强度他汀治疗的效果，但胆固醇水平不达标或不耐受者的血脂情况，比如对于中等强度他汀治疗效果不佳的患者，可考虑中/低强度他汀与依折麦布联合治疗（Ⅰ类推荐，B级证据）。通常接受他汀类药物治疗效果不佳的患者，较大程度存在携带有ApoE E4等位基因。他汀类药物通过增加LDL受体数量达到降低血脂水平，而携有ApoE E4等位基因的载脂蛋白E与LDL受体亲和力增加，抑制LDL受体的表达，影响他汀类药物的疗效。

2010年伯克利心脏实验室发布*Clinical Implications Reference Manual*，给出了针对ApoE E4基因型患者的用药建议：大部分他汀类药物对ApoE E4型患者治疗效果欠佳，可选用普罗布考或辛伐他汀。

（2）SLCO1B1&ApoE基因检测指导用药建议（表7–8）。

他汀与依折麦布：对于中等强度他汀治疗胆固醇水平不达标或不耐受者，可考虑中/低强度他汀与依折麦布联合治疗（Ⅰ类推荐，B级证据）

ApoE E4型患者或SLCO1B1突变型患者可考虑小剂量他汀联合依折麦布。

他汀与非诺贝特：非诺贝特尤其适用于糖尿病和代谢综合征时伴有的血脂异常。但他汀和贝特类药物联合应用时肌炎和肌病的发生机会增多，联合用药应高度重视其安全性。

ApoE E4型患者且SLCO1B1野生型可考虑他汀联合非诺贝特。

他汀与PCSK9抑制药：他汀与PCSK9抑制药联合应用已成为欧美国家治疗严重脂血的方式，可更大程度降低LDL–C水平。经改善生活方式加最大剂量调脂药物仍不达标者，可考虑加用PCSK9抑制药。

ApoE E4型患者或SLCO1B1突变型患者，对于大剂量他汀不敏感或不耐受可加用PCSK9抑制药。

他汀与n–3脂肪酸：他汀与鱼油制剂n–3脂肪酸联合应用可治疗混合型高脂血症，且不增加各自不良反应。但服用较大剂量n–3多不饱和脂肪酸有增加出血的危险，并增加糖尿病和肥胖患者热量摄入，不宜长期应用。

ApoE E4型患者对鱼油降脂不受益，联合应用鱼油降脂需权衡。

表7-8 不同个体SLCO1B1&ApoE基因型他汀用药指导

基因型			SLCO1B1	
			野生型（c.521 TT）	突变型（c.521 TC/CC）
			*1a/*1a，*1a/*1b，*1b/*1b	*1a/*5，*1a/*15，*1b/*15，*5/*5，*5/*15，*15/*15
ApoE	E2	E2/E2 E2/E3	各种他汀药物均可；首选阿托伐他汀、瑞舒伐他汀；辛伐他汀、普伐他汀次之；氟伐他汀降脂水平不如其他他汀	均可但需注意剂量；不良反应小：氟伐他汀；降脂更好：阿托伐他汀、瑞舒伐他汀；药物相互作用小：匹伐他汀；辛伐他汀需注意其肌毒性
	E3	E3/E3 E2/E4		
	E4	E3/E4 E4/E4	多数他汀药物效果欠佳；可选择服用辛伐他汀；可考虑小剂量他汀联合非诺贝特；可考虑小剂量他汀联合依折麦布；可以考虑换用普罗布考	不建议单独使用中高强度他汀；可考虑小剂量他汀联合依折麦布；可以考虑换用普罗布考

第八章 药物配伍与用药指导

第一节 药物临床配伍变化

在临床治疗中，常将两种或多种药物（或其制剂）配伍在一起应用，主要是考虑用药的方便，避免频繁给药，以及为了提高药物疗效。实际上，有些配伍不但达不到预期目的，反而会带来对治疗不利的新问题。

配伍后，药物在理化性质或治疗效果上产生的变化，即为配伍变化。由于药物配伍的疗效变化，即药物在体内的相互作用已在《药理学》等专业课程有了专门介绍，本节着重介绍药物在体外配伍后的理化性质变化。本节内容包括固体药物成分在配制、生产和储存中的配伍变化，以及多种注射药物在输液中的配伍变化，同时介绍解决配伍问题的合理办法。

一、药物配伍的物理化学变化

药物配伍后的变化可分为物理变化和化学变化两种，主要包括物理状态、溶解性能、物理稳定性以及化学稳定性等配伍改变。

配伍的物理变化是指药物配伍时，发生了物理性质方面的改变。如果此种物理变化致使所得制剂不符合有关质量要求时，则属于配伍禁忌。例如，注射用头孢曲松钠在复方乳酸钠注射液（头孢曲松钠浓度10g/L）中会快速产生沉淀；含树脂的醇性制剂在水溶液制剂中可致树脂析出；在胶浆剂等含保护胶体的制剂中加入高浓度乙醇或电解质，可使胶体制剂失去黏稠性；药用炭等吸附性较强的固体粉末与剂量较小的生物碱等配伍时，可因生物碱被吸附而在机体内释放不完全；醋酸可的松等微晶药物在水溶液中能逐渐聚结成大晶型等。物理配伍变化一般是外观上可见的变化，如果条件改变，也可使制剂恢复原状。

化学配伍变化是指药物配伍时，药物间发生了化学反应，使药物出现了不同程度的降解，甚至失效。化学变化一般表现为产生沉淀，出现明显的颜色变化，润湿或液化，产生气体，爆炸或燃烧等，但有些配伍药物在发生化学变化时，很难依据外观看出任何端倪来。但是，有些配伍是有意借助药物间的化学反应进行的，不应将其看作是配伍禁忌。

药物配伍禁忌往往是物理与化学变化相互交织而形成的，当然也会直接影响临床疗效。

数种药物配伍制成某一剂型的制剂后，在储存及使用过程中也可能会发生物理化学变化，进而影响药物的稳定性。如氨苄西林钠与药物水溶液配伍时，由于pH、温度等条件不同，氨苄西林降解的量是不同的，有时分解快，有时分解慢，只有在一定时间内其降解量达到一定程度（一般为超过10%）后，临床就不能使用了。所以，判断药物配伍变化是否会影响药物含量、质量及临床治疗效果，需要具体问题具体分析。

药物配伍后出现的物理化学变化，可因药物所处的物理状态或剂型的不同而有所区别，但这些物理化学变化的基本机制是相近的。

（一）固体药物制剂的配伍变化

在固体状态下，药物配伍后出现的物理化学变化主要是在配伍后出现润湿、液化、硬结、变色、分解以及产生气体等现象。

1.润湿与液化 某些固体药物配伍时，发生润湿和液化，给制备或储存上带来困难，影响产品质量。造成润湿与液化的主要原因如下。

（1）药物间发生化学反应后生成的水：例如固体的酸类（如枸橼酸）与碱类（如碳酸氢钠）药物间在一定条件下反应而生成水，致使混合物润湿。

（2）放出的结晶水：含结晶水多的盐（如明矾）与其他药物（如醋酸铅）发生反应放出结晶水。

（3）吸湿：在室温下临界相对湿度较高的一些水溶性药物，混合后混合物的临界相对湿度降低，引湿性增强。如果空气中的相对湿度较高，则可出现润湿甚至液化。

（4）形成共熔物：薄荷脑、樟脑、萨罗、麝香草酚、苯酚等药物混合后会发生共溶现象，形成低共熔混合物。形成共溶物后对制剂的制备及产品质量有一定影响。但有些液体剂型常利用形成液化的共熔物来进行制备。有时，形成共熔物（如氯霉素与尿素）能促进一些药物（氯霉素）的溶解速率和吸收。

2.结块　散剂、颗粒剂由于药物或辅料吸湿后又逐渐干燥会引起结块。出现结块说明制剂变质，有时会导致药物分解失效。

3.变色　药物间发生氧化、还原、聚合、分解等反应时，产生带色化合物或发生颜色变化，这些现象在光照、高温及高湿的环境中反应更快。如含酚基化合物与铁盐作用，或受空气氧化都能出现颜色变化。

4.产生气体　产生气体也是某些药物发生化学反应的结果之一。碳酸盐或碳酸氢盐与酸类药物配伍后放出CO_2；铵盐与碱类药物混合也可产生气体，如溴化铵与强碱药物配伍可放出氨气。

（二）注射药物在输液中的配伍变化

注射药物在输液中的配伍变化是医务人员十分关心的用药安全性问题。药学专业人员在医院内积极推广和开展静脉药物配置工作，并对注射药物的配伍变化及其影响因素进行了长期实践和研究。

1.注射药物的相容性　各种液体剂型的药物配伍变化，在临床上主要是指注射药物与输液间的相容性问题。注射给药在临床上有起效快、可减少用药次数、减轻患者痛苦、简化医疗和护理操作等优点，有时常将多种注射药物与输液配伍在一起输注，因此存在药物相容性的问题。就具体某一注射药物而言，其"药物相容性"内容包括药物与输液的相容性、多药在输液中的相容性、多药在注射器内混合的相容性和Y形输液器中药物混合的相容性（1∶1混合）。结果可用"可相容""不相容"和"？"进行描述。其中，药物与输液的"可相容"表示某一药物用指定输液稀释后，在一定条件（温度、光照、时间等）下储存，溶液未发生物理性状改变，该药物的化学性质保持稳定；药物与输液的"不相容"表示某一药物用指定输液稀释后，在一定条件下储存，溶液物理性状发生改变（指产生浑浊、沉淀、气体或颜色改变等），或者该药物的浓度明显降低；药物与输液的"？"表示某一药物用指定输液稀释后，在一定条件下储存，溶液物理性状发生瞬间改变（指产生浑浊、沉淀或颜色改变等），并迅速恢复澄清，该药物的化学性质保持稳定。输液中加药的相容性、多药在注射器内混合的相容性和Y形输液器中药物混合的相容性（1∶1混合）结果可依此类推。

注射药物配伍后，主要表现为浑浊、沉淀、结晶、变色、水解、效价下降等物理化学变化。如注射用乳糖酸红霉素250mg与2500ng/mL肝素钠混合后5分钟内出现浑浊或沉淀。又如注射用盐酸甲硝唑5g与盐酸多巴胺1g在5%葡萄糖注射液或0.9%氯化钠注射液中混合后颜色变成黄色、棕色。24mg/mL磷酸克林霉素注射液与2mg/mL氟康唑在Y形输液器中1：1混合后立即产生沉淀。有的配伍肉眼并不能看出变化，如注射用头孢吡肟4g/L与氨苄西林钠40g/L在5%葡萄糖注射液中配伍，未见明显变化，但室温放置1小时，氨苄西林降解10%，头孢吡肟降解25%；5℃放置2小时，氨苄西林降解9%，头孢吡肟降解9%。

在水溶液中不稳定的一些药物，一般可将其制成粉末安瓿或加入一些稳定剂使其稳定。由于在静脉注射前需加入一些溶媒或将其加入输液中，有时可能与其他注射液混合，由于原有条件（如pH）发生了变化，因而很可能变得不稳定。如注射用乳糖酸红霉素1g/L与5%葡萄糖氯化钠注射液混合后（pH为4.5）25℃放置6小时，红霉素降解12%，放置24小时降解33%。因为红霉素在pH5以下的酸性条件下不稳定，因此，其注射液宜维持在pH5.5以上，可避免红霉素降解。这种没有其他肉眼可见的变化，仅靠测定含量方可发现的药物降解情况，其所潜伏的临床危害往往很严重。

有些药物与输液配伍，或者两药物在输液或输液器中混合，虽然肉眼观察不到沉淀、颜色变化，但用微孔滤膜-显微镜及电子显微镜法有时可观察到大量的微粒或微晶。如头孢噻吩溶液在pH4.9时微粒达每升12000粒，pH8时达每升2800粒。在pH4.9时微粒为片状无晶形沉淀物，在pH6.9时为结晶状物，在pH7～8时为1～5μm粒子。而在pH6.9以下出现的微粒具有黏性，可黏附在人体血管内壁，易引起局部刺激与静脉炎。这类问题已逐步得到医、药、护专业人员的重视。

2.注射药物配伍变化的影响因素　注射药物在输液或输液器中产生的配伍变化，影响因素有很多，主要涉及以下几个方面。

（1）输液的组成：临床常用的输液有5%葡萄糖注射液、10%葡萄糖注射液、0.9%氯化钠注射液、复方氯化钠注射液、5%葡萄糖氯化钠注射液，右旋糖酐-70（右旋糖酐）注射液、复方乳酸钠注射液、10%果糖注射液、氨基酸注射液等，这些单糖、盐、高分子化合物的溶液一般比较稳定，常与注射药物配伍使用。

血液、甘露醇、脂肪乳剂等输液，由于性质特殊，临床上一般不宜与其他注射药物配伍。如血液不宜与注射药物配伍使用，因血液不透明，若产生沉淀或混浊时不易观察，加上血液成分极复杂，与药物的注射液混合后可能引起溶血、血球凝聚等现象。20%或25%甘露醇注射液均为过饱和溶液，甘露醇在水中的溶解度（25℃）为1∶5.5，故20%已经是饱和溶液，但一般不易析出结晶，如有结晶析出，可加温到37℃使之完全溶解后应用。若在甘露醇溶液中加入氯化钾、氯化钠等溶液后，可析出甘露醇结晶。静脉注射用脂肪乳剂的油相直径在数微米以下，与其他注射药物配伍可能出现乳剂破裂、油相合并或凝聚等现象，破坏了乳剂的稳定性。

（2）输液与添加注射药物间的配伍变化

溶媒组成的改变：当乙醇、丙二醇、甘油等非水性溶媒溶解的注射药物加入输液（水溶液）中时，由于溶媒的改变而使药物溶解度下降，析出药物颗粒。如将含乙醇、甘油等的氯霉素注射液加入5%葡萄糖注射液中，可见氯霉素析出。但当氯霉素在输液中的浓度低于0.25%则无沉淀析出。

pH改变：pH对注射药物的稳定性影响很大，因为药物的分解速度与输液中的[H$^+$]有关。只有当药师对注射药物及输液的pH及其范围有了足够的了解，方能较好地协助临床用药。输液的pH是直接影响注射药物混合后pH的主要因素，各种输液有不同的pH范围，且范围比较宽，如葡萄糖注射液的pH为3.2～5.5。当注射药物在输液中处于不适当的pH条件下，有时会产生药物沉淀或加速药物降解。例如，5%硫喷妥钠10mL加入5%葡萄糖注射液500mL中则产生沉淀，就是因为pH下降导致的。乳糖酸红霉素1g/L在0.9%氯化钠注射液中（pH约6.45）25℃放置24小时活性保持不变，若在5%葡萄糖氯化钠注射液中（pH约5.5）25℃放置24小时降解25%。

缓冲容量：指缓冲剂抵抗pH变化能力的大小。有的输液中含有一定缓冲容量的乳酸根、醋酸根等有机阴离子。在酸性溶液中沉淀的药物，在含有缓冲能力的弱酸溶液中也常会出现沉淀。如5%硫喷妥钠10mL加入500mL的0.9%氯化钠注射液或林格液中无变化，但在5%葡萄糖注射液或含乳酸盐的葡萄糖注射液中则析出沉淀，这是由于混合后的pH下降，致使药物沉淀所致。

离子作用：有些离子，如乳酸根离子，能加速氨苄西林等药物的水解。氨苄西林钠1g/L在含乳酸钠的林格注射液中25℃放置24小时后可分解17%，在0.133mol/L乳酸钠溶液中25℃放置4小时可分解37%，而在同样pH的等渗氯化钠注射液中24小时则无变化。

直接反应：某些药物可直接与输液中一种成分反应。如在中性或碱性输液中，四环素与Ca^{2+}形成复合物而产生沉淀，但与复方氯化钠注射液配伍时不出现沉淀，因为此复合物在酸性下有一定溶解度。此外，四环素还能与Fe^{2+}形成红色，与Al^{3+}形成黄色，与Mg_2^{+}形成绿色的复合物。

电解质的盐析作用：主要是对亲水胶体或蛋白质药物自液体中脱水或因电解质的影响而凝集析出。两性霉素B注射液与0.9%氯化钠注射液配伍用后可因大量电解质的存在使胶体粒子凝聚，发生盐析作用而出现沉淀。因为两性霉素B的注射溶液为胶体分散的水溶液，只能加在5%葡萄糖注射液中静脉滴注。

聚合反应：有些药物在溶液中可能形成聚合物。如10%（g/mL）的氨苄西林浓储备液虽冷暗处放置，但期间pH稍有下降并出现变色，溶液变黏稠，甚至产生沉淀，这是系形成聚合物所致。有人认为，氨苄西林的聚合物与6-氨基青霉酸相似，是引起青霉素变态反应的原因。

药物与蛋白质等人体中成分相结合：某些药物如青霉素与蛋白质能结合，并增加变态反应的可能，因此青霉素类药物是不宜加入蛋白质类输液中使用的。

（3）两种以上药物在输液中的配伍变化：临床常见将两种以上的注射液加入同一输液中混合后静脉滴注。与上一情况相比，两种以上药物在输液中的配伍稍复杂些，但和上述情况基本相似。

这类配伍变化，主要跟pH改变有关。由于每个注射药物的pH稳定范围不同，有时两药间的pH相差还较大，所以在输液中配伍时容易产生配伍变化。例如苯唑西林钠注射液的pH为6.0～8.5，而盐酸四环素注射液的pH在1.8～2.8。盐酸氯丙嗪注射液的pH为3.0～5.0，与利奈唑胺注射液混合，溶液浊度立即增加。硫酸庆大霉素注射液的pH在3.0～5.5，在0.9%氯化钠注射液中（浓度160mg/L）pH为4.0～4.5，加入pH为8.0～10.0的氨苄西林钠注射液后（浓度8g/L），室温放置2小时，庆大霉素降解50°/h

在输液中加入两种以上注射液，由于总体积增加而增加了药物溶解量，有时也不会出现沉淀。例如，氨茶碱注射液加于5%葡萄糖注射液（1g/L）时pH为8.5，再加盐酸四环素（0.5g/L）则pH下降到4.0，这是由于盐酸四环素中有缓冲剂维生素C，pH较低。氨茶碱在pH8.0以下是不稳定的，此混合液虽然在12小时内无沉淀产生，但溶液颜色变暗。

巴比妥类、磺胺类等有机酸类在水中难溶，制成钠盐则易配成溶液，如果与酸性注射药物配伍后，易因pH变化而产生沉淀。

两种以上药物在输液中的配伍变化既要考虑注射药物理化性质、pH，还要考虑各药物的浓度高低，以及所用输液的情况，既要观察可见的外观变化，也要考察药物活性情况即降解程度，方能对它们的相容性做出正确的判断。

此外，在注射药物配伍后，为了保证输注过程的安全、有效，实际操作中必须做到如下几点：①配伍后的注射剂应进行灯检，观察输液瓶中有无肉眼可见的配伍变化；②在滴注过程中，要注意观察配伍液瓶中是否有迟发的可见配伍变化；③注射剂配伍后应尽快输用，以免在放置过程中出现药物疗效下降、不良反应增加等不可见的配伍变化发生；④注射药物配伍操作应在100级洁净空气环境下进行；⑤注射剂配伍的稳定性试验必须按照临床实际配伍浓度进行，所用分析检测方法必须经过验证后确认其是可靠的。

（4）注射液附加剂引起的配伍变化：附加剂原是作为一种稳定剂，有防止主药氧化分解、助溶等作用。如果与其他药物配伍不当，往往与配伍的主药或附加剂产生配伍变化，直接影响主药的稳定性和疗效，甚至生成有害物质。在用药过程中，一般对主药间的配伍变化比较重视，而往往忽视主药与附加剂、附加剂与附加剂的配伍变化。因此，对附加剂在注射液配伍中的影响应予以高度重视。

亚硫酸盐：如葡醛内酯注射液含亚硫酸钠附加剂，可对抗配伍的维生素K的止血作用，延长凝血激酶的活化时间，阻碍尿激酶溶解纤维蛋白的活性，从而抑制血液的凝血过程。维生素C注射液中的亚硫酸盐可影响氨苄西林钠的稳定，混合后2小时，氨苄西林钠含量下降15%。

碱性或酸性附加剂：氨茶碱注射液含碱性附加剂乙二胺，可使配伍的维生素K3分解析出黄色结晶沉淀，此外，它也可使多巴胺氧化变色，使尼可刹米水解为烟酸及乙二胺，出现浑浊。丝裂霉素C含有氨基苯醌、氨基甲酸酯及氮杂环丙烷3个组成部分，若配伍溶液碱性过强，氨基甲酸酯链可被水解，当配伍溶液偏酸性时，则发生杂环开环，当加入5%葡萄糖注射液或5%葡萄糖氯化钠注射液时，0.7小时后其含量下降16%。

碳酸盐：头孢拉定注射液常用氢氧化钠、精氨酸和碳酸钠作为中和剂，当与乳酸盐林格液及含钙离子的注射液配伍时，可生成碳酸钙沉淀而使溶液浑浊。

EDTA-2Na：细胞色素C注射液含一定量的金属络合剂EDTA-2Na，当与铁盐

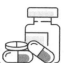

溶液配伍时，EDTA-2Na可络合铁离子，而铁离子又能催化维生素C分解，结果两药的降解量均增加。

聚山梨酯80：当多巴胺注射液与维生素K₁注射液配伍静脉滴注时，后者可使多巴胺降效。这是因为维生素K₁注射液中含有聚山梨酯80，后者含有的聚氧乙烯基可与配伍的多巴胺分子中的2个邻酚羟基形成氢键结合，从而使多巴胺降效。

（5）影响注射药物配伍变化的其他因素：除了前面提到的输液组成、添加药物、附加剂等对注射药物配伍变化的影响外，下列因素也可能分别是重要的影响因素之一。

配伍浓度：有些药物达到一定浓度时才出现沉淀，即需达到一定的配伍量。如重酒石酸间羟胺注射液与琥珀酸氢化可的松注射液，在0.9%氯化钠注射液或5%葡萄糖注射液中各为100mg/L时，溶液物理性状无变化。但当氢化可的松浓度达300mg/L与重酒石酸间羟胺达200mg/L时则出现沉淀。

配伍时间：许多药物在溶液中的反应需要一定的时间，有时很慢，甚至在配伍后几小时才出现沉淀等可见变化。如配伍后的输液随放置时间延长，出现配伍变化的概率增加。新鲜配制的输液，一般应在4小时内输完。

温度：药物的反应速度受温度影响很大，一般每升高10℃，反应速度增加2～3倍。通常在输液配制过程中，温度变化一般不大。输液应新鲜配制，及时输用。若需放置，应及时储于冷暗处，以防止因温度过高或时间过长而变质。

氧气与二氧化碳：有些药物注射液在安瓿内充有N₂等惰性气体，以防止药物氧化。有些药物如苯妥英钠、硫喷妥钠等注射液也受CO_2的影响，它们可吸收空气中的CO_2，致使溶液pH下降而可能析出沉淀。

光照：有些药物如硝苯地平、两性霉素B、呋喃妥因钠、磺胺嘧啶钠、维生素B₂、四环素类、雌激素类对光比较敏感。硝苯地平、维A酸、两性霉素B等对光敏感的药物溶液应以黑纸或铝箔纸包裹避光储存，以免因光照而降解。

配伍顺序：部分药物注射液配伍后产生沉淀的现象，但若改变其配伍顺序则可能无此现象。如1g氨茶碱与300mg烟酸配伍，先将氨茶碱用输液稀释至1000mL，再慢慢加入烟酸则可得到澄明的溶液，如将两种注射液先混合后稀释则析出沉淀。

原辅料纯度：有些药物注射液在配伍时所发生的异常变化，有时并不是因药物本身，而是由于原辅料含有杂质所导致的。例如，当氯化钠中含有微量的钙盐，与2.5%枸橼酸钠注射液配伍时，就容易产生枸橼酸钙的悬浮微粒而浑浊。当硫酸镁原料中含有少量的铝离子、铁离子时，配制的口服溶液易在放置过程中出现絮状沉淀，加入少量的EDTA-2Na可克服。中药注射液成分复杂，分子量大，亦含有未除尽的杂质，有时添有助溶剂、稳定剂，当与输液或其他注射液配伍时，当其溶媒和pH环境改变后，易出现浑浊、沉淀或降解等变化。

此外，还应考虑到注射剂中的附加剂与其他注射药物之间的配伍变比。而油性或混悬的药物注射液不宜与水性注射液配伍，以防分散不均匀，甚至分层。

3.中药注射剂的配伍变化　中药注射剂是我国临床用药的一大特色。临床上常将中药注射剂加入输液中静脉滴注，有时与其他药物混合于输液中静脉滴注。中药注射剂与输液或其他药物配伍后，因pH变化、溶媒改变，而出现浑浊、沉淀、颜色改变及微粒数量增加等现象，可使药效降低，甚至发生不良反应。如≥25μm较大微粒可引起血管栓塞，导致静脉炎和形成肉芽肿等不良反应。而pH改变可能是中药注射剂配伍变化的最主要原因。中药注射剂大多成分复杂，其所含成分在酸、碱不同的pH环境中的溶解度和稳定性不同，而药液的pH也各不相同，配伍后可能导致的pH变化，可加速中药各类成分发生水解、氧化、聚合、变色、降解等变化。而输液也可能影响助溶剂或稳定剂的性能，进而改变药物的溶解度，甚至引起中药成分的分解或沉淀。混合的药物越多，发生配伍禁忌的可能性越高。如双黄连注射液由金银花、黄芩、连翘等组成，化学成分复杂，当与pH<4的注射液配伍后，易析出黄芩苷。因此，建议双黄连注射液应与0.9%氯化钠注射液或pH高于4的5%葡萄糖或10%葡萄糖注射液配伍。

强酸性中药尽量避免和碱性药物配伍。如葛根素注射液可与10%葡萄糖注射液、5%葡萄糖注射液、5%葡萄糖氯化钠等注射液配伍，但不宜与碳酸氢钠注射液配伍，容易导致葛根素含量下降，药液颜色变深。

复方氯化钠注射液（林格液）中所含离子过多，一般不主张其优先与中药注射剂配伍使用，但穿琥宁注射液、葛根素注射液、华蟾素注射液可与林格液配伍，室温6小时内pH、外观、含量等均无明显变化。

有鉴于中药注射剂在配伍后的复杂变化，在临床中应谨慎使用，以保证安全。

4.注射药物配伍变化规则　根据注射药物的理化性质，可将其配伍变化用预测符号分为AI、BI、AS、BS、N、C和P共计7类。

其中，AI类为水不溶性的酸性物质制成的盐，与pH较低的注射液配伍时易产生沉淀。如青霉素类、头孢菌素类、苯妥英钠和甲苯磺丁脲等。

BI类为水不溶性的碱性物质制成的盐，与pH较高的注射液配伍时易产生沉淀。如乳糖酸红霉素、盐酸氯丙嗪、磷酸可待因、利血平和盐酸普鲁卡因等。

AS类为水溶性的酸性物质制成的盐，其本身不因pH变化而析出沉淀。如维生素C、氨茶碱、葡萄糖酸钙和甲氨蝶呤等。

BS类为水溶性碱性物质制成的盐，其本身不因pH变化而析出沉淀。如盐酸去氧肾上腺素、硫酸阿托品、盐酸多巴胺、硫酸庆大霉素、盐酸林可霉素和马来酸氯苯那敏等。

N类为水溶性无机盐或水溶性不成盐的有机物，其本身不因pH变化而析出沉淀，但可导致AS、BI类药物产生沉淀。前者如氯化钾、碳酸氢钠和氯化钠等，后者如葡萄糖、甘露醇等。

C类为有机溶媒或增溶剂制成不溶性注射液，与水溶性注射剂配伍时，常由于溶解度改变而析出沉淀。例如，氢化可的松、氯霉素、维生素K和地西泮等。

P类为水溶性的具有生理活性的蛋白质，pH变化、重金属盐、乙醇等都影响其活性或使产生沉淀。例如，胰岛素、血管紧张素胺、玻璃酸酶、缩宫素和肝素钠等。

二、配伍禁忌的处理原则与方法

在临床用药中，要避免配伍禁忌，除了要熟练掌握所用药物的物理化学性质等知识外，应尽量做到用药前了解患者的用药史；用药简单，配伍合理；在静脉输液过程中，主动观察所用药物可能发生的不良变化并及时处理。如头孢唑林钠与庆大霉素配伍，易产生絮状物；双黄连与庆大霉素配伍，液体变浑浊；磷霉素与庆大霉素加在一起，虽外观无改变，但药物效价降低。

注射药物配伍后产生了明显的物理化学变化或明显的药物降解，亦即出现了不相容性配伍禁忌时，通常不能配伍使用。可将各药分开来先后注射，或建议医师换用其他注射药物或输液。当药物出现物理化学的配伍禁忌时，应按下述原则和方法进行处理。

（一）处理原则

首先，了解用药目的，发挥药物疗效，保证患者用药安全。在进行处方审查时，要明确用药对象的性别、年龄、病情、用药途径以及是否有并发症等。如果发现注射药物间存在配伍禁忌时，首先应与处方医师取得联系，讲明问题所在，及时调换药物。

其次，正确看待配伍问题。因为配伍禁忌是相对的，需要根据具体的患者对象与疾病条件来判定。除了要考虑用药目的和患者的基本情况和病情外，还需结合所配发药物的物理、化学和药理等性质来分析可能产生的不利的配伍变化，同时全面地审查药物的剂量、配发数量、服用方法等，并与处方医师共同确定解决配伍禁忌的方法，这样药物制剂能在特定的患者条件下，既能使用方便，又能更好地发挥疗效。

最后，注意排除部分因素对配伍结果的影响和干扰，如注射药物浓度和环境温度等。在进行配伍试验观察时，除了考虑临床上一般实际使用浓度外，还应考虑可能用到的高浓度，如氨苄西林一般是每日2g或每日3g静脉滴注，但遇到严重感染也会用到7g或更高，应以较高浓度进行配伍观察；而配伍温度则应接近临床实际，作试验观察时，应设定温度范围，如最高和最低温度，以适应我国地域辽阔的特点。

（二）处理方法

疗效方面的配伍禁忌，必须在了解医师用药意图后，经讨论后加以矫正和解决。但物理的或化学的配伍禁忌的一般可依据上述的原则按下述方法进行。

1.注意储存条件　患者在使用某些药物的过程中，由于储存条件如温度、空气、二氧化碳、水、光线等影响会加速变色、沉淀或分解，故应在密闭及避光的条件下储存。因此，在配发药物时，应交代患者在用药过程中按照说明书要求将药物储存于适宜的条件下，方能保证药品质量。

2.变换调配次序　在溶液制剂的生产过程中，调配次序有时能影响成品的质量。而变换调配次序有时可克服一些不利的配伍变化。例如，苯甲醇与三氯叔丁醇各0.5%在水中配伍时，若三氯叔丁醇先在冷水中溶解，则配伍速度很慢；若改为先与苯甲醇混合，再加入注射用水，则配伍非常容易。又如，将聚山梨酯80

与维生素A棕榈酸酯制成溶液剂，若先将聚山梨酯80与水混合溶解后，再加入维生素A棕榈酸酯则几乎不溶，无法制成溶液剂；但若将维生素A棕榈酸酯先与聚山梨酯80混合，再加水稀释，则能很好溶解。

3.改变溶媒或添加助溶剂　改变溶媒是指改变溶媒量或使用混合溶媒。此法常用于防止或延缓溶液剂的沉淀析出或分层。

加入的药物量若超过溶解度，就会在溶媒中析出药物沉淀，这时常需增加溶媒量或添加助溶剂。制备硼酸醇滴耳液时，因硼酸需在热水中溶解，冷水中易析出，因而常加入乙醇作为助溶剂。而复方水杨酸滴耳液中加有20%甘油除了可增加黏性，还有一定的助溶作用，因为甘油的溶解力介于水与乙醇间，且对苯酚、水杨酸和硼酸等有较大溶解力，故常加于水性制剂中。丙二醇的配伍性质类似于甘油，可在一些制剂中代替甘油使用。

4.调整溶液的pH　一方面，[H$^+$]改变能影响很多微溶性药物溶液的稳定性。如巴比妥酸盐、磺胺盐、青霉素盐等阴离子药物，[H$^+$]增加到一定程度时，可析出游离酸。同样，如生物碱类及碱性抗生素等阳离子药物，当[H$^+$]降低到一定程度时能析出游离碱。锌、铝等多价可溶性金属盐，可因溶液中[H$^+$]的下降而生成难溶性氢氧化物或碱性物。另一方面，由于[H$^+$]的改变，可使一些药物的氧化、水解或降解等作用加速或延缓。所以，在药物配伍过程中，尤其是注射药物，根据需要准确控制pH，是防止一些解离度较小的药物产生沉淀的一个重要手段。

5.调换有效成分或改变药物剂型　对于存在配伍禁忌的注射药物，在征得医师同意的情况下，可调换药物成分，但其疗效应与原药相近，用法也尽量一致。例如，烟酰胺与维生素C存在配伍问题，可用烟酸代替烟酰胺。

有些配伍禁忌，甚至需改变剂型后方能克服。如将碱式硝酸铋与碳酸氢钠等制成溶液剂，碱式硝酸铋在水中可慢慢水解生成硝酸，与碳酸氢钠反应产生二氧化碳，若将碱式硝酸铋与碳酸氢钠制成散剂，分别包装服用，则可避免。

6.添加稳定剂　当在维生素B$_{12}$的醋酸盐缓冲液（pH4.8）中添加维生素C，维生素B$_{12}$随着维生素C的降解，维生素B$_{12}$的量也下降。若在pH3.5～5.3范围内，选择合适的卤盐（如Cl$^-$＜Br$^-$＜I$^-$的钾、镁、钙盐），随着卤素离子浓度和原子数增加，在室温48小时内维生素B$_{12}$和维生素C保持稳定。

第二节　用药指导

用药指导是指药师根据药物的药理毒理、适应证、给药途径、用法用量、不良反应、配伍禁忌、注意事项等内容，结合患者疾病和身体实际情况，给予患者正确给药、安全用药的事先指导或安全提示。本节针对不同给药途径药物制剂的用药指导情况进行叙述。

一、注射剂的用药指导

注射剂临床应用时均以液体状态直接注射入人体的组织、血管或器官内。所以作用迅速可靠，不受pH、酶、食物等影无首过效应，可发挥全身或局部作用，适用于不宜口服的药物和不能口服的患者，但注射剂研制和生产过程复杂，安全性及机体适应性差，成本较高。按药物性状可分为液体和固体，即我们常说的水针和粉针，按给药方法可以分为：皮内注射、皮下注射、肌内注射、静脉注射、动脉内注射及其他（心内注射、关节内注射、鞘内注射等）。静脉注射尤其适用于临床急救以及危重患者的抢救。注射给药一般由医护人员执行，所以用药指导既要面向患者也要面向医务人员。

注射剂虽然有许多优势，但也有其不足。首先，相对于口服给药，注射是有创的给药途径，在用药过程中可能有局部疼痛、静脉炎、静脉栓塞、漏液导致的皮下组织损伤；其次，用药过程中可能因为药液污染而致感染，特别是大容量静脉注射，可能导致菌血症和脓毒血症等；此外就是患者不能自行用药，要在医疗机构执行，加大医务人员工作量，也加重患者经济负担。因此，对于医生，应严格掌握注射剂的用药指征，原则上能口服不注射，能肌内注射不静脉注射；尽量采用序贯疗法，危急时静脉给药，缓解后改口服治疗；注意药液配伍安全，禁止有配伍禁忌的药物混合给药。对于护士，应严格执行无菌操作技术要求，避免药液、注射器、输液器等相关装置被细菌污染，操作准确细致，减轻患者痛苦，加强巡视，监护药液性状和输注速度。对于患者及家属，加强注射剂的风险宣教，让公众尊重医生根据病情用药，避免向医生要求输液，特别是儿童家长。向患者介绍输液器的各个部位的作用和使用方法，告知患者注射过程中可能出现的问题及处置办法，如：输注过程中静脉穿刺点肿，立即关闭药液，按铃向护士站报告；发现药液变色、有异物或药液已滴完，应立即关闭药液，按铃向护士站报告；输注过程中出现心悸、胸闷、气促、憋喘、头晕、眼前发黑、冒汗、虚脱等，可能出现药物不良反应，应立即关闭药液，按铃向护士站报告。

二、皮肤给药的用药指导

（一）软膏剂、乳膏剂

应用软膏和乳膏剂时宜注意以下情况。

1.涂敷前将皮肤清洗干净。

2.对有破损、溃烂、渗出的部位一般不要涂敷。如急性湿疹，在渗出期采用湿敷方法可收到显著的疗效，若用软膏反可使炎症加剧，渗出增加。对急性无渗出性糜烂则宜用粉剂或软膏。

3.涂布部位有烧灼或瘙痒、发红、肿胀、出疹等反应，应立即停药，并将局部药物洗净。

4.部分药物，如尿素，涂后采用封包（即用塑料膜、胶布包裹皮肤）可显著地提高角质层的含水量，封包条件下的角质层含水量可由15%增至50%，增加药物的吸收，亦可提高疗效。

5.涂敷后轻轻按摩可提高疗效。

6.不宜涂敷于口腔、眼结膜。

（二）透皮贴剂

使用透皮贴剂时宜注意以下几方面。

1.用前将所要贴敷部位的皮肤清洗干净，并稍稍晾干。

2.从包装内取出贴片，揭去附着的薄膜，但不要触及含药部位。

3.贴于皮肤上，轻轻按压使之边缘与皮肤贴紧，不宜热敷。

4.皮肤有破损、溃烂、渗出、红肿的部位不要贴敷。

5.不要贴在皮肤的皱褶处、四肢下端或紧身衣服底下。

应注意的是，目前的透皮贴剂有两种，一是作用于局部，可以直接贴患处，一般每日1贴；另一种是通过透皮吸收作用于全身的，如芬太尼透皮贴，用于癌痛止痛，应贴在锁骨下或上臂非刺激的平整表面，通过透皮吸收后而发挥止痛作用，而非贴在痛处，每贴可以持续72小时。

三、黏膜给药的用药指导

人体黏膜分布广，不同部位各有其特点，如口腔用、眼用、鼻用、耳用、直肠用、阴道用，故其药物剂型多，给药方法不尽相同。

（一）含漱剂

含漱剂多为水溶液，使用时宜注意以下方面。

1.含漱剂中的成分多为消毒防腐药，含漱时不宜咽下或吞下。

2.对幼儿及恶心、呕吐者不宜含漱。

3.按说明书的要求稀释浓溶液。

4.含漱后不宜马上饮水和进食，以保持口腔内药物浓度。

（二）滴眼液

使用滴眼液时宜注意以下情况。

1.清洁双手，将头部后仰，眼向上望，用示指轻轻将下眼睑拉开成一钩袋状。

2.将药液从眼角侧滴入眼袋内，1次滴1～2滴。滴药时应距眼睑2～3cm，勿使滴管口触及眼睑或睫毛，以免污染。

3.滴后轻轻闭眼1～2分钟，用药棉或纸巾擦拭流溢在眼外的药液。

4.用手指轻轻按压眼内眦，以防药液分流降低眼内局部药物浓度及药液经鼻泪管流入口腔而引起不适。

5.若同时使用两种药液，宜间隔10分钟。

6.若滴入阿托品、氢溴酸毒扁豆碱、硝酸毛果芸香碱等有毒性的药液，滴后应用棉球压迫泪囊区2～3分钟，以免药液经泪道流入泪囊和鼻腔，经黏膜吸收后引起中毒反应，对儿童用药时尤应注意。

7.一般先滴右眼后滴左眼，以免用错药，如左眼病较轻，应先左后右，以免交叉感染。角膜有溃疡或眼部有外伤、眼球手术后，滴药后不可压迫眼球，也不可拉高上眼睑。

8.如眼内分泌物过多，应先清理分泌物，再滴入或涂敷，否则会影响疗效。

9.滴眼液不宜多次打开使用，如药液出现浑浊或变色时，切勿再用。

10.白天宜用滴眼液滴眼，反复多次，临睡前应用眼膏剂涂敷，这样附着眼球时间长，利于保持夜间的局部药物浓度。

（三）眼膏剂

使用眼膏剂时，宜按下列步骤操作。

1.清洁双手，用消毒的剪刀剪开眼膏管口。

2.头部后仰，眼向上望，用示指轻轻将下眼睑拉开成一袋状。

3.压挤眼膏剂尾部，使眼膏呈线状溢出，将约1cm长的眼膏挤进下眼袋内（如眼膏为盒装，将药膏抹在玻璃棒上涂敷于下眼睑内），轻轻按摩2～3分钟以增加疗效，但注意眼膏管口不要直接接触眼或眼睑。

4.眨眼数次，尽量使眼膏分布均匀，然后闭眼休息2分钟。

5.用脱脂棉擦去眼外多余药膏，盖好管帽。

6.多次开管和连续使用超过1个月的眼膏不要再用。

（四）滴耳液

滴耳液主要用于耳道感染或疾患。如果耳聋或耳道不通，不宜应用。耳膜穿孔者也不要使用滴耳液。

1.将滴耳液用手捂热以使其接近体温。

2.头部微向一侧，患耳朝上，抓住耳垂轻轻拉向后上方使耳道变直，一般一次滴入5～10滴，每日2次，或参阅药品说明书的剂量。

3.滴入后稍事休息5分钟，更换另耳。

4.滴耳后用少许药棉塞住耳道。

5.注意观察滴耳后是否有刺痛或烧灼感。

6.连续用药3天患耳仍然疼痛，应停止用药，及时去医院就诊。

（五）滴鼻液

鼻除其外部为皮肤所覆盖外，鼻腔和鼻窦内部均为黏膜覆被，鼻腔又深又窄，所以滴鼻时应头往后仰，适当吸气，使药液尽量达到较深部位。另外，鼻黏膜比较娇嫩，滴鼻液必须对黏膜没有或仅有较小的刺激。

1.滴鼻前先呼气。

2.头部向后仰依靠椅背，或仰卧于床上，肩部放一枕头，使头部后仰。

3.对准鼻孔，瓶壁不要接触到鼻黏膜，1次滴入2～3滴，儿童1～2滴，每日3～4次或间隔4～6小时1次。

4.滴后保持仰位1分钟，后坐直。

5.如滴鼻液流入口腔，可将其吐出。

6.过度频繁或延长使用时间可引起鼻塞症状的反复。连续用药3天以上，症状未缓解应向执业医师咨询。

7.同时使用几种滴鼻液时，首先滴用鼻腔黏膜血管收缩剂，再滴入抗菌药物。

8.含毒剧药的滴鼻液尤应注意不得过量，以免引起中毒。

（六）栓剂

栓剂因施用腔道的不同，分为阴道栓、直肠栓。

1.阴道栓　应用阴道栓时宜注意以下几点。

（1）洗净双手，除去栓剂外封物。如栓剂太软，则应将其带着外包装放在冰箱的冷冻室或冰水中冷却片刻，使其变硬，然后除去外封物，放在手中捂暖以消除尖状外缘。用清水或水溶性润滑剂涂在栓剂的尖端部。

（2）患者仰卧床上，双膝屈起并分开，可利用置入器或戴手套，将栓剂尖端部向阴道口塞入，并用手以向下、向前的方向轻轻推入阴道深处。置入栓剂后患者应合拢双下肢，保持仰卧姿势约20分钟。

（3）在给药后1～2小时内尽量不排尿，以免影响药效。

（4）应于入睡前给药，以便药物充分吸收，并可防止药栓遇热溶解后外流，月经期停用，有过敏史者慎用。

2.直肠栓　应用时要依次进行。

（1）栓剂基质的硬度易受气候的影响而改变，在夏季，炎热的天气会使栓剂变得松软而不易使用，应用前宜将其置入冰水或冰箱中10~20分钟，待其基质变硬。

（2）剥去栓剂外裹的铝箔或聚乙烯膜，在栓剂的顶端蘸少许液状石蜡、凡士林、植物油或润滑油。

（3）塞入时患者取侧卧位，小腿伸直，股（大腿）部向前屈曲，贴着腹部，儿童可趴伏在大人的下肢上。

（4）放松肛门，把栓剂的尖端插入肛门，并用手指缓缓推进，深度距肛门口幼儿约2cm，成人约3cm，合拢双下肢并保持侧卧姿势15分钟，以防栓剂被压出。

（5）用药前先排便，用药后1~2小时内尽量不排大便（刺激性泻药除外）。因为栓剂在直肠的停留时间越长，吸收越完全。

（6）有条件的话，在肛门外塞一点脱脂棉或纸巾，以防基质熔化漏出而污染衣被。

四、吸入剂的用药指导

吸入给药是目前慢性阻塞性肺病、哮喘及过敏性鼻炎的重要给药途径，通过口腔、鼻腔吸入给药，使气道局部药物覆盖良好，有低剂量、高效、迅速和安全的特点。常用的吸入制剂有压力定量气雾剂和干粉剂。

（一）压力定量气雾剂

压力定量气雾剂的正确操作步骤如下。

1.打开喷口的盖，将气雾剂用力摇匀。

2.轻轻地呼气直到不再有空气可以从肺内呼出。

3.将喷口放入口内，并合上嘴唇含着喷口，用口深深地、缓慢地吸气，同时按下药罐将药物释出，并继续深吸气。

4.屏息10秒，或在没有不适的感觉下尽量屏息久些，然后才缓慢呼气。

5.10分钟后用温水清洗口腔或用0.9%氯化钠注射液漱口，喷雾后及时擦洗喷嘴。

（二）粉雾剂

目前粉雾剂的给药装置较多，常见的吸入器、准纳器的操作步骤如下。

1.粉雾剂吸入的正确操作步骤

（1）旋松保护盖并拔出。

（2）握住瓶身，垂直竖立，将底座朝某一方向充分旋转后再转回，当听到"咔嗒"一声时，表示一次剂量的药粉已经装好。

（3）呼气，不可对着吸嘴呼气。

（4）将吸嘴置于牙间，用双唇包住吸嘴。

（5）用力深吸气，然后将都保从口中拿出，继续屏气5～10秒。

（6）将都保从嘴边拿开，然后呼气。

（7）盖好保护瓶盖。

（8）用温水清洗口腔或用0.9%氯化钠注射液漱口，喷雾后及时擦洗喷嘴。

2.准纳器正确操作步骤

（1）打开：用一只手握住外壳，另一只手的拇指放在手柄上，向外推动拇指直至完全打开。

（2）推开：向外推动滑动杆发出"咔嗒"声，一个标准剂量的药物已备好以供吸入，尽量呼气，但切记不要将气呼入准纳器中。

（3）吸入：将吸嘴放入口中，深深地平稳地吸入药物，将准纳器从口中拿出，继续屏气约10秒钟，缓慢恢复呼气。

（4）关闭：关闭准纳器，将拇指放在手柄上，往后拉手柄，发出咔嗒声表示准纳器已关闭，滑动杆自动复位，准纳器又可用于下次吸药时使用。

（5）用温水清洗口腔或用0.9%氯化钠注射液漱口，喷雾后及时擦洗喷嘴。

3.药粉吸入器

（1）吸入装置相对比较复杂，包括：①防尘帽；②吸嘴；③基托；④刺孔按钮；⑤中央储药腔。

（2）正确的使用步骤：①向上拉打开防尘帽，然后打开吸嘴。②从泡状包装中取出1粒胶囊（只在用前即刻取出），将其放入中央储药腔中，无论以何种方式放置胶囊均可。③用力合上吸嘴直至听到一声卡嗒声，保持防尘帽敞开。④手持装置使吸嘴向上，将绿色刺孔按钮完全按下一次，然后松开，这样可在胶囊上刺出许多小孔，当您吸气时药物便可释放出来。⑤完全呼气（先作1次深呼吸）。注意：无论何时都应避免呼气到吸嘴中。⑥举起装置放在嘴上，用嘴唇紧紧含住吸嘴，保持头部垂直，缓慢地深吸气，其速率应足以能听到胶囊振动。吸气到肺部全充满时，尽可能长时间地屏住呼吸，同时从嘴中取出装置，重新开始正常呼吸。重复步骤⑤和⑥1次，胶囊中的药物即可完全吸出。⑦再次打开吸嘴，倒出用过的胶囊并弃之。关闭吸嘴和防尘帽，将装置保存起来。⑧用温水清洗口腔或用0.9%氯化钠注射液漱口，喷雾后及时擦洗喷嘴。⑨每月清洁1次装置。打开防尘帽和吸嘴，然后向上推起刺孔按钮打开基托，用温水全面淋洗吸入器以除去粉末，保持防尘帽、吸嘴和基托敞开，置空气中晾干，需24小时。

第九章 口服制剂的合理使用

第一节 片剂的合理使用

一、片剂的定义和特点

片剂（tablets）系指药物与适宜辅料通过制剂技术制成的片状制剂。根据应用目的和制备方法，可改变其大小、形状、片重、硬度、厚度、崩解和溶出的特性及其他特性。绝大部分片剂用于口服，也有用于舌下、口腔黏膜或阴道黏膜。由于其使用方便，质量稳定，生产机械化程度高等多种原因，片剂在世界各国药物制剂中占有重要地位，是最广泛应用的一种剂型，在历年《中国药典》二部中，片剂占40%左右。

片剂创用于19世纪40年代，20世纪50年代前，片剂的生产主要凭经验。20世纪50年代初由HiguchiT等研究并科学地阐明片剂制造过程中的规律和机制以来，对片剂的研究日趋深入。60年代创立生物药剂学，对片剂及其他口服固体制剂提出了更科学的标准，更保证了片剂应用于患者的安全性和有效性。同时片剂的生产技术、机械设备也有很大发展，如流化喷雾制粒，湿法高速制粒，高速自动控制压片机，自动程序包衣设备等以及新型优质辅料的开发和利用等，对改善片剂的生产条件、提高片剂的质量和生物利用度等均起到重要的作用。

（一）片剂的优点

第一，可以制成不同类型的各种片剂，例如，分散（速效）片、控释（长效）片、肠溶包衣片、咀嚼片及口含片等，也可以制成2种或2种以上药物的复方片剂，从而满足临床医疗或预防的不同需要。

第二，质量稳定，剂量准确，应用方便。

第三，片剂是将药物粉末（或颗粒）加压而制得的一种密度较高、体积较小的固体制剂，携带、运输、储存方便。

第四，生产机械化、自动化程度高，成本较低。

（二）片剂的缺点

第一，婴、幼儿和昏迷患者服用困难。

第二，处方和工艺设计不妥容易出现溶出和吸收等方面的问题。

二、片剂的分类

按制法的不同，片剂可分为压制片和模印片两类。现代广泛应用的片剂几乎都是压制片，模印片已极少应用。按用途和用法的不同，片剂可分为口服片剂、口腔用片剂和其他途径应用的片剂。

（一）口服片剂

口服片剂指供口服的片剂，此类片剂中的药物主要是经胃肠道吸收而发挥作用，亦可在胃肠道局部发挥作用。

1.普通片 即普通压制片，是指将药物与辅料混合压制而成，一般用水吞服，应用最广。一般不包衣的片剂多属此类。

2.包衣片 指在压制片（即素片或称片芯）外包衣膜的片剂，一般包衣的目的是增加片剂中药物的稳定性，掩盖药物的不良气味，改善片剂的外观等。包衣片可分为以下几种。

（1）糖衣片，主要用糖作为包衣材料包制而成的片剂，糖尿病患者不宜服用。

（2）薄膜衣片，外包高分子材料形成薄膜衣层的片剂。

（3）肠溶衣片，外包在胃液中不溶而在肠液中可溶的衣层的片剂，目的是防止药物在胃液中破坏或药物对胃的刺激性等。

3.多层片 由2层或多层（组成、配方或色泽不同）组成的片剂，制成多层片的目的有避免各层药物的接触，减少配伍变化，调节各层药物的释放、作用时间等。亦有改善外观的作用。可上下分层或里外分层。

4.咀嚼片　指在口腔中嚼碎后咽下的片剂，此类片剂较适合于儿童或吞咽困难的患者，胃黏膜保护剂也可做成咀嚼片，以利于药物发挥作用，常加入糖类及适宜香料以改善口感。

5.溶液片　临用前加水溶解成溶液的片剂，除了口服用还有作其他用途者。口服溶液片可达速效目的，如阿司匹林水溶片。其他特殊用途者，如升汞、季胺类杀菌用药物片剂，口服有毒，就加鲜明的标识，注明不得入口。

6.泡腾片　指含有泡腾崩解组分的片剂。泡腾片遇水可产生二氧化碳气体，使片剂快速崩解，多用于可溶性药物的片剂，如维生素C泡腾片。

7.分散片　系遇水可迅速崩解、均匀分散的片剂。分散片可吞服或加水分散后服用，生物利用度较高。如阿司匹林分散片。

8.缓释片或控释片　能够控制药物释放速度，以延长药物作用时间的一类片剂。具有血药浓度平稳、服药次数少、治疗作用时间长等优点，在降压药物中具有广泛的应用，如硝苯地平控释片。

（二）口腔用片剂

1.口含片　又称含片，是指含在口腔内，药物缓缓溶解而产生持久局部作用的片剂，多用于口腔及咽喉疾患，可在局部产生持久的疗效。如银黄含片。一般硬度较大，不应在口中快速崩解。

2.舌下片　指置于舌下，能迅速溶化的片剂。其中药物通过舌下黏膜快速吸收而显现速效的作用，可防止胃肠液pH及酶对药物的不良影响，并可避免肝的首关效应，如硝酸甘油舌下片。

3.颊额片　贴在口腔黏膜，药物直接由黏膜吸收，发挥全身作用的片剂。适用于肝首关效应较强的药物。

（三）其他途径应用的片剂

1.阴道用片　指置于阴道内应用的片剂。多用于阴道的局部疾患，也用于计划生育等。起消炎、杀菌、杀精子及收敛等作用。常制成泡腾片，以增大铺展面积，延长滞留时间等。

2.植入片　指植入（埋入）体内慢慢溶解并吸收，产生持久药效（长达数月至数年）的片剂。适用于剂量小并需长期应用的药物。

近年来还有口服速溶片或口溶片，此类片剂服用方便，不用水送服亦易吞咽，特别适用于吞咽固体制剂困难、卧床患者和老、幼患者服用，吸收快。

　　其他如注射用片现已很少应用。片剂虽有很多种类，但目前应用最广的是口服压制片，如未特指，本章讨论的均为口服压制片的内容。

三、片剂的常用辅料

　　片剂由药物和辅料组成。辅料系指片剂内除药物以外的一切附加物料的总称，亦称赋形剂。不同辅料可提供不同功能，即填充作用、黏合作用、吸附作用、崩解作用和润滑作用等，根据需要还可加入着色剂、矫味剂等，以提高患者的顺应性。

　　片剂的辅料必须具备较高的化学稳定性，不与主药发生任何物理化学反应，对人体无毒、无害、无不良反应，不影响主药的疗效和含量测定。根据各种辅料所起的作用不同，将辅料分几大类。

（一）稀释剂和吸收剂

　　稀释剂又称填充剂，系指用于增加片剂的质量与体积，以利于成型和分剂量的辅料。片剂的直径一般不小于5mm，片重一般不小于50mg，而不少药物（如维生素、激素及毒剧药等）的剂量<50mg，必须加入稀释剂，方能成型。

　　当片剂中的药物含有较多的挥爱油或其他液体成分时，需加入适当的辅料将其吸收，使保持"干燥"状态，以利于制成片剂，此种辅料称为吸收剂。

　　1.淀粉　为片剂最常用的辅料，是一种良好的稀释剂和吸收剂。但淀粉的可压性差，不宜单独使用，常与适量糖粉或糊精等合用以增加黏合性和片剂的硬度。

　　2.预胶化淀粉　又称可压性淀粉。具有良好的流动性、可压性和自身润滑性，制成的片剂具有较好的硬度，崩解性好，释药速度快，有利于生物利用度的提高，为片剂良好的稀释剂，在粉末直接压片时最为常用。

　　3.糊精　是淀粉不完全水解的产物，水解程度不同，其性质主要是黏度不同。作为片剂的稀释剂，应控制其用量，以防止颗粒过硬而造成片面出麻点等现象和影响片剂的崩解。应用于小剂量片剂时常用糊精、淀粉、糖粉适宜比例的混合物作稀释剂。

4.蔗糖　应用前经低温干燥、粉碎而成的白色粉末，黏合力强，可增加片剂硬度，使片剂表面光洁美观而不影响崩解度，味甜，可改善口感。多用于口含片、咀嚼片，也用于溶液片等。

5.乳糖　由等分子葡萄糖及半乳糖组成。性质稳定，可与大多数药物配伍不起化学反应。无吸湿性，制成的片剂光洁美观，释放药物快，对药物含量测定影响很小，是一种优良的片剂稀释剂。

6.甘露醇　为白色或无色结晶性粉末，无吸湿性，干燥快，化学性质稳定，易溶于水，可溶于甘油，微溶于乙醇，适用于咀嚼片的稀释剂。近年来有报道用于速溶片。

7.微晶纤维素（MCC）　由纤维素经部分酸水解而制得的聚合度较小的结晶性纤维素。对药物有较大的容纳量，具有良好的流动性和可压性，适用于湿法制粒和粉末直接压片。除作为稀释剂外还兼有润滑、助流、崩解和黏合作用。

8.硫酸钙　常用作片剂的稀释剂和挥发油的吸收剂。适于多种片剂的制备，但对某些药物（如四环素类药物）在胃肠道的吸收有干扰作用，不宜使用。

9.磷酸氢钙　性质类似于硫酸钙，具有良好的流动性和稳定性，价廉，但可压性较差，仅用于制湿颗粒，除用作稀释剂外，为中药浸出物、油类及膏剂的良好吸收剂。

10.轻质氧化镁　与氧化镁（又称重质氧化镁）的化学组成相同，两者间的差异在于质点大小和紧密程度不同，同一重量时，轻质氧化镁的体积要比重质氧化镁的体积大3倍左右。因此，本品比表面积大，常用作油类及含油类浸膏等的吸收剂，亦可用作低共熔混合物的阻滞药或吸收剂。

11.碳酸钙　系用沉降法制备，故又称沉降碳酸钙。为白色无臭细粉，有轻微吸湿性，可压性较好，可用作片剂的稀释剂和吸收剂。但碳酸钙本身为制酸药物，作吸收剂时用量要适度，此外，对酸性药物有配伍变化。

（二）润湿剂和黏合剂

1.润湿剂　系指可使物料润湿以产生足够强度的黏性以利于制成颗粒的液体。润湿剂本身无黏性，但可润湿片剂物料并诱发物料本身的黏性，使之能聚结成软材并制成颗粒。片剂生产中常用的润湿剂如下。

（1）蒸馏水：水本身无黏性，当物料（如中药浸膏或其他含黏性成分的物料）中含有遇水能产生黏性的成分时，用水润湿即可诱发其黏性而制成适宜的颗粒。但用水作润湿剂时，因干燥温度较高，故对不耐热、遇水易变质或易溶于水的药物不宜应用。另外，由于水易被物料迅速吸收，难以分散润湿均匀，造成结块、溶解等现象，所制成的颗粒也松紧不匀而影响片剂的质量。因此很少单独使用，往往采用低浓度的淀粉浆或不同浓度的乙醇代替。

（2）乙醇：凡药物本身具有黏性，但遇水能引起变质或润湿后黏性过强以致制粒困难；或制成的颗粒干后变硬，片剂不易崩解或片面产生麻点等现象时，可选用适宜浓度的乙醇作润湿剂，如维生素C片、干酵母片等。

2.黏合剂 指能使无黏性或黏性较小的物料聚集黏合成颗粒或压缩成型的具黏性的固体粉末或黏稠液体。常用黏合剂如下。

（1）淀粉浆：是淀粉在水中受热后糊化而得，玉米淀粉完全糊化的温度是77℃。淀粉浆的常用浓度为8%～15%。若物料的可压性较差，其浓度可提高到20%。由于淀粉价廉易得，且黏合性良好，因此是制粒中首选的黏合剂。

（2）纤维素衍生物：①甲基纤维素（MC），是纤维素的甲基醚化物，具有良好的水溶性，可形成黏稠的胶体溶液，应用于水溶性及水不溶性物料的制粒中，颗粒的压缩成形性好、且不随时间变硬。②轻丙基纤维素（HPC），是纤维素的经丙基醚化物，易溶于冷水，加热至50℃发生胶化或溶胀现象。可溶于甲醇、乙醇、异丙醇和丙二醇中。本品既可做湿法制粒的黏合剂，也可做粉末直接压片的干黏合剂。③羟丙基甲基纤维素（HPMC），是纤维素的羟丙甲基醚化物。④羧甲基纤维素钠（CMC-Na），是纤维素的羧甲基醚化物的钠盐。应用于水溶性与水不溶性物料的制粒中，但片剂的崩解时间长，且随时间变硬，常用于可压性较差的药物。⑤乙基纤维素（EC），是纤维素的乙基醚化物，黏性较强，且在胃肠液中不溶解，会对片剂的崩解及药物的释放产生阻滞作用。目前常用作缓释、控释制剂的包衣材料。

（3）聚维酮（PVP）：为白色或乳白色粉末，微有特殊臭味，化学性质稳定，能溶于水和乙醇成为黏稠胶状液体，为一种良好的黏合剂。一般用量为片剂总重的0.5%～2%。PVP因相对分子质量或黏度不同而有多种规格。对于湿热敏感的药物，可用PVP的有机溶液（一般为乙醇溶液）制粒，既可避免水分的影响，又可在较低温度下干燥。对疏水性药物，用PVP水溶液作黏合剂，不但易于均匀湿润，并能使疏水性药物颗粒表面具有亲水性，有利于药物的崩解和溶出。

作为黏合剂，其水溶液、醇溶液或固体粉末都可应用。PVP干粉还可用作直接压片的干燥黏合剂。3%～15%的乙醇溶液常用于对水敏感的药物制粒，制成的颗粒可压性好。5%PVP无水乙醇溶液可用于泡腾片中酸、碱混合粉末的制粒，可避免在水存在下发生化学反应。本品亦为咀嚼片的优良黏合剂。

（4）胶浆（gelatin）：常用的有10%～20%明胶溶液和10%～25%的阿拉伯胶溶液等。胶浆制成的片剂硬度较大，适用于容易松散及不能用淀粉浆制粒的药物。对不需在水中崩解或需延长作用时间的口含片等也很适用。

（5）聚乙二醇（PEG）：根据相对分子质量不同有多种规格，其中PEG4000、PEG6000常用于黏合剂。PEG溶于水和乙醇中，制得的颗粒压缩成型性好，片剂不变硬，适用于水溶性与水不溶性物料的制粒。

（6）其他黏合剂：如50%～70%的蔗糖溶液、海藻酸钠溶液等。

（三）崩解剂

崩解剂是指能促进片剂在胃肠液中迅速崩解成小粒子的辅料。由于药物被较大压力压成片剂后，孔隙率很小，结合力很强，即使水中易溶的药物压成片剂后，其在水中崩解、溶解成溶液也需要一定时间。对于难溶性药物，虽然溶出常是其吸收的限速过程，但片剂的崩解一般是药物溶出的第一步。为使片剂能迅速崩解、溶出发挥药效，一般均需加入崩解剂。

崩解剂的主要作用在于消除因黏合剂或由加压而形成片剂的结合力使片剂崩解。片剂的崩解机制则因制片所用原辅料的性质不同而不同。用水溶性药物及辅料制成的片剂主要是溶解过程；含有可溶性成分的片剂，遇水可溶性成分溶解，形成很多溶蚀孔，同时水溶性固体桥被破坏结合力瓦解，从而使片剂崩解。大多数片剂均需加入崩解剂促使崩解。

常用崩解剂如下。

1.干燥淀粉　是毛细管形成剂，是亲水性物质，可增加孔隙率而改善片剂的透水性，为最广泛应用的崩解剂。有些药物，如水杨酸钠，对氨基水杨酸钠等遇水溶解，能引起淀粉胶化失去膨胀作用，故不宜采用。

2.羧甲基淀粉钠（CMS-Na）　特点是吸水性极强，吸水后可膨胀至原体积的300倍，是极好的崩解剂。本品还具有良好的流动性和可压性，可改善片剂的成型性，增加片剂的硬度。由于具有良好的润湿性和崩解作用，因此可加快药物的溶出，既可用于直接压片，又适用于湿制粒法压片。

3.低取代羟丙基纤维素（L-HPC）　比表面积和孔隙率都很大，故具有较大的吸水速度和吸水量。在片剂中可在制粒前加入，也可加入干颗粒中应用。

4.交联羧甲基纤维素钠（CC-Na）　为水溶性纤维素的醚，具有较好的崩解作用和可压性。与羧甲基淀粉钠合用崩解效果更好，但与淀粉合用崩解效果降低。对于用疏水性辅料压制的片剂，崩解作用更好。

5.交联聚维酮　又称交联聚乙烯吡咯烷酮（PVPP），是乙烯基吡咯烷酮的高相对分子质量交联物，为性能优良的崩解剂。

6.泡腾崩解剂　系一种遇水能产生二氧化碳气体达到崩解作用的酸、碱系统。最常用的酸、碱系统是枸橼酸或酒石酸与碳酸氢钠或碳酸钠组成。

7.表面活性剂　能增加片剂的润湿性，使水分易于渗入片剂，从而加速其崩解。一般疏水性或不溶性药物对水缺乏亲和力，其孔隙中不易为水所透入，加入适量表面活性剂则能较好地解决。常用的表面活性剂有聚山梨酯80、泊洛沙姆、十二烷基硫酸钠等。

8.其他　研究和生产中使用的崩解剂还有多种，如海藻酸钠或海藻酸的其他盐都有较强的亲水性，也有崩解作用。黏土类如皂土、胶体硅酸镁铝，亲水作用较强，用于疏水性药物的片剂中可起崩解作用。阳离子交换树脂也可用作崩解剂。

（四）润滑剂

压片时为了能顺利加料和出片，并减少黏冲及降低颗粒与颗粒、颗粒或药片与模孔壁之间的摩擦力，使片面光滑美观，在压片前一般均需在颗粒（或结晶）中加入适宜的润滑剂。

按其作用不同，润滑剂可分为以下3类。

第一，主要用于增加颗粒流动性，改善颗粒的填充状态者，称为助流剂。

第二，主要用于减轻原辅料对冲模的黏附性者，称为抗黏着（附）剂。

第三，主要用于降低颗粒间以及颗粒或片剂与冲头和模孔壁间的摩擦力，可改善力的传递和分布者，称为润滑剂。一般将具有上述任何作用一种作用的辅料都统称为润滑剂。但实际上这3类润滑剂的使用目的、作用及品种都不相同。

润滑剂可以分为水不溶性润滑剂、水溶性润滑剂和助流剂3类。

1.水不溶性润滑剂

（1）硬脂酸、硬脂酸钙和硬脂酸镁：为白色粉末，细腻轻松，有良好的附着性，与颗粒混合后分布均匀而不易分离，仅用少量即能显示良好的润滑作用，且片面光滑美观，为广泛应用的润滑剂。

（2）滑石粉：其成分为含水硅酸镁（$3MgO \cdot 4SiO_2 \cdot H_2O$），为白色结晶粉末，有较好的滑动性，用后可减少压片物料黏附于冲头表面的倾向，且能增加颗粒的润滑性和流动性。

（3）氢化植物油：系由氢化植物油经过精制、漂白、脱色及除臭后，以喷雾干燥制得的粉末。

2.水溶性润滑剂

（1）聚乙二醇（PEG）：溶解后可得到澄明溶液，制得片剂崩解溶出不受影响，与其他润滑剂相比粉粒较小，$50\mu m$以下的颗粒压片时可达到良好的润滑效果。当可溶性片剂中不溶性残渣发生溶解困难时，为提高其水溶性往往也使用此类高分子聚合物。

（2）十二烷基硫酸镁：为水溶性表面活性剂，具有良好的润滑作用，亦可用钠盐。本品能增强片剂的机械强度并能促进片剂的崩解和药物的溶出作用。

3.助流剂

（1）微粉硅胶：为轻质的白色粉末，无色无味，不溶于水及酸，而溶于氢氟酸及热碱溶液中，化学性质很稳定，与绝大多数药物不发生反应，比表面积大，有良好的流动性，对药物有较大的吸附力，其亲水性能强，用量在1%以上时可加速片剂的崩解，有利于药物的吸收。

由于润滑剂或助流剂的作用效果与其比表面积有关，所以固体润滑剂的粒度应越细越好。润滑剂的用量在达到润滑作用的前提下，原则上用量越少越好，一般在1%～2%，必要时可增加到5%。

一般助流作用较好的辅料，其润滑作用往往较差，压片时往往既需在颗粒中加入润滑剂，又需加入助流剂，国内经常将滑石粉与硬脂酸镁配合应用，滑石粉能减轻硬脂酸镁疏水性的不良影响，但也能削弱硬脂酸镁的润滑作用。

（2）滑石粉：具有良好的润滑性和流动性，与硬脂酸镁合用兼具助流抗黏作用。

（五）其他辅料

1.着色剂　片剂中常加入着色剂以改善外观和便于识别。着色剂以轻淡优美的颜色为最好，色深易出现色斑。使用的色素包括天然色素和合成染料，均应无毒、稳定。

2.芳香剂和甜味剂　主要用于口含片及咀嚼片。常用的芳香剂有芳香油等，可将其醇溶液喷入颗粒中或先与滑石粉等混匀后再加入。甜味剂一般不需另加，可在稀释剂选择时一并考虑，必要时可加入甜菊苷或阿斯巴坦等。

四、常用片剂类型的临床应用注意事项

（一）普通片

普通片整片吞服，勿干吞，以免降低药效或损伤食管，也不要用饮料或茶水代替白开水，以免饮料或茶水中的成分与药物发生络合，影响药物的吸收与疗效。对于难以吞咽的患者可将药品碾碎服用。

（二）肠溶衣片

肠溶制剂是指在胃液中不崩解、而在肠液中崩解吸收的一种剂型。本类制剂通常采用肠溶包衣技术，目的是防止药物在酸性条件下分解失效，或是降低药物对胃黏膜的刺激性。为了发挥肠溶效果，提高药物的疗效，减少毒副反应，肠溶片剂或肠溶胶囊应整片/粒吞服，切不可嚼碎或研成粉末服用。

（三）糖衣片

糖衣片不宜在口中久含，以免糖衣溶解后露出里面过苦的药物引起恶心。糖尿病患者不宜服用此类制剂。

（四）多层片

双层糖衣片类制剂并不多见，在临床上应用较多的是多酶片。多酶片采用双层包衣技术，口服后药物进入胃内，外层的胃蛋白酶、淀粉酶释放而发挥作用，内层的胰酶为肠衣片，需在进入肠道后才能释放出来，产生药效。因此，在调剂

此类药物时需向患者交代应整片吞服，以发挥药物应有疗效。

（五）咀嚼片、泡腾片

此种药物要求水溶后或嚼碎后服用。如口服阿司匹林泡腾片，必须水溶分散后服用，使药物吸收面积增大，比整片吞服起效快。

（六）舌下片

舌下片如硝酸甘油、硝酸异山梨酯（消心痛），用于心绞痛发作时，应含于舌下唾液较多处，通过黏膜吸收，比胃肠道吸收快，而且可避免肝首关效应。如果嚼碎后含于舌下，则奏效更快。

第二节　胶囊剂的合理使用

一、胶囊剂的定义和特点

胶囊剂系指将药物填装于空心硬质胶囊中或密封于弹性软质胶囊中而制成的固体制剂。硬质胶囊壳或软质胶囊壳的材料（以下简称囊材）都由明胶、甘油、水以及其他的药用材料组成，但各成分的比例不尽相同，制备方法也不同。

胶囊剂具有如下一些特点。

第一，能掩盖药物的不良嗅味、提高药物稳定性：因药物装在胶囊壳中与外界隔离，避开了水分、空气、光线的影响，对具不良嗅味、不稳定的药物有一定程度上的遮蔽、保护与稳定作用。

第二，药物在体内的起效快：胶囊剂中的药物是以粉末或颗粒状态直接填装于囊壳中，不受压力等因素的影响，所以在胃肠道中迅速分散、溶出和吸收，一般情况下其起效将高于丸剂、片剂等剂型。

第三，液态药物固体剂型化：含油量高的药物或液态药物难以制成丸剂、片剂等，但可制成软胶囊剂，将液态药物以个数计量，服药方便。

第四，可延缓药物的释放和定位释药：可将药物按需要制成缓释颗粒装入胶囊中，以达到缓释延效作用，康泰克胶囊即属此种类型；制成肠溶胶囊剂即可将药物定位释放于小肠；亦可制成直肠给药或阴道给药的胶囊剂，使定位在这些腔道释药；对在结肠段吸收较好的蛋白类、多肽类药物，可制成结肠靶向胶囊剂。

由于胶囊壳的主要囊材是水溶性明胶，所以，填充的药物不能是水溶液或稀乙醇溶液，以防囊壁溶化。若填充易风干的药物，可使囊壁软化，若填充易潮解的药物，可使囊壁脆裂。因此，具有这些性质的药物一般不宜制成胶囊剂。胶囊壳在体内溶化后，局部药量很大，因此易溶性的刺激性药物也不宜制成胶囊剂。

二、胶囊剂的分类

通常将胶囊剂分为硬胶囊剂和软胶囊剂（亦称胶丸）两大类。

（一）硬胶囊剂

将一定量的药物及适当的辅料（也可不加辅料）制成均匀的粉末或颗粒，填装于空心硬胶囊中而制成。

（二）软胶囊剂

将一定量的药物（或药材提取物）溶于适当液体辅料中，再用压制法（或滴制法）使之密封于球形或橄榄形的软质胶囊中。多用于某些性质不稳定（如光敏感、易氧化或挥发、遇湿热不稳定等）的水不溶性或水溶性药物以及有不良口味、气味的药物，可以起到增加稳定性、改善生物利用度和掩味的作用。

其他还有根据特殊用途命名的肠溶胶囊剂和结肠靶向胶囊剂。这些胶囊剂或将内容物用pH依赖性（肠溶或结肠溶）高分子处理后装入普通胶囊壳中，使内容物在适宜pH的肠液中溶解释放药物，或将胶囊壳用适当高分子处理，使胶囊剂整体进入适当肠部位之后溶化并释放药物，以达到一种靶向给药的效果。目前采用前者的方法更为普遍。

三、胶囊剂临床应用注意事项

不要将胶囊剂拆开服用。药物制成胶囊可消除或掩盖某些药物的苦味和难闻气味，避免有些药物对口腔黏膜和胃黏膜的刺激作用，防止酸性胃液对药物功效的破坏，使药物在肠道被吸收而起治疗作用。如将胶囊剂拆开服用，就可出现药物味苦、难闻，或刺激口腔黏膜、胃黏膜而引起恶心、呕吐、腹痛、影响食欲等现象；或者药物被胃酸破坏，需要肠溶的药物却在胃中溶解，不能很好地被吸收，达不到预期的治疗效果。胶囊内若装有不等速释放的药物颗粒，同时用不同颜色作标志，为保持药物浓度稳定及作用持久，服用时要连同胶囊一起服用。若将胶囊内药物倒出服用，会造成药物颗粒不均匀和破坏原有比例，对疗效有一定程度影响。缓释、控释胶囊剂的缓释、控释工艺主要由胶囊中的小丸实现，因此一般可打开胶囊直接服用小丸，但小丸不能碾碎。

第三节　口服缓释、控释制剂的合理使用

一、缓释、控释制剂的定义和特点

《中国药典》对缓释、控释制剂的定义为：缓释制剂指口服药物在规定释放介质中，按要求缓慢地非恒速释放，且每日用药次数与相应普通制剂比较至少减少一半，或给药次数有所减少，且能显著增加患者的顺应性或疗效的制剂。控释制剂指口服药物在规定释放介质中，按要求缓慢地恒速或接近恒速释放，且每日用药次数与相应普通制剂比较至少减少一半，或给药次数有所减少，且能显著增加患者的顺应性或疗效的制剂。

缓释、控释制剂主要有以下特点。

第一，对半衰期短或需要频繁给药的药物，可以减少服药次数，提高患者服药的顺应性，如普通制剂每天给药3次，制成缓释或控释制剂可每天给药1次。因此缓释、控释制剂特别适用于需要长期服药的慢性疾病患者，如心绞痛、高血压、哮喘等患者。

第二，血药浓度平稳，可避免峰谷现象。对于治疗指数窄的药物有利于降低药物的毒副作用。

二、缓释、控释制剂的设计

（一）影响口服缓释、控释制剂设计的因素

1.药物理化因素

（1）剂量大小：对口服给药系统的剂量，一般认为0.5～1.0g的单剂量是常规制剂的最大剂量，此对缓释制剂仍适用。

（2）pK$_a$、解离度和水溶性：由于大多数药物是弱酸或弱碱，而非解离型的药物容易通过脂质生物膜，因此药物的pK$_a$和吸收环境之间的关系密切，应注意消化道pH对药物释放过程的影响。药物制剂在胃肠道的释药受其溶出的限制，因而溶解度很小（<0.01mg/mL）的药物本身具有缓释作用。

（3）分配系数：当药物口服进入胃肠道后，药物的分配系数对其能否有效地透过生物膜起决定性的作用。分配系数过高的药物，脂溶性太大，药物与脂质膜产生强结合力而不能进入血液循环中；分配系数过小的药物，透过膜较困难，从而造成其生物利用度较差具有适宜分配系数的药物则能透过脂质膜，进入血液循环。

（4）稳定性：药物口服后要同时经受酸、碱的水解和酶降解作用。稳定性不理想的药物宜制成固体制剂。在胃中不稳定的药物，宜将制剂释药推迟到小肠后再开始。在小肠中不稳定的药物，服用缓释制剂后，其生物利用度可能降低。

2.生物因素

（1）生物半衰期：一般来说，半衰期过短（t$_{1/2}$<1小时）的药物不适宜制成缓释制剂。半衰期长的药物（t$_{1/2}$>24小时），本身已有药效较持久的作用，也不采用缓释制剂。

（2）吸收：制备缓释制剂的目的是对制剂的释药进行控制，增加药物的吸收。因此，释药速度必须比吸收速度慢。吸收速度常数太低的药物，亦不适宜制成缓释制剂。

（3）代谢：在吸收前有代谢作用的药物不宜制成缓释剂型，若要制成缓释制剂，需加入代谢抑制药。

（二）缓释、控释制剂的设计

1.药物的选择　一般情况下，缓释、控释制剂适用于半衰期短的药物（$t_{1/2}$为 2～8小时）。半衰期<1小时或>12小时的药物，不宜制成缓释、控释制剂。此外<剂量很大、药效很剧烈以及溶解吸收很差的药物，剂量需要精密调节的药物，抗生素类药物，一般也不宜制成缓释、控释制剂。

2.制剂的设计

（1）设计要求：缓释、控释制剂的相对生物利用度一般应在普通制剂的 80%～120%，稳态时峰浓度与谷浓度之比应小于普通制剂。

（2）缓释、控释制剂的剂量：一般可根据经验，参考该药物普通制剂的用法和剂量换算，例如某药的普通制剂，每日3次，每次15mg，若改为缓释、控释制剂，可以每日1次，每次45mg。也可采用药动学方法进行计算。

（3）缓释、控释制剂的辅料：辅料是调节药物释放速度的重要物质。选用适当的辅料，能使缓释、控释制剂中药物的释放速度和释放量达到设计要求，确保药物以一定速度输送到病患部位并在组织中或体液中维持一定浓度，获得预期疗效，减小毒副作用。缓释、控释制剂中多以高分子化合物作为阻滞药，控制药物的释放速度。

三、缓释、控释制剂的释药原理

（一）骨架型缓释、控释制剂

骨架型缓释、控释制剂是目前临床上使用较多的口服缓释、控释制剂之一，系指将高分子辅料与药物混合制备缓释、控释骨架达到控制药物释放的一类技术。根据骨架材料的性质可分为：不溶性骨架片、溶蚀性骨架片、亲水凝胶骨架片、水溶性骨架片和肠溶性骨架片等。

1.不溶性骨架片　骨架材料为聚乙烯、聚氯乙烯、聚硅氧烷、乙基纤维素（EC）和羟丙甲纤维素（HPMC）等不溶于水或水溶性极小的高分子聚合物或无毒塑料等。为调节释药速度还可加入电解质、糖类和亲水凝胶。此类片剂在胃肠道中不崩解，消化液渗入骨架孔隙后，药物溶解并通过极细的通道向外扩散。药物释放后完整的骨架随粪便排出。

2.溶蚀性骨架片　骨架材料有巴西棕榈蜡、硬脂酸、氢化植物油、单硬脂酸甘油酯等不溶于水、但在体内可被溶蚀水解的惰性脂肪或蜡类物质。这类片剂通过孔道扩散与溶蚀相结合来控制药物释放，并可加入亲水性表面活性剂或水溶性材料调节释药速度，常用的致孔剂有聚乙烯吡咯烷酮（PVP）、微晶纤维素、聚乙二醇类（PEG）等。

3.亲水凝胶骨架片　是以聚合物或天然胶类为骨架材料制得的片剂，其骨架材料可分为纤维素衍生物、非纤维素多糖和多聚糖类及乙烯基聚合物或丙烯酸聚合物等。其中果胶、壳聚糖、葡聚糖和多聚糖类具有其特殊的优越性：在消化道上部通常不被吸收，但可以被结肠的细菌降解；为天然物质，价格低廉，且安全性已得到证实，已作为药物辅料被多国药典收录。

亲水凝胶骨架片遇水或消化液后会膨胀，形成凝胶屏障而控制药物的释放，其释放速度取决于药物通过凝胶层的扩散速度及凝胶的溶蚀速度，水溶性药物主要以药物通过凝胶层的扩散为主，而难溶性药物则以凝胶层的溶蚀为主；在释药过程中，由于伴随着骨架形状的改变，骨架材料的解析和溶蚀，凝胶层厚度即扩散路径的长度变化，其动力学过程比较复杂。

4.其他新型骨架片　一种新型的口服控制吸收系统（OCAS）片剂主要由聚环氧乙烷（PEO）形成凝胶，并加入一定量的聚乙二醇作为凝胶形成的加强成分，该片剂在胃肠道上端即迅速完全水合形成凝胶，当片剂到达水分很少的结肠段时，仍保持水化状态，故药物可以持续释放。

多层骨架片则通常含有主药层和屏障层，较常见的是3层骨架片，上、下2层均为屏障层，中间为边缘裸露在外的主药层。2个亲水性屏障层（H）夹疏水性主药层（M）为HMH型；2个屏障层分别是亲水性和疏水性（L）则为Hml型，可实现药物零级释放；或者2个屏障层都是疏水性即是Lml型。

微型骨架片将药物与骨架材料直接压成微片（直径＜3mm），装入胶囊或包以不同的衣层再压片。微型骨架片增加了有效释药表面积，可增加难溶性药物的释放速度。

（二）渗透泵型控释制剂

渗透泵型控释制剂是以渗透压为释药动力，以零级动力学为特征的一种制剂技术，通常由药物、半透膜材料、渗透压活性物质和推动剂组成，可分为单室渗透泵片和多室渗透泵片。

1.单室渗透泵片（EOP）　适合于大多数水溶性药物，由片芯和包衣膜组成。将药物和具有高渗透性的物质制成片芯后，用醋酸纤维素或乙基纤维素等不溶性聚合物材料包衣，形成半透性的刚性外膜，然后用激光或机械方式在膜上制成适宜孔径的释药小孔。EOP进入体内后，水分透过半透膜被片芯中的高渗透性物质吸收，产生高渗透压，药物的溶液或混悬液在渗透压差的推动下被挤出释药小孔。渗透压活性物质包括氯化钠、硫酸镁、硫酸钾、甘露醇、乳糖、葡萄糖的不同混合物。

2.多室渗透泵片（MOP）　适用于制备水溶性过大或难溶于水的药物，一般至少由两室构成：药室和动力室。药室由药物和适当的辅料组成，动力室由促渗透聚合物及渗透压活性物质组成。促渗透聚合物具有遇水膨胀或溶胀的特性，膨胀后体积可增加2～50倍，是药物释放主要的推动力，常用相对分子质量为3000～5 000 000的聚羟甲基丙烯酸烷基酯，相对分子质量为1万～36万的PVP，相对分子质量为20万～500万的聚氧乙烯、阴离子水凝胶等。

（三）膜控型缓释、控释制剂

膜控型缓释、控释制剂是在普通片剂外包以具有良好成膜性能和机械性能的高分子聚合物薄膜，如醋酸纤维素、乙基纤维素和甲基丙烯酸共聚物等，使得药物从包衣膜内部缓慢扩散，主要由包衣膜来控制药物释放速率的一类制剂。

1.微孔膜包衣片　是用在胃肠道中不溶解的聚合物作为衣膜材料，在其包衣液中加入少量水溶性物质作为致孔剂，甚至将药物加在包衣膜内，既是致孔剂又是速释部分，用这样的包衣液在普通片剂上包衣制得。

2.肠溶膜控释片　是将药物压制成片芯，外包肠溶衣，再包含药糖衣层而得。含药糖衣层在胃液中释放起到速释作用，肠溶衣片芯进入肠道后，肠溶衣膜溶解，药物释放。

3.膜控释小片　是将药物和辅料压制成小片，其直径仅约3mm，用缓释膜包衣后装入硬胶囊中。每粒胶囊可装几片至20片不等，同一胶囊内的小片可包上具有不同缓释作用的包衣或不同厚度的包衣。此类制剂无论在体内还是体外均可获得恒定的释药速率。

（四）胃内漂浮缓释、控释制剂

这种制剂因密度低于胃液密度，故口服后可在胃液中漂浮较长时间，此间药物以预期的速率从制剂中缓慢释放，从而达到缓释效果。此类制剂尤其适用于治疗慢性胃病或主要在胃和十二指肠吸收的药物。胃内漂浮制剂按剂型可分为片剂、胶囊剂和微丸剂。

（五）微丸剂

微丸剂（pellet）是指直径约为1mm，一般不超过2.5目的小球状口服制剂，其应用方式包括将均一的小丸或不同粒径、不同包衣厚度的小丸混合装入空胶囊制成胶囊剂，或者制成片剂。按处方组成、结构及释药机制的不同，微丸剂可分为膜控小丸、骨架型小丸及混合型小丸几种类型。

微丸剂是一种剂量分散型制剂，通常一个剂量由几十乃至一百多个小丸组成。与由一个单元组成的制剂相比，微丸剂具有以下优点。

1.可将速释小丸和具有不同缓释速率的小丸组配起来，服用后既可使血药浓度迅速达到治疗水平，又能维持较长的作用时间，血药浓度曲线平稳。

2.多个小丸广泛均匀地分布在胃肠道内，与胃肠道接触面积大，生物利用度高，胃肠道刺激小。

3.小丸体积小，其在胃肠道的转运不受食物输送节律的影响；直径＜2mm的小丸可通过闭合的幽门，因此其吸收一般不受胃排空的影响。

4.释药行为重现性好。

5.易于吞服，适合小儿及吞咽困难的患者服用。

四、缓释、控释制剂临床应用注意事项

（一）整片／粒吞服

缓释、控释制剂在咀嚼或碾碎后服用可破坏控制药物释放的包衣膜、骨架或渗透泵等结构，从而造成药物快速大量释放。缓释、控释制剂的剂量一般是普通制剂的2倍以上，因此突释的药量可导致患者产生毒性反应。因此必须向患者反复强调正确的服药方法，即整片/粒吞服，切勿咀嚼或碾碎。由于制剂工艺的进

展，有些缓释、控释片剂可以掰成两半服用，如单硝酸异山梨酯缓释片（欣康、依姆多），但需从片剂的划痕处掰，不能随意乱掰。缓释、控释胶囊剂的缓释、控释工艺主要由胶囊中的小丸实现，因此一般可打开胶囊直接服用小丸，但小丸不能碾碎。

另外一种可造成剂量突释的因素最常见但也容易被人忽略，即进食。进食状态下缓释、控释制剂的吸收之所以发生改变，可能与两个因素有关：一是进食使胃肠道pH上升、脂肪和水含量改变，从而使某些制剂的包衣材料或骨架材料的溶解度发生改变；二是胃排空速度受食物构成影响。一般情况下，渗透泵制剂基本不受食物影响，而骨架片所受影响最为复杂。

（二）服药间隔

缓释、控释制剂一般12小时或24小时服用1次。服用时间必须间隔一致。在调剂时应向患者交代清楚，建议患者尽量每天在固定的时间服用，不要随意增加或减少服药次数。

（三）送服液体量

复释型、渗透泵型及胃内漂浮型的缓释、控释制剂至少要用半杯水送服。如对乙酰氨基酚缓释片由速释层和缓释层组成，口服后速释层要迅速溶出，产生解热镇痛作用。又如美托洛尔缓释片是由微囊化颗粒组成，每个颗粒是一个独立的储库单位，颗粒表面聚合物包裹膜控制药物释放速度，足量水送服可使药片快速崩散成颗粒。

（四）包装保存

缓释、控释制剂的阻释剂采用高分子聚合物，受温度、湿度影响，应置阴凉干燥处，从铝塑板中剥出后应立即服用。

（五）"整吃整排"

有些缓释、控释制剂服用后，药物缓慢释放，但缓释、控释骨架不能被吸收，会随粪便排出体外，例如微孔膜包衣片的包衣膜、不溶性骨架片的骨架及渗透泵片的生物学惰性组分等。由于排出体外的缓释、控释结构酷似完整药片，故需提前告知患者，以免引起患者的误解。临床上常用的此类缓释、控释制剂有硝苯地平控释片（拜心通）、甲磺酸多沙唑嗪控释片（可多华）等。

（六）一种药物多剂型

大多口服缓释、控释制剂用于治疗高血压、冠心病和哮喘等慢性疾病，是一种比较理想的剂型。一些临床医师在此类剂型处方医嘱中频频出现错误，一药多剂型（普通片、缓释片、控释片）同时供应临床是造成临床医师对药物认识模糊的重要原因。临床应用中需针对病情选择合适的剂型。

（七）与普通剂型的切换

尽管缓释、控释制剂具有各种优点，但对于临床治疗来说，普通制剂仍然是不可或缺的。首先，对于那些需根据个体情况精细调节剂量的疾病来说，剂量小、规格多的普通制剂更能满足治疗初期的需要。待摸索出最佳剂量后，可切换为缓释、控释制剂进行治疗。其次是病情急性发作时，如果缓释、控释制剂的设计中不包含速释部分，则必须先采用普通制剂迅速控制病情，然后再转为缓释、控释制剂进行长期治疗。无论是哪种情况，在从普通制剂切换成缓释、控释制剂时，都应注意两种剂型的生物等效性问题。此外，活性成分相同品牌不同的缓释、控释制剂的生物等效性也应加以考虑，以免患者在治疗过程中出现病情反复。一般情况下，由普通制剂转为缓释、控释制剂时，患者服药次数减少，此时需向患者交代清楚具体的用法用量。

（八）中毒救治

与普通剂型相比，缓释、控释制剂多吸收滞后，达峰时间延长，血药浓度维持时间也较长。因此，当因摄入过量缓释和控释制剂而中毒时，药物的毒性反应发作较迟、症状持续较久。因此在确定患者系因摄入过量缓释、控释制剂而中毒时，必须对患者进行较普通制剂更长时间的治疗、监测和观察。

第四节　口服液体制剂的合理使用

近年来，口服液体制剂由于便于口服，特别适用于吞咽固体制剂困难的患者，可改善患者的服药顺从性；加入矫味剂后可增加制剂的可口性，掩盖一些药物的不良气味等优点，而得到了广泛的应用。应用比较多的口服液体制剂如下。

一、糖浆剂

糖浆剂（syrup）系指含有药物的浓蔗糖水溶液，供口服用。糖浆剂含蔗糖量应不低于45%（g/mL）。

糖浆剂以其味甜易服而深受广大患者尤其是儿童的青睐。但是，如果服用不当，会引起一些不良后果，因此在服用糖浆剂时应注意以下几点。

（一）不宜饭前、睡前服用

因糖分可抑制消化液分泌，饭前服用使食欲减退；若睡前服用，糖分遗留在口腔内，久之易形成龋齿。

（二）不宜口对瓶直接服用

一方面口腔内的细菌污染药液，易使药品变质，另一方面口直接对着药瓶服药，很难掌握服用剂量。

（三）止咳糖浆剂服后不宜立即饮水

此类药物对支气管黏膜有一种特殊的"安抚"作用，可治疗或减轻咳嗽。如果服用启立即饮水，将冲淡药物浓度，失去此类药物的"安抚"作用，降低疗效。

二、混悬剂

混悬剂系指难溶性固体药物以微粒状态分散于分散介质中形成的非均匀的液体制剂。混悬剂中药物微粒一般在$0.5 \sim 10\mu m$，小者可为$0.1\mu m$，大者可达$50\mu m$或更大。混悬剂属于热力学不稳定的粗分散体系，所用分散介质大多数为水，也可为植物油。为了提高混悬剂的物理稳定性，在制备时需加入的附加剂称为稳定剂。稳定剂包括助悬剂、润湿剂、絮凝剂和反絮凝剂等。

制备混悬剂的条件如下。

第一，凡难溶性药物需制成液体制剂供临床应用时。

第二，药物的剂量超过了溶解度而不能以溶液剂形式应用时。

第三，两种溶液混合时药物的溶解度降低而析出固体药物时。

第四，为了使药物产生缓释作用等条件下，都可以考虑制成混悬剂。但为了安全起见，毒剧药或剂量小的药物不应制成混悬剂使用。

混悬剂的质量要求：药物本身的化学性质应稳定，在使用或储存期间含量应符合要求；混悬剂中微粒大小根据用途不同而有不同要求；粒子的沉降速度应很慢，沉降后不应有结块现象，轻摇后应迅速均匀分散；混悬剂应有一定的黏度要求；外用混悬剂应容易涂布。

大多数混悬剂为液体制剂，但《中国药典》2000年版二部收载有干混悬剂，它是按混悬剂的要求将药物用适宜方法制成粉末状或颗粒状制剂，使用时加水即迅速分散成混悬剂。这有利于解决混悬剂在保存过程中的稳定性问题。在药剂学中，合剂、搽剂、洗剂、注射剂、滴眼剂、气雾剂、软膏剂和栓剂等都有混悬型制剂存在。

混悬剂要摇匀后服用，以便使药物的质量均匀，保证每次服用的有效药物相当，而不是最初喝"稀的"疗效不好，最后喝"稠的"，口服不仅困难，而且有效药物剂量可能还会过量，从而引发药物不良反应。

第五节　肠内营养制剂的合理使用

一、临床营养支持

临床营养支持一般为通过包括口、肠道或肠外等途径为患者提供较全面的营养素。营养支持的途径有肠内和肠外两种。肠内营养（EN）是指通过口服或管饲给予营养液，用于补充机体所需要的全部或部分营养。肠外营养（PN）即经静脉输注氨基酸、脂肪和糖类三大类营养素，以及维生素和矿物质，又称全肠外营养（TPN）。

二、肠内营养的优点

随着临床营养支持的发展，营养支持方式已由PN为主要的供给方式，逐步转变为通过以鼻胃/鼻空肠导管或胃/肠造口途径为主的EN。这种转换基于我们对营养及其供给方面的深入了解和认识。20世纪70年代，国际上对需要营养支持的患者提出的口号是："当患者需要营养支持时，首选静脉营养。"其后，因腔静脉置管的并发症较多，口号随之改变为"当患者需要营养支持时，首选周围静脉营养"。80年代后期，对肠功能的认识有了转折性的改变，认识到它具有的屏障功能及它对人体的重要性，还认识到肠内营养对维护肠黏膜的生长和增殖都具有特殊性。因此，当前选择营养支持的口号是"当肠道有功能，且能安全应用时，应用它"。

肠内营养支持并不是单纯地提供营养，更重要的是使细胞获得所需的营养底物进行正常或近似正常的代谢，以维持其基本功能，从而保持或改善组织、器官的功能及结构，改善包括免疫功能在内的各种生理功能，达到有利于患者康复的目的。EN与PN相比具有以下优点。

1.EN可改善和维持肠道黏膜细胞结构与功能的完整性，维持肠道机械屏障、化学屏障、生物屏障、免疫屏障的功能，防止细菌易位的发生。

2.营养物质经肝门静脉系统吸收输送至肝，使代谢更加符合生理要求，有利于蛋白质的合成和代谢调节。

3.刺激消化液和胃肠道激素的分泌，促进胆囊收缩、胃肠蠕动，减少肝、胆并发症的发生。

4.在同样热量和氮水平的治疗下，应用EN患者体质量的增长和氮潴留均优于TPN。

5.促进肠蠕动的恢复。

6.技术操作与监测简单，并发症少，费用低。只要胃肠道解剖与功能允许，并能安全使用，应积极采用肠内营养支持。多项临床研究认为，PN增加感染并发症，EN无论在营养支持效果、费用、安全性还是可行性上都要明显优于PN。目前，许多学者主张，消化管及食管的手术，术中可置胃管或空肠造口管，术后第3天可以进行EN，这不仅可以改善氮平衡，同时也有利于促进胃肠道功能与生理功能的恢复。

三、肠内营养的适应证、禁忌证及常见并发症

1.因为肠内营养用于临床的时间比较晚，所以临床适应证尚不规范，根据近几年来的资料统计，以下几种情况得以公认。

（1）营养不良患者的术前、术后支持治疗。

（2）严重的创伤、烧伤等高分解代谢的患者。

（3）肿瘤导致的营养不良。

（4）胃肠道消化吸收功能不良。

（5）老年营养不良、畏食症。

（6）卒中、昏迷等管喂治疗的患者。

（7）长期或严重的腹泻患者。

（8）口腔、耳鼻喉科手术后需流质饮食的患者。

2.下列情况不宜应用或慎用EN。

（1）小肠广泛切除后早期（1个月内），应进行完全胃肠外营养，从而减少消化液的丢失；1个月后应逐渐向EN过渡，以刺激肠黏膜的增生和代偿。

（2）处于严重应激状态、麻痹性肠梗阻、上消化道出血、腹膜炎、顽固性呕吐或严重急性期腹泻，均不宜行EN。

（3）空肠瘘的患者如缺乏足够的小肠吸收面积，无论从上端或下端喂养均有困难时，不能贸然进行管饲，以免加重病情。

（4）年龄＜3个月的婴儿不能耐受高渗的EN，应采用等渗液体，同时应注意可能产生的电解质紊乱并补充足够的水分。

（5）症状明显的糖尿病、接受大剂量类固醇药物治疗及糖耐量异常的患者，都不能耐受EN的高糖负荷。

（6）严重吸收不良综合征及长期少食衰弱的患者，在经肠营养以前应先给予一段时间的PN，以改善其小肠酶的活力及肠黏膜细胞的状态。

（7）急性完全性肠梗阻或胃肠蠕动严重减慢的患者。

（8）急性重症胰腺炎急性期患者。

（9）没有明显EN适应证的患者。

（10）休克患者。

3.EN支持较PN支持更安全有效，其并发症也相对容易处理，但若对EN支持的并发症处理不当，同样也会增加患者的痛苦，影响临床治疗效果。目前已发现的EN并发症一般分为5个方面。

（1）胃肠道并发症：恶心、呕吐、腹泻。

（2）代谢并发症：输入水分过多，脱水，非酮性高渗性高血糖，水、电解质和微量元素的异常，肝功能异常。

（3）感染并发症：吸入性肺炎，营养液、喂养导管污染。

（4）精神心理并发症：焦虑，消极状态。

（5）机械并发症：营养液，喂养导管、泵等方面的意外。

在这5个方面中，以胃肠道并发症较为常见，也是困扰EN的主要问题。

四、肠内营养制剂分类

（一）氨基酸型、短肽型肠内营养制剂（要素型）

1.氨基酸单体制剂　氮源为左旋氨基酸。主要特点是考需消化即可直接吸收，成分明确，无残渣。缺点是口感较差，浓度过高或输注速度过快易导致腹泻，刺激肠功能代偿的作用较弱。用于肠功能严重障碍、不能耐受整蛋白和短肽类肠内营养制剂的患者。代表产品为肠内营养粉（维沃）和氨基酸型肠内营养剂

（爱伦多）。

2.短肽类制剂　氮源为乳清蛋白水解后形成的短肽。主要特点是稍加消化即可完全吸收，无残渣。缺点是口感较差、浓度过高易引起腹泻，部分患者用后腹胀。用于消化吸收功能有一定损害或障碍的患者，如胰腺炎、炎性肠道疾病、肠瘘及短肠综合征、化学性及放射性肠炎、胆囊纤维化、艾滋病、大面积烧伤、严重创伤、脓毒血症、大手术后的恢复期及营养不良患者的术前准备或肠道准备等。短肽型制剂有百普素（散剂）和百普力（混悬剂）两种产品。

（二）整蛋白型肠内营养制剂（非要素型）

这类肠内营养制剂以整蛋白或蛋白游离物为氮源，渗透压接近等渗（300～450mOsm/L）。主要特点是蛋白质结构完整、低渣、口感较好、渗透压较低、刺激肠功能代偿的作用较强。整蛋白型肠内营养制剂可进一步分为3种。

1.平衡型　需要健全的消化吸收功能。适用于消化吸收功能正常或接近正常的患者，如各种危重患者、烧伤、创伤、意识障碍、昏迷、营养不良患者的围术期、肿瘤患者、有消化功能但不能正常进食的患者等。按照是否含有特定营养素成分，分为含或不含膳食纤维型制剂、含或不含中链三酰甘油型制剂。此类产品较多，如瑞素、瑞高、瑞先、能全力等。

2.疾病特异型

（1）糖尿病专用型：控制糖尿病的关键是降低肠内营养液中碳水化合物的含量，并减少血糖的剧烈波动。因此糖尿病专用产品中碳水化合物含量低，并且用支链淀粉、果糖和膳食纤维等物质代替直链淀粉和糊精，以减慢葡萄糖的释放和吸收速度，减少对胰岛素的依赖。膳食纤维能够延缓胃排空，进入结肠后可分解为短链脂肪酸，提供部分能量。添加脂肪可以减少葡萄糖的用量，并减慢胃肠道排空速度。部分产品使用单不饱和脂肪酸代替部分多不饱和脂肪酸，以减轻高脂血症。代表产品有瑞代和益力佳。

（2）肿瘤专用型：肿瘤组织缺乏降解脂肪的关键酶，很少利用脂肪供能，而是依赖葡萄糖的酵解而获得能量。减少葡萄糖供给可能减少肿瘤的能量来源。同时，肿瘤机体对葡萄糖的耐受性较差，因此不宜大量使用葡萄糖。代表产品是瑞能。

（3）肺病专用型：肺病专用的营养产品应能提供充足的能量和蛋白质，

而且需氧量和CO_2产量少。因此肺病专用肠内营养制剂中碳水化合物含量均较低，脂肪含量高。代表产品是益菲佳，其碳水化合物：蛋白质：脂肪的比例为28.2∶16.7∶55.1。中链脂肪酸占脂肪总量的20%，容易为机体所利用。长链脂肪酸中n-6与n-3的比例为4∶1，其有扩张肺血管和支气管的功能，能量密度为63J（1.5kcal/mL），能够避免肺水肿。

（4）肝病专用型：特点为支链氨基酸（亮氨酸、异亮氨酸和缬氨酸）的浓度较高，占总氨基酸量的35%～40%或以上；而芳香氨基酸（色氨酸、酪氨酸和苯丙氨酸）的浓度较低。支链氨基酸可经肌肉代谢、增加其浓度但不增加肝负担，且可与芳香族氨基酸竞争性进入血脑屏障，有助于防治肝性脑病和提供营养支持。如国外应用较久的Hepatic-Aid、TravasorbHepatic等。

（5）肾病专用型：该类配方含有足够的能量、必需氨基酸、组氨酸、少量脂肪和电解质，适用于肾衰竭患者。目的是通过提供适合肾衰竭代谢特点的营养物质，使体内氮质性产物通过再利用，将受损肾处理代谢产物的负荷降至最低。如立适康、Amin-Aid、TravasorbRenal等。

（6）免疫加强型：精氨酸、核糖核酸和ω-3脂肪酸等物质能从不同角度提高机体的免疫功能，肠内营养制剂中添加上述物质可能降低手术和创伤后感染的发病率。代表产品茚沛。

3.其他类型　包括老年人适用型、儿童适用型、婴儿适用型等。其中儿童适用型多为遗传代谢性疾病特异型肠内营养制剂，包括苯丙酮尿症儿童专用型制剂，如能全特XP-1、能全特XP-2等；糖尿病儿童专用型制剂，如能全特MS-1、能全特MS-2等；甲基丙二酸尿症或丙酸尿症儿童专用制剂，如能全特XM-1、能全特XM-2等。婴儿适用型仿造人乳设计以确保婴儿正常的生长发育，如美赞臣公司研发的Nutramigen、Pregestimil等。

（三）肠内营养制剂临床应用注意事项

1.患者的年龄　婴幼儿应采用母乳或接近母乳的配方，由于其肠道耐受性较差，因此肠内营养的渗透压不能过高，最好采用等渗液体。

2.胃肠道功能　对于胃肠道功能正常者，应采用整蛋白为氮源的制剂，不但价格便宜，而且大分子物质刺激肠黏膜生长的作用大于小分子，可以避免肠黏膜萎缩；对于胃肠道功能低下者（如胰腺炎、短肠综合征、炎症肠道疾病等），则应采用氨基酸型或短肽型，因为它们容易吸收，刺激消化道分泌的作用较弱。

3.脂肪吸收状况　对于脂肪吸收不良或乳糜胸腹水的患者，由于其消化吸收长链脂肪酸的能力下降，因此应以中链三酰甘油代替长链三酰甘油，同时间断补充长链三酰甘油，以避免必需脂肪酸缺乏。

4.糖的耐受情况　有些患者不能耐受乳糖、蔗糖、单糖或双糖，则应避免在肠内营养中含有上述物质，以免患者不能耐受肠内营养。

5.患者疾病情况　对于有肝、肾、肺等脏器功能障碍和先天性代谢缺陷的患者，应选择相应的组件膳食，以避免出现代谢并发症。

6.使用途径　肠内营养剂严禁经静脉输注，使用前都需摇匀并确保在有效期内使用。

7.配制方法　散剂的正确冲调对于防止插管堵塞和保证全部的营养转运非常重要，一般不得用＞50℃的热水配制。

8.其他　经胃灌注者应采取半卧位，避免鼻饲管堵塞，导致误吸；溶解配制好的产品应尽量一次用完。若有剩余，置于加盖容器中，条件下保存，但不得＞24小时。

第六节　口服制剂应用的一般原则及注意事项

一、服药姿势

一般建议患者取坐位或站位服药，服药后站立或静坐5～10分钟。不推荐躺着服药，特别是抗生素、抗肿瘤药物、铁剂、胶囊剂等易引起食管溃疡的药物，以避免药物黏附于管道壁上，影响疗效并刺激食管，引起咳嗽、局部炎症等。对卧床患者，应将其扶起取坐位或半卧位服药，同时多饮水使药物下行入胃，避免其残留。

二、服药时间

通常所指的"每日服药几次"中的"每日"，不单纯指白天时间，而是指24小时。所以如果每日3次，则应每隔8小时1次，为了方便患者的休息，一般每日3次可安排在7时、15时和21时各用药1次。同样，每日2次或每日4次，都应以24小时来安排用药时间。

此外，还应注意间隔用药。有些药不能和其他药同时服用，例如活菌制剂（治疗腹泻的妈咪爱、金双歧、促菌生、思连康等）不能和抗生素同服，因为抗生素会破坏活菌，降低其活性，所以要隔2~4小时或以上服用。

药物的最佳服用时间见表9-1。

表9-1　药物的最佳服用时间

服药时间	药品示例
睡前服药（睡前15~30分钟）	镇静催眠药，如地西泮（安定）、阿普唑仑等；第三代H2受体拮抗药，如法莫替丁等；他汀类降脂药，如辛伐他汀、阿托伐他汀、氟伐他汀等；某些心血管类药，如氟桂利嗪（西比灵）等
饭后服药（饭后15~30分钟）	刺激性药物，解热镇痛药，如阿司匹林、水杨酸钠、吲哚美辛等；抗心律失常药，如普萘洛尔等；金属卤化物，如碘化钾、氯化铵、溴化钠等；某些抗菌药物，如黄连素、制霉菌素、喹诺酮类、头孢菌素类等；双胍类降糖药，如二甲双胍等；其他，如硫酸亚铁、亚砷酸钾等；主动吸收的药物，如维生素B$_2$等；某些驱虫药，如左旋咪唑等
饭时服用	消化药，如盐酸、胃蛋白酶、淀粉酶等；一些降糖药，如阿卡波糖等
饭前服用（饭前30~60分钟）	胃黏膜保护药，如硫糖铝、铝碳酸镁、氢氧化铝等；抗酸药，如碳酸氢钠、氧化镁、碳酸钙等；胃肠解痉药，阿托品、盐酸山莨菪碱（654-2）等；镇吐药，如甲氧氯普胺（胃复安）、多潘立酮（吗丁啉）、莫沙必利等；利胆药；肠溶制剂，如肠溶阿司匹林；收敛药，如鞣酸蛋白；苦味药，如龙胆、大黄等；吸附药，如活性（药用炭）；磺脲类降糖药，如格列本脲、格列齐特、格列吡嗪、格列喹酮等；一些抗生素，如罗红霉素、阿莫西林等；其他，如滋补药，可在饭前服用，使吸收较快，且增进食欲
清晨空腹服药	抗结核药，如利福平、异烟肼、乙胺丁醇；盐类泻药，如硫酸钠、硫酸镁；驱虫药，如甲硝唑、槟榔等；青霉胺
必要时服用	解热镇痛药，对乙酰氨基酚（扑热息痛）、复方阿司匹林在发热或疼痛时服用；抗晕动药，如茶苯海明（乘晕宁）在乘车、乘船、乘飞机时服用

（续表）

服药时间	药品示例
顿服法	某些病如肾病综合征、顽固的支气管哮喘需长期服用糖皮质激素来控制病情时采用顿服法，即将每日的总量在每晨1次顿服，正好与正常的人体激素分泌高峰一致，对促皮质激素及肾上腺皮质功能的抑制较小，从而减轻长期用药引起的不良反应
不限时使用	如双氯芬酸二乙胺盐，但每日总量不超过75mg

三、送服液体

最好的服药液体是冷开水，服药前应先饮一口水，服药后再饮至少100mL水。水有护卫和润滑食管的作用，又能加速药物在胃里的溶解，促进吸收。另外，水能冲淡食物和胃酸对药物的破坏，也能减少药物对胃肠的刺激。

服药时不喝水而干吞药片，这样做不但会影响药效，甚至还会发生不良反应。如服用磺胺类药物，由于其代谢产物溶解度低，容易在泌尿道析出结晶，引起结晶尿、尿痛、血尿、尿闭等症状，多饮水则可加速排泄，减少毒副作用。再如，服用解热镇痛药时，多饮水可增强机体散热能力，又可防止因出汗过多造成水电解质平衡失调而发生虚脱等。

选用其他液体服药宜慎重，特别是酒和乙醇类饮料，因为这些饮料中含有乙醇，乙醇本身就具有抑制中枢神经和扩张血管的药理作用，而且会显著影响许多药物的体内代谢。除非药品说明书中有特殊要求，一般应建议患者也尽量不要使用茶水、牛奶、菜汤、果汁饮料等送服药物，因为这些饮料中P某些成分可能会与药物中的成分产生相互作用而干扰药物的吸收，造成药物失效或毒性增加。如茶叶中鞣酸可与金属离子（如钙、铁、铋）、生物碱类、麻黄碱、洋地黄等相互结合而形成沉淀，而影响这些药物的吸收。果汁中含有酸性物质，可使许多药物提前分解，从而影响吸收。

此外，服药溶液的温度也很重要。一般应选用温度适宜的白开水，但也有些药物对服药溶液的温度有特殊要求，如送服小儿麻痹症糖丸等活疫苗药物时，须用冷开水；服用微生态制剂选用的水温应<40℃；送服治疗胃病、感冒等疾患的药物时，水温可以稍热，以不感觉烫嘴为宜。

四、给药剂量

服用片剂不足一片时，需注意分量准确。如需服半片时，有半片压痕的可从压痕处分开，无压痕或不足半片者，应将全片压碎为粉末后再按需量均匀分开，但应注意缓释、控释制剂一般不能压碎服用。

量取液体药物时，应保持量器垂直，并使液面与视线在同一水平线。

五、补服药物的注意事项

由于种种原因在规定的时间内漏服药物，切不可随意补服，需视具体情况而定。漏服是在2次用药间隔1/2以内，应立即按量补服，下次服药仍可按原间隔时间；如漏服时间已超过用药间隔的1/2，则不必补服，下次务必按原间隔时间用药；亦可发现漏服后立刻补服，下次服药时间依此次服药时间顺延；发生漏服后，切不可在下次服药时加倍剂量服用，以免引起药物中毒。

参考文献

[1] 方千峰. 常见内科疾病临床诊治与进展［M］. 北京：中国纺织出版社，2020.

[2] 谭晓莉. 常用药物临床特点与合理应用［M］. 北京：中国纺织出版社，2019.

[3] 赵冰. 全国高职高专临床医学专业"器官系统化课程"规划教材：循环系统疾病［M］. 北京：中国医药科技出版社，2019.

[4] 李忠. 急性ST段抬高型心肌梗死诊断与治疗研究［M］. 长春：吉林大学出版社，2018.

[5] 李剑，罗心平. 实用心律失常诊疗手册［M］. 上海：上海科学技术出版社，2017.

[6] 王占启，李雅，张芳. 心内科临床与实践［M］. 长春：吉林科学技术出版社，2019.

[7] 李建恒. 药理学［M］. 北京：科学出版社，2019.

[8] 封蕊. 最新临床药物指南［M］. 汕头：汕头大学出版社，2019.

[9] 周继如，张智博，罗恒. 合理有效安全用药处方手册［M］. 北京：科学技术文献出版社，2018.

[10]张春来. 心力衰竭诊断与治疗新进展［M］. 北京：科学技术文献出版社，2019.

[11]张定国，邹洋，田星. 现代临床内科疾病诊疗学［M］. 天津：天津科学技术出版社，2019.

[12]李保全，宋爱华，孔志国. 现代疾病综合诊疗与护理［M］. 长春：吉林科学技术出版社，2019.

[13]徐向静，陈士金，史钰芳. 心血管疾病防治基础知识及实践指导［M］. 汕

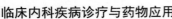
头：汕头大学出版社，2019.

[14]周娜．临床心内科诊疗与护理［M］．哈尔滨：黑龙江科学技术出版社，
2019.

[15]张莤．临床心血管疾病诊疗学［M］．哈尔滨：黑龙江科学技术出版社，
2018.